Elisabeth Petrow, Torsten Passie

Wenn Krankheit das Leben verändert

verstehen lernen

Elisabeth Petrow, Torsten Passie

Wenn Krankheit das Leben verändert

Über den Umgang mit Brüchen im bisher Vertrauten

Psychosozial-Verlag

Dieses Werk wurde vermittelt durch
Aenne Glienke | Agentur für Autoren und Verlage
www.AenneGlienkeAgentur.de

Bibliografische Information der Deutschen Nationalbibliothek
Die Deutsche Nationalbibliothek verzeichnet diese Publikation
in der Deutschen Nationalbibliografie; detaillierte bibliografische Daten
sind im Internet über http://dnb.d-nb.de abrufbar.

2. Auflage 2025

Gesetzlich vertreten durch die persönlich haftende Gesellschaft Wirth GmbH,
Geschäftsführer: Johann Wirth
Walltorstr. 10, 35390 Gießen, Deutschland
06 41 96 99 78 0
info@psychosozial-verlag.de
www.psychosozial-verlag.de

Umschlagfoto: © Christina Fess
Umschlaggestaltung & Innenlayout nach Entwürfen von Hanspeter Ludwig, Wetzlar
Satz: metiTec-Software, me-ti GmbH, Berlin
www.me-ti.de

Druck und Bindung: Druckhaus Bechstein GmbH,
Willy-Bechstein-Straße 4, 35576 Wetzlar, Deutschland
Printed in Germany

ISBN 978-3-8379-2882-2 (Print)
ISBN 978-3-8379-7484-3 (E-Book-PDF)
ISSN 3053-5298 (Print)
ISSN 3053-5301 (Digital)

Auch das Unerbetene gehört zu den Dingen im Leben, die ihm Tiefe verleihen und uns die Chance geben, uns als die Gestalter unseres Lebens zu erweisen, weil wir im Angesicht dessen, was wir weder abwenden noch ändern können, doch immer noch wir selbst sein können: Wir selbst, die wir unseren eigenen Umgang mit dem Unerbetenen üben und es in einer Weise aufgreifen, wie nur wir es können – und uns so verwirklichen.

Giovanni Maio

Inhalt

Vorwort

Im Januar 2010 lernte ich Elisabeth Petrow auf einer Tagung zum Thema »Krankheitsverlauf und Selbstheilung« kennen. Ich hatte dort einen Vortrag über Krankheits- und Heilungsvorstellungen in indigenen Kulturen gehalten und wurde danach von mehreren Zuhörern mit Fragen umringt. Frau Petrow sprach mich gegen Ende der Pause an und aus ihren wenigen Sätzen, für die noch Zeit war, sprach ein so überraschend tiefes Verständnis von Heilungsprozessen, dass ich sie für den Abend zu einem Gespräch einlud. Ich war neugierig geworden – und zugleich irritiert, weil das, was sie sagte, so gar nicht zu ihrem jungen Gesicht passen wollte.

Das Gespräch am Abend dauerte noch nicht einmal eine Stunde, denn Frau Petrow war vom Tag sehr erschöpft. Ich erfuhr, dass sie Ärztin und nach einer schweren Erkrankung seit mehr als zehn Jahren berentet war. Um den Verlust der Berufsfähigkeit und anderer Fähigkeiten bewältigen zu können, hatte sie sich intensiv mit verschiedenen Zugangsweisen zu den Themen Krankheitsverarbeitung und Heilung befasst. Ich hatte vor beziehungsweise während meines Medizinstudiums Philosophie studiert und Feldstudien zu schamanischen Heilungspraktiken in Mexiko und Guatemala betrieben, während sie als Ärztin durch eine schwere Erkrankung zur Philosophie und zum Schamanismus gekommen war. Wir unterhielten uns an dem Abend nur kurz, doch dieses Gespräch reichte aus, um zu spüren, dass ich auf einen gewaltigen und aus der eigenen Erfahrung gewonnenen Wissensschatz gestoßen war. Frau Petrow sprach mit einer solchen Ruhe, ja fast Selbstverständlichkeit von den Untiefen des Umgangs mit Krankheit, von mystischen Erfahrungen und Reifungsprozessen, wie ich es bisher nicht gehört hatte.

Trotz meiner langjährigen Arbeit als Psychiater und Psychotherapeut waren mir als erfahrenem Arzt große Teile von dem, was Frau Petrow in diesem ersten Gespräch nur andeutete und später detaillierter erläutern sollte, nahezu unbekannt. Diesem ersten Gespräch folgten viele weitere, in denen sich mir ein neuer Blick auf den Umgang mit Krankheit und Behinderung eröffnete.

Beeindruckt von ihrem umfangreichen Wissen ermunterte ich sie mehrmals, dieses Wissen aufzuschreiben, um es anderen Menschen – Betroffenen wie auch Psychologen und Ärzten – zur Verfügung zu stellen. Dies deshalb, weil es in niedergeschriebener Form bislang keine auch nur annähernd so tiefen Reflexionen über die Innenperspektive einer Krankheitsbewältigung gab; vor allem nicht in einer Weise, die aus der eigenen Erfahrung kommend das Wesen der dabei auftretenden Schwierigkeiten und Themenkomplexe so tiefgründig und facettenreich zu fassen sucht, wie ich es in den Gesprächen mit ihr erleben durfte.

Zu meiner großen Überraschung gestand sie nach einer Weile etwas beschämt ein, dass ihr ein kohärentes Aufschreiben nicht gelänge, sie fände keinen Anfang, keine Worte. Die vielfältigen Erfahrungen und Aspekte seien so dicht miteinander verwoben, dass sie nicht wüsste, wo sie anfangen solle. Es fiel mir schwer, das zu begreifen, erlebte ich sie bei denselben Themen im Gespräch trotz ihrer spürbaren gesundheitlichen Einschränkungen doch als souverän und sicher. Dann wurde mir klar, dass die fehlenden Worte in der Einsamkeit des Schreibtischs auch der Angst geschuldet sein könnten, die Dämonen des Krankheitsverarbeitungsprozesses nochmals so stark heraufzubeschwören, dass es erneut sehr viel Kraft bräuchte, um ihnen zu begegnen.

Nach mehr als einem Jahr des Hin- und Herüberlegens, wie dieser Schatz wohl gehoben werden könne, kam ich auf die Idee, sie zu interviewen und diese Gespräche aufzuzeichnen. Da sie mir schon früher nachdrücklich erklärt hatte, auf gar keinen Fall einen Krankenbericht oder einen Ratgeber schreiben zu wollen, schien mir das vertiefende Interview eine passende Form zu sein.

Über einen Zeitraum von vier Jahren kamen wir immer wieder zu etwa 20 Interviews zusammen. Frau Petrow hatte zuvor eine Liste mit jenen Themen erstellt, die ihr im eigenen Prozess der Krankheitsbegegnung wichtig geworden waren. Zusätzlich erwiesen sich während der Gespräche weitere Themen als bedeutsam und wurden aufgenommen. Die Interviews wurden aufgezeichnet, später transkribiert, gemeinsam bearbeitet und inhaltlich weiter diskutiert und vertieft.

Wir haben versucht, den Facettenreichtum des jeweiligen Themas auszufalten und die Perspektiven aus eigenem Erleben und klinischer Erfahrung mit unserem Wissen aus verschiedenen Psychotherapierichtungen zu verbinden und kritisch zu hinterfragen. Basierend auf dieser Arbeit entstand das Manuskript, das später zur besseren Lesbarkeit in einen Fließtext aus der Ich-Perspektive umgewandelt wurde, der jedoch – abgesehen von den Passagen des eigenen Erlebens – Gedanken beider Autoren enthält.

In den Interviews habe ich eine außergewöhnliche Frau kennengelernt, eine, die es wagte, sich den »Schmerzmonstern« mit einem Mut zu stellen, der mich zutiefst berührt und zum Teil sogar erschüttert hat. In den Gesprächen versicherte sie sich manchmal zunächst meiner stützenden Begleitung, bevor sie sich – um bestimmte Aspekte so authentisch wie möglich wiederzugeben – emotional nochmals in die schmerzhaften Untiefen jener Jahre begab. Später fasste sie diese Erfahrungen dann in klaren Worten zusammen.

Besonders beeindruckt hat mich neben ihrem Mut ihre Fähigkeit, nicht bei der Beschreibung ihres Erlebens zu verharren, sondern zu versuchen, die jeweiligen Aspekte reflektierend zu verstehen und sie in einen Gesamtprozess einzuordnen. Aus diesem Grunde wurden die Interviews zu äußerst wertvollen und bereichernden Lehrstunden, und dies nicht nur für mich als Arzt, sondern auch als Freund von mehreren Menschen mit schweren Krankheiten.

Ich freue mich, dass wir es in einem durch gegenseitige Unterstützung geprägten Prozess ermöglichen konnten, den aus meiner Sicht großen und in seinem Wesen fast universal-menschlich anmutenden Erfahrungs- und Wissensschatz von Frau Petrow zu heben. Ich bin sicher, dass dieses Buch vielen kranken Menschen, ihren Angehörigen und Freunden, aber auch professionell Begleitenden wie Ärzten, Psychologen oder Therapeuten durch die Verbindung von gesättigter Erfahrung, berührender Offenheit und vertiefender Reflexion einen erweiterten Zugang zum Umgang mit einer eigenen schweren Erkrankung oder mit jener von anderen Menschen erschließen kann.

Prof. Dr. med. Torsten Passie

1 Einleitung

Warum dieses Buch? Gibt es nicht schon genug Bücher über den Umgang mit verschiedensten Erkrankungen? Das hängt davon ab, was man sucht. Als ich vor 20 Jahren als junge Ärztin lernen musste, mit einer schweren Krankheit zu leben, stellte ich zunächst fest, dass es viele Bücher zu diesem Thema gibt: Erfahrungsberichte von Betroffenen, Sachbücher, Ratgeber von und für Betroffene(n), Selbstheilungsanleitungen und in Romanform gegossene Einzelschicksale. Es gibt auch Fachbücher, die – oft auf empirischen Studien basierend – das Krankheitserleben von außen beschreiben und Hinweise zum Umgang mit der veränderten Lebenssituation geben.

Trotz dieser Fülle suchte ich vergeblich nach einem Buch, das auf der Basis einer eigenen Erfahrung den Bogen spannt zwischen der Innenperspektive und einer psychotherapeutisch und anthropologisch inspirierten Reflexion des Erlebten. Ein Buch, das die in vielen Heilungsprozessen auftretenden Themen wie Mosaikbausteine vorstellt und mich auffordert, mein Erleben verstehend einzuordnen oder als weiteren Mosaikstein hinzuzufügen. Ein Buch auch, das mich in diesem inneren und oft chaotischen Lernprozess begleitet und mich anregt, mein ganz persönliches und damit einzigartiges »Heilungsmosaik« zu gestalten.

Und so ist als Abschluss – oder vielleicht eher Zwischenstopp? – meiner eigenen Krankheitsbegegnung ein Buch entstanden, wie ich es mir damals gewünscht hätte. Mehr noch: Ein Buch, das ich sogar dringend gebraucht hätte. So geht es offenbar auch anderen. Ein Patient, der schon während des Schreibens die Möglichkeit hatte, erste Versionen des Manuskripts zu lesen, schrieb mir in einer E-Mail:

> »Dabei sind es nur zu einem Teil konkrete Passagen, die bedeutsam werden. Die wirkmächtigste Kraft des Buches ist es, durch einen mir fremden Raum, den ich selbst nicht haben will, geführt zu werden, von jemand, der

> sich in diesem Raum auskennt. Das lässt langsam eine größere Vertrautheit damit entstehen und zaghaft den Ansatz, wie man trotzdem irgendwie weiterleben kann.«

Dieser Raum, durch den auch ich mir damals kundige Führung gewünscht hätte, wird bei jedem Patienten anders aussehen in seiner Gestaltung, seiner Bedrohlichkeit, seiner Größe. Dennoch gibt es Themen, die bei der Begegnung mit einer schweren Krankheit in diesem inneren Raum fast regelmäßig auf uns warten, uns ängstigen, erschrecken, hoffen lassen oder beschämen. In welcher Weise und mit welchen Aspekten sie es tun, ist ganz und gar individuell; ebenso die Reihenfolge ihres Auftretens.

Um den Anfragen und Schwierigkeiten des inneren Raumes in ihrer Tiefe und Vielgestaltigkeit gerecht zu werden, ist das Buch in Themenkapitel gegliedert. Diese Untergliederung macht es zu einer Art Handbuch, denn sie ermöglicht, gezielt nachlesen zu können, wenn im eigenen Krankheitsverarbeitungsprozess oder dem eines anderen Menschen konkrete Nöte, Bedrängnisse oder Fragen aktuell werden. Wir haben versucht, die jeweiligen Kapitel-Themen anhand von Beispielen lebendig werden zu lassen, um dem Leser und der Leserin die Möglichkeit zu geben, die eigenen Beobachtungen oder das eigene Erleben wiederzuerkennen oder zu ergänzen, das Thema etwas besser zu verstehen und Anregungen für den Umgang damit zu finden.

Das Buch sucht einen Weg zwischen den Beschreibungen meines persönlichen Erlebens, Reflexionen über das jeweils angesprochene Thema und konkreten Hinweisen, was in der Situation vielleicht helfen kann. Durch den Wechsel der Perspektiven hoffen wir, die unterschiedlichen Persönlichkeitsanteile im Leser zu erreichen: den Kranken und den Gesunden, den Wehrhaften und den Schwachen, den Verwundeten und den Heilenden.

Obgleich wir möglichst viele Aspekte berücksichtigt haben, bleibt es nur eine Auswahl. Die Komplexität des Themas selbst sowie die individuell unterschiedlichen Lebenssituationen der Leser lassen keine erschöpfende Abhandlung zu. Darum ging es uns auch nicht. Wir wollten ein Buch schreiben, das anhand der beschriebenen Aspekte Anregungen gibt, sich selbst zu befragen, und dabei unterstützt, ein eigenes Heilungsmosaik zu schaffen.

In der Hoffnung, dass dies gelungen ist, wünsche ich Ihnen viel Kraft für die innere Begegnung mit schwerer Krankheit oder für die Begleitung von Menschen, die sich vor diese Aufgabe gestellt sehen.

Dr. med. Elisabeth Petrow

2 Mein persönlicher Zugang zu Krankheit und Heilung

Die vielen Jahre, in denen ich einen Umgang mit einer eigenen schweren Krankheit finden musste, habe ich oft als mein »Zweitstudium« bezeichnet. Allerdings war auch das Medizinstudium nicht der Beginn meiner intensiven Begegnung mit Krankheit, Ärzten, Krankenhaus und mal gelingender, mal ausbleibender Heilung. Da auch diese Vorerfahrungen in meine Überlegungen eingeflossen sind, möchte ich den Themenkapiteln einige Ausführungen zu meinem persönlichen Zugang zu Krankheit und Heilung voranstellen.

Ein früher Berufswunsch

Wenn ich zurückdenke, wann mich der Arztberuf zum ersten Mal interessierte, taucht ein Bild auf: Ein gedeckter Abendbrottisch unter dem warmen Licht einer Lampe. Durch dieses Licht und über die aufgeschnittenen sauren Gurken, das Brot und den Käse hinweg schwirren Begriffe wie »Leukozytose«, »Senkung« oder »Anämie«. Diese Worte waren für mich fremd und rätselhaft, fast wie Geister oder Wesen aus einer anderen Welt, die aus dem umgebenden Halbdunkel aufzutauchen schienen und wieder verschwanden. Meine Eltern waren Ärzte und tauschten sich beim Abendessen über die Befunde ihrer Patienten aus. Die von ihnen benutzten Worte bezeichneten mir unbekannte Dinge, die meine Eltern zu beherrschen schienen – das wollte ich auch. Als ich im Alter von vier oder fünf Jahren an Röteln erkrankte, nahm mich meine Mutter für einen Blutausstrich mit ins Labor. Dort fragte mich eine Krankenschwester, ob ich selbst durchs Mikroskop schauen wolle. Ich staunte über die rot-blauen Gebilde, die ich sah. »Welche davon sind die Leukozyten?«, fragte ich die verblüffte Schwester.

Durch die Gespräche meiner Eltern hatte die Behandlung von Krankheit etwas mir von klein auf Vertrautes. Ich wuchs mit den Krankengeschichten anderer

Menschen auf, doch ebenso mit meinen eigenen. Zwei Wochen gesund, zwei Wochen krank – von diesem über viele Jahre konstanten Rhythmus berichteten mir meine Eltern. Besonders schlimm war das letzte Jahr im Kindergarten; eine Erkrankung reihte sich an die andere. Die Sommermonate verbrachte ich mit einer lebensbedrohlichen Infektion im Krankenhaus. Über eine an sich harmlose Verletzung am Finger waren Bakterien in meinen Körper und über die Blutbahn in das Knochenmark meines linken Unterschenkels eingewandert. Meine Eltern brachten mich in die Kinderklinik, wo ihnen der Oberarzt mitteilte, dass ich ohne Therapie die nächsten 48 Stunden wohl nicht überlebt hätte.

Als es mir allmählich besser ging, begann ich, mich für die anderen Kinder auf der Station und für ihre Krankheiten zu interessieren. Ich schaute gern zu, wenn sie von einer Untersuchung zurückkamen, von der Narkose noch benebelt schienen und von den Schwestern versorgt wurden. Jeden Tag gab es genug zu sehen, was mir erheblich spannender schien als die Spiele im Kindergarten. Den Wunsch, Ärztin zu werden, äußerte ich zum ersten Mal, als ich nach neun Wochen endlich entlassen wurde. Ich hatte die Fantasie, dass eines Tages alle kranken Kinder wieder gesund werden könnten, und ich wollte als Ärztin dabei sein und helfen. Außerdem war das Krankenhaus in dieser langen Zeit zu einem vertrauten Ort geworden.

Der Wunsch, Ärztin zu werden, blieb über die Jahre ebenso stabil wie meine Infektanfälligkeit. Meine Eltern waren durch und durch Anhänger der universitären Medizin, deshalb schluckte ich in meiner Kindheit und Jugend – gefühlt – tonnenweise Antibiotika. Naturheilverfahren spielten allenfalls in Form von Zwiebelsaft, Hals- und Wadenwickeln eine Rolle. Dieser Umgang mit Krankheit prägte mein Bild vom Arztberuf ebenso wie jenes von Heilung: Wenn man krank wird, bekommt man Tabletten und nach spätestens ein paar Tagen geht es wieder besser. Oft wirkten die Antibiotika sensationell schnell, sodass ich mit Medizin schon früh vor allem *Machbarkeit von Gesundheit* verband, auch wenn ich es nicht so hätte formulieren können.

Während ich anfangs Ärztin werden wollte, um kranken Kindern zu helfen, wurde mein Berufswunsch in den späteren Schuljahren zunehmend von wissenschaftlichem Interesse bestimmt. In der achten Klasse behandelten wir im Biologieunterricht den menschlichen Körper. Besonders interessant fand ich die Stunden über die Funktion des Gehirns und des Nervensystems. Interessant und gleichzeitig zutiefst unbefriedigend, weil ich trotzdem nicht erfuhr, wie das Denken funktioniert und warum wir überhaupt denken können. Durch die Biologiestunden hatte ich angefangen, mich über das Denken regelrecht zu wundern. Es schien mir unglaublich, *dass* wir denken können und dass wir *Verschiedenes* denken können. Mich fesselte damals die Frage, ob im Gehirn dasselbe passiert, wenn ich »Tisch« oder »Esel« denke. Wenn dasselbe passiert – warum konnte ich dann zwei verschiedene Begriffe denken? Wenn nicht dasselbe passiert – liefen dann für alle Begriffe im Gehirn unterschiedliche Prozesse ab? Wer oder was entschied, dass ich mal den einen, mal den anderen Begriff denken konnte? Wieso konnte ich bewusst entscheiden, wann ich den einen und wann den anderen Begriff denken wollte und warum fiel mir manchmal »einfach so« etwas ein? Die Frage nach dem Wie des Denkens bestimmte bis zum Abitur meinen Wunsch, Medizin zu studieren. Ich hoffte, im Studium endlich Antworten zu finden.

Da ich mich noch zu DDR-Zeiten um einen Studienplatz für Humanmedizin beworben hatte, musste ich ein einjähriges Vorpraktikum absolvieren. Für dieses bekam ich einen Platz auf der chirurgischen Intensivstation eines großen Klinikums zugewiesen und begann nach den letzten Sommerferien, dort im Drei-Schicht-System zu arbeiten. Das folgende Jahr wurde für mich zu einer bereichernden und doch extrem widersprüchlichen Zeit. Schon am ersten Arbeitstag musste ich beim Verbandswechsel bei einer Patientin assistieren, bei der durch eine Infektion ein Teil der Bauchdecke fehlte. Es war skurril, die freiliegenden Organe zu sehen, während sich der Arzt mit der Patientin unterhielt und sie sogar selbst in ihren Bauch hineinschaute. Ich konnte weder wirklich hin- noch wegsehen, ich war abgestoßen und unterlag gleichzeitig der »Faszination des Schrecklichen«.

Als äußerst befremdlich empfand ich auch die »Verdinglichung« der Patienten. Insbesondere mit bewusstlosen und beatmeten Patienten wurde oft mehr wie mit einer Sache denn mit einem kranken Menschen verfahren. Es war Hightech-Medizin für den Kranken, ohne ihn noch als Menschen wahrzunehmen. Die Verdinglichung wurde auch durch ein mich nicht nur einmal zutiefst schockierendes Verhalten deutlich, das normales Schmerzempfinden bewusst ignorierte. Im Laufe der Monate erlebte ich Oberärzte, die aus offen geäußerter Bequemlichkeit die Patienten bei kleinen chirurgischen Eingriffen unzureichend mit Schmerzmitteln versorgten – »Das geht auch ohne Narkosearzt!« – und später, wenn die Patienten vor Schmerzen schrien, diese noch lauter anbrüllten, sie sollen sich gefälligst zusammennehmen. (Dasselbe Phänomen beobachtete ich Jahre später in einer chirurgischen Klinik in der Schweiz.) Ich traute mich nicht, die Ärzte zu fragen, warum sie es so machten. Durch fehlenden Mut wurde ich Teil eines Systems, in dem es eine klare Hierarchie nicht nur untereinander, sondern auch zwischen Ärzten und Patienten gab (und gibt). Solche Ereignisse waren die bedrückende Seite.

Auf der anderen Seite ermöglichte die eins zu eins oder eins zu zwei Betreuung – eine Schwester für einen oder zwei Patienten –, dass ich mich intensiv einem

Patienten zuwenden konnte. Ich mochte den engen Kontakt zu den Patienten. Zwar gibt es für ein junges Mädchen gewiss passendere Arbeitsbereiche als ausgerechnet eine chirurgische Intensivstation. Doch ich liebte die Kombination aus Umsorgen und Helfen, Genauigkeit beim Befolgen der ärztlichen Anordnungen, Wachsamkeit für den Zustand der Kranken, schnellem Reagieren-Müssen und großem Zusammenhalt beim Stationsteam. Als Vorpraktikantin war ich lange Zeit nur für pflegerische Hilfsdienste wie Waschen, Putzen oder Bettenmachen eingeteilt. Im Laufe der Monate traute man mir mehr und mehr zu, sodass ich am Ende des Jahres auch beatmete Patienten allein versorgen durfte.

Es war wohl vor allem die Unmittelbarkeit des Umgangs mit den schwerkranken Menschen, die mich auf der Intensivstation am meisten faszinierte und mir Freude und eine tiefe Befriedigung verschaffte. Für meine eigene Gesundheit war diese Arbeit jedoch weniger zuträglich. Es passierte regelmäßig, dass ich gesund zum Dienst gekommen war und innerhalb weniger Stunden mit hohem Fieber nach Hause geschickt wurde. Trotz der Freude, die ich an der Arbeit auf der Intensivstation hatte, schien mein Immunsystem der Kombination aus hoher Arbeitsbelastung und vielfältigen Infektionsmöglichkeiten nicht gewachsen zu sein.

Mit Beginn des Medizinstudiums in Berlin veränderte sich mein Zugang zum kranken Menschen und ich durchlief eine regelrechte Sozialisation zur Ärztin. Zu deren positiven Aspekten gehörte neben der gründlichen fachlichen Ausbildung, dass wir in verschiedenen Praktika und bei Famulaturen die zunehmende Verantwortung übten und sicherer darin wurden. Wir entwickelten uns nach und nach zu Ärzten. Dass dieser Prozess auch negative Aspekte hatte, wurde mir erst viel später bewusst. Ich nahm zum Beispiel – allmählich und ohne es wirklich mitzubekommen – dieselbe den Menschen verdinglichende Perspektive ein, die mich während des Vorpraktikums noch irritiert hatte. Ausgangpunkt dafür war vermutlich der Präparationskurs in Anatomie. Zu Beginn des Studienjahres lag ein toter Mensch auf dem Präparationstisch, der einfach aussah wie ein nackter, toter Mensch. Am Ende lag da immer noch ein toter Mensch, jedoch einer, dessen Haut bis auf wenige Stellen weg war, der bis in die feinsten Verästelungen seiner Nerven und Gefäße präpariert war, dessen Organe man herausnehmen und dessen Muskeln man wegklappen konnte. Er war in diesem Zustand mehr Gegenstand als Mensch. Ich erinnere mich auch an große Behälter, in denen präparierte Köpfe lagen. Wir holten uns einen Kopf heraus und lernten an ihm für das »Kopf-Hals-Testat«. Schockierend war, dass mich diese Dinge sehr schnell nicht mehr schockierten. Ich hatte umgeschaltet auf die versachlichende Perspektive, die das Menschsein des Kranken zurückstellt, wenn nicht sogar ignoriert.

Zur Sozialisation zur Ärztin gehörte auch der Verlust eines normalen Ekelempfindens. Es ist sicherlich notwendig, als Ärztin ruhig zu bleiben, wenn sich ein Patient mal über die eigene Hand erbricht, oder ohne Würgereiz eiternde Wunden versorgen zu können. Normalerweise schützt uns Ekel jedoch – vor Infektionen oder Vergiftungen ebenso wie vor seelischen Überforderungen und üblen Zumutungen. Je weniger wir ihn spüren, desto weniger spüren wir uns selbst und andere Menschen. Ohne Letzteres ist Ersteres nicht möglich. Das war mir schon auf der Intensivstation aufgefallen. Einmal unterhielten sich zwei Oberärzte während eines Stationsfrühstücks eifrig und detailliert über den Darminhalt eines Patienten. Sie nahmen nicht mehr wahr, dass derartige Gespräche beim Essen unangemessen sind, solange keine Notsituation besteht. Bei diesem Gespräch hatte ich noch Widerwillen und Ekel empfunden. Zwar war ich mit essenbegleitenden Gesprächen über Blutbefunde aufgewachsen, doch hatte mich mein kindliches Unverständnis vor Ekel oder Abwehr geschützt. Ich konnte die lateinischen und griechischen Wörter damals nicht dechiffrieren. Während des Studiums lernte ich dann, dass Vergleiche mit Nahrungsmitteln in der Medizin durchaus üblich sind: Ein Tumor wächst blumenkohlartig, manche Blutbeimengungen im Kot sind »himbeergeleeartig« und der Durchfall bei Typhus ist »erbsbreiartig«. Auch das trug nach und nach zu meinem deutlich veränderten Ekelempfinden bei.

Ein weiterer wichtiger Punkt in der Sozialisation zur Ärztin war die konsequente Betonung der Forschung. Ich war wie viele meiner Kommilitonen sehr schnell in den Sog der »neuesten Forschungsergebnisse« geraten: Nur das Neueste war das Beste, nur die noch genauer bestimmbaren Blutwerte und besseren bildgebenden Verfahren würden zur Heilung des Patienten beitragen. Ehe ich mich versah, war ich von dem als bereichernd empfundenen engen Kontakt *zum* Patienten zu der – vermeintlich – professionellen Sicht *auf* den Patienten gewechselt. Er wurde zu einem Konglomerat von Befunden, die wir während der Praktika und Famulaturen herauszufinden hatten. Da wir nicht darauf hingewiesen und entsprechend angeleitet wurden, entwickelten wir kein Bewusstsein dafür, dass die Objektivierung von Beschwerden niemals damit einhergehen darf, dass der kranke Mensch selbst zum Objekt, also zu einer Sache oder gar einem »Ding« wird.

Das Medizinstudium erschloss mir die unzähligen wundersamen Körperfunktionen. Was es jedoch nicht tat, war, mir die Frage nach dem Wie des Denkens zu beantworten. Das, was ich über die Funktion des Gehirns und die Reizweiterleitung über die Nervenbahnen lernte, war zwar komplex, aber es beantwortete meine Frage nicht. Deshalb suchte ich mir trotz der hohen Arbeitsbelastung durch das Studium bereits im dritten Studienjahr einen Doktorvater im Bereich der Grundlagenforschung der klinischen Neurophysiologie. Ich wollte noch immer wissen, wie das Denken funktioniert. Um es kurz zu machen: Auch dort fand ich die Antwort nicht. Trotzdem hatte ich viel Freude an der Arbeit im Labor und bei der Suche nach schlüssigen Zusammenhängen.

Das immense Arbeitspensum des Medizinstudiums forderte von uns Medizinstudenten, ausdauernd und auf einem hohen Niveau zu funktionieren. Da die meisten von uns ohnehin Einserschüler gewesen waren und große Erwartungen an sich selbst hatten, lieferten wir die geforderten Leistungen ab. Ein alter Witz ist leider keiner: Was entgegnet ein Soziologie-Student auf die Aufforderung, ein Telefonbuch auswendig zu lernen? – »Warum?« – Und was entgegnet ein Medizinstudent? – »Bis wann?« Die uns antrainierte Hochfunktionalität brachte uns menschlich jedoch immer weiter weg – von uns selbst und von unseren Patienten und deren *Erleben* von Krankheit. Wir gingen permanent über unsere Belastungsgrenzen, ignorierten Erschöpfung, Scham oder Angst und hatten zutiefst verinnerlicht, dass man sich zusammenreißt. Das erwarteten wir ebenso von den Patienten. Heute scheint es etwas anders zu sein, aber damals spielte im Medizinstudium die Schulung des menschlichen Umgangs mit kranken Menschen kaum eine Rolle.

Diese Haltung fand ihren Ausdruck auch im Umgang mit mir selbst. Meine Infektanfälligkeit bestand ja weiterhin. Um trotzdem den Lernstoff zu bewältigen und regelmäßig an den Seminaren teilnehmen zu können, prügelte ich die Infektionen mit Breitbandantibiotika nieder oder ging mit Fieber in die Uni. Im Grunde war es völlig absurd: Ich ging zur Uni und wollte lernen, wie man kranke Menschen gesund macht, und war dabei so sehr auf die uns vermittelte Machbarkeit von Gesundheit mittels moderner Medizin fixiert, dass ich die Basics wie Rücksicht auf sich selbst, Schonung oder notwendige Regenerationszeiten gar nicht mehr wahrnahm. Die Sozialisation zur Ärztin hatte ich damit erfolgreich durchlaufen. Ich hatte ebenso gelernt, selbstständig zu arbeiten wie auch meine natürlichen Empfindungen und Belastungsgrenzen zu ignorieren.

Und doch gab es in mir noch einen anderen Teil der Seele, der sich von dieser Sozialisation nicht ergreifen ließ, sondern sich den Wunsch nach einer Medizin, die auf Mitmenschlichkeit basierte, bewahrt hatte. Anders kann ich mir nicht erklären, dass zwei Ereignisse während meines Studiums einen Platz in meinem Herzen gefunden haben und mich bis heute bewegen (heute aufgrund meiner eigenen Erfahrungen natürlich nochmals anders und tiefer).

Das erste Ereignis war ein Seminar des Neurochirurgieprofessors Siegfried Vogel zum Thema »Neurologie und Neurochirurgie in der bildenden Kunst«.

Anhand von Gemälden und Skulpturen, aber auch anhand von schamanischen Masken, die er von seinen Aufenthalten in Afrika mitgebracht hatte, bemühte er sich, uns einen anderen Blick auf den Menschen zu eröffnen. Manchmal las er uns auch Gedichte vor oder zitierte aus Briefwechseln berühmter Menschen. Es ging ihm vor allem darum, uns vor Augen zu führen, dass Arzt-Sein sehr viel mehr sein muss als Blutwerte interpretieren oder eine Operation am Gehirn durchführen zu können. Wir müssten in erster Linie Menschen sein, die kranke Menschen begleiten, und deshalb zunächst (oder wieder) lernen, hinzuschauen, zu spüren und wahrzunehmen. Das sei das Wichtigste beim Arztberuf. Wie wenig vertraut uns diese Haltung war, wurde in mehreren, fast verzweifelten Appellen von Professor Vogel an uns deutlich, uns doch bitte mit eigenen Beiträgen an diesem Seminar zu beteiligen. Das konnten wir nicht, wir waren schlicht unfähig, diese andere Perspektive auf den kranken Menschen auch aktiv anzuwenden. Ich sog seine Ausführungen eher wie ein vollkommen ausgetrockneter Schwamm auf. Seine tiefe Menschlichkeit berührte mich dabei ebenso wie die Verbindung zwischen Medizin und Kunst. Nur in diesem Seminar spürte ich auch mein Herz, das diese anderen Aspekte dankbar aufnahm.

Das andere Ereignis ging in eine ähnliche Richtung. Einen Teil meines Studiums hatte ich in der Schweiz verbracht und dort eine Gastvorlesung des Harvard-Professors Stephen Bergman gehört. Unter dem Pseudonym Samuel Shem hatte er Ende der 1970er Jahre mit »House of God« (Shem, 1998) *den* Kultroman der Jungmediziner geschrieben. In ihm beschrieb er seine Erlebnisse als Assistenzarzt im ersten Jahr. Das Buch verursachte in den USA ein gewaltiges Echo, in dessen Nachklang sich die Arbeitsbedingungen für junge Ärzte etwas verbesserten. Ich kann mich an die Einzelheiten seiner Vorlesung nicht mehr erinnern, jedoch an den von ihm mantraartig wiederholten Satz »Stay in contact!« – Bleib in Kontakt mit deinen Patienten, bleib in Kontakt mit dir selbst. Die Eindringlichkeit, mit der er diesen Satz wieder und wieder betonte, erschloss sich mir in ihrer Tiefe erst später, als ich selbst Patientin war. Trotzdem war seine Mahnung direkt in mein Herz gegangen und hatte angedockt an das Gefühl während des Vorpraktikums, als ich die Unmittelbarkeit des Patientenkontakts mehr als alles andere schätzte. Bis mir das zu Bewusstsein kam, dauerte es jedoch noch weitere Monate.

Ich hatte nach Abschluss des Studiums für meine Doktorarbeit eine Forschungsassistenz in der Schweiz begonnen. Obwohl mir die wissenschaftliche Arbeit noch immer Freude machte, spürte ich nicht mehr denselben Enthusiasmus wie in den Jahren zuvor. Die Frustration, noch immer nicht zu wissen, wie das Denken funktioniert, meldete sich wieder und brachte eine andere Frage oder Unruhe mit sich. Ich hatte inzwischen sechs Jahre Humanmedizin studiert, konnte sämtliche Körpervorgänge beschreiben und hatte bei den meisten Erkrankungen zumindest eine Idee, wie sie zu behandeln wären. Was ich trotzdem nicht wusste, war eine Antwort auf die alte philosophische Frage: Was ist der Mensch? War er wirklich nur eine Ansammlung von mal funktionierenden, mal gestörten Körperfunktionen, wie wir es im Wesentlichen gelernt hatten? Das konnte ich klar mit nein beantworten. Doch was war er dann? Was machte ihn aus? Und wie *erlebte* er Krankheit und Leiden? Ich spürte immer stärker, dass ich in der Forschung keine Antwort finden würde. Schließlich gab es einen Aha-Moment: Während einer Weiterbildung stritten sich zwei Neurochirurgen, ob sich eine bestimmte Nervenzellgruppe einen Zentimeter weiter zur Mitte oder zur Seite befände. Ich hörte ihnen zu, stieg dann innerlich aus und fragte mich, was zum Teufel ich hier eigentlich machte. Und ob ich tatsächlich annehmen würde, dass ich auf diese Weise lernen könnte, was den Menschen ausmacht. In diesem Moment entschied ich mich, die Forschungsassistenz noch zu Ende zu bringen, um anschließend der Forschung den Rücken zu kehren und in einem kleineren Krankenhaus wieder direkt im Kontakt mit kranken Menschen und für sie da zu sein. Nach meiner Rückkehr begann ich eine Stelle auf einer geschlossenen psychiatrischen Station.

Ich hatte nun wieder unmittelbar mit den Menschen zu tun und liebte diese Arbeit. Sie war gleichermaßen fordernd und bereichernd. Weil Menschen mit psychiatrischen Erkrankungen ihr *Erleben* in der Regel sehr deutlich zeigen, offenbarte sich mir zum ersten Mal das emotionale Ergriffensein von Krankheit. Das war ungewohnt und anstrengend, aber auch lebendig und sehr viel lebensnäher als die sachliche Berichterstattung der Beschwerden, die ich von den meisten Patienten mit somatischen Erkrankungen kannte.

Allmählich wurde ich wieder weicher und offener, der Druck des massiven Leistungsanspruchs an der Universitätsklinik wich nach und nach. Ich spürte es vor allem daran, dass sich meine Intuition wieder bemerkbar machte und ich sie beachtete. Bei einer morgendlichen Visite hatte zum Beispiel ein Patient, der an schweren Depressionen litt, nachdrücklich versichert, keine Suizidgedanken mehr zu haben, sodass ihm vom Oberarzt ein unbegleiteter Ausgang bewilligt wurde. Ich hatte dagegen das Gefühl, dass der Patient log, um diesen Ausgang auf jeden Fall zu bekommen. Als ich das vor dem Patientenzimmer äußerte, belehrte mich der Oberarzt, dass dies »Anfängerfehler« seien und meine spätere Erfahrung mich lehren würde, wann ein Patient glaubhaft sei. Am Nachmittag war der Patient noch nicht zurück und gegen Abend erfuhren wir, dass er direkt von der Klinik nach Hause gefahren, sich den Autoschlüssel geholt und ungebremst gegen einen Baum gefahren war. Ich war schockiert und in den folgenden Tagen kreiste erneut die Mahnung von Stephen Bergmann in meinem Kopf: »Stay in contact!«

Obwohl ich wie alle Berufsanfänger mit Unsicherheiten zu kämpfen hatte, fühlte ich mich auf der Station wohl. Ich arbeitete gern als Ärztin.

Plötzlich auf der anderen Seite

Nach wenigen Wochen wurde ich selbst schwer krank. Alles begann mit einer Grippe. Ich fühlte mich elend, hatte hohes Fieber, starke Kopf- und Gliederschmerzen und konnte mich nicht auf den Beinen halten. Als es mir allmählich besser ging, bemerkte nicht nur ich, dass sich die Konzentrationsfähigkeit ebenso wenig besserte wie die Unsicherheit beim Laufen oder die sichere Ausführung anderer Bewegungen. Bislang waren diese Symptome dem schwachen Gesamtzustand zugeschrieben und als vorübergehend angesehen worden, doch nun wurde ich zur Abklärung ins Krankenhaus auf eine neurologische Station eingewiesen. Dort stellte man fest, dass ich während der Grippe wohl auch eine Enzephalitis, also eine Entzündung des Gehirns, erlitten hatte. Und als ich schließlich mit Aufmerksamkeits- und Konzentrationsstörungen, mit Gangunsicherheit und einem quälend langsamen Denktempo für viele Wochen in eine stationäre Rehaklinik kam, begann für mich die eigene, die *innere Begegnung* mit einer schweren Krankheit, was meine Sicht auf viele Dinge grundlegend veränderte.

Plötzlich war ich auf der Patientenseite und musste ganz unmittelbar und auf sehr schmerzhafte Weise lernen, dass sich das innere Begegnen einer Krankheit fundamental von dem unterscheidet, was ich mir als Ärztin darunter vorgestellt hatte. Gleichwohl muss ich zugeben, dass ich mir – und damit war ich im Kollegenkreis sicher nicht allein – meist gar nichts darunter vorgestellt hatte; die emotionale und psychische Bewältigung schwerer Erkrankungen war weder im Studium noch auf der Intensivstation ein Thema gewesen. Ich hatte früher meine Patienten so betreut, wie es *meinen* Vorstellungen entsprach und mir ausgesprochen wenig Gedanken darüber gemacht, wie sie wohl emotional mit ihrer Erkrankung zurechtkämen und ob mein Umgang mit ihnen für sie gut und ihnen angemessen war. Vielleicht war ich noch zu jung für dieses Thema, vielleicht zu naiv, vielleicht auch einfach zu stark im Glauben an die Möglichkeiten unserer Hochleistungsmedizin, die es schon richten würde.

Wenn ein Patient weinte und verzweifelt war, hatte ich ihn zu trösten versucht mit Sätzen wie »Machen Sie sich keine Gedanken, das kriegen wir schon hin!« oder »Morgen sieht alles bestimmt schon ganz anders aus!« Diese Worte durfte ich mir nun selbst anhören. Wie oft habe ich meine früheren Patienten in Gedanken um Verzeihung gebeten wegen der gutgemeinten Allgemeinplätze, die man als Arzt oder Therapeut, als Angehöriger oder Freund von sich gibt, weil man hilflos oder überfordert ist und nichts anderes zu sagen weiß. Manchmal jedoch auch, weil man ungeduldig ist – oder es schlicht als überflüssig empfindet, sich das innere Erleben des Kranken zu vergegenwärtigen. Oft genug hatte *ich* nun das Bedürfnis, meine Therapeuten oder Freunde anzubrüllen, dass sie sich ihre Sprüche in die Haare schmieren oder ans Knie nageln könnten, weil sie mir nicht halfen, sondern mich innerlich allein ließen. Ich nahm es ihnen übel, dass sie mir mit gutgemeinten Phrasen kamen, statt mir *wirklich* zu helfen. Ihre Hilflosigkeit übersah ich, obwohl sie meine eigene spiegelte. Denn noch nicht einmal ich wusste, was mir in der inneren Begegnung mit der Krankheit helfen könnte.

Für mich begann ein intensiver Prozess der Auseinandersetzung, der von mir oft mehr Kraft forderte, als ich besaß. Meine ärztlichen Kenntnisse halfen mir dabei nicht, im Gegenteil. Oft stand mir die während meines Studiums verinnerlichte Haltung, dass Gesundheit doch machbar sein und ich mich nur noch mehr anstrengen müsste, im Weg; ebenso die über Jahre trainierte Ignoranz gegenüber Schwäche, Angst, Erschöpfung oder eigener Krankheit. Diese Haltung blockierte mich zunächst sehr hartnäckig darin, mich emotional meiner veränderten Lebenssituation zuzuwenden und einen Umgang mit ihr zu finden, weil sie überwiegend auf ein *Tun* ausgerichtet war und das *Sein* ignorierte. Innerlich war ich noch immer dieselbe hochfunktionale Ärztin wie zuvor.

Ich empfand diesen Prozess, in dem ich die Komplexität des Krankheitserlebens kennenlernte, wie schon erwähnt als eine Art Zweitstudium in Menschenkunde; auch als Gegenstück zum Medizinstudium, weil er mir wesentliche Aspekte des inneren Erlebens von schwerer Krankheit erschloss. Krankheit war nun nicht mehr bloß ein Übel, das man möglichst schnell zu beseitigen hatte, sondern konnte zu einem Lehrmeister über und für das Leben werden, auch über die eigene Persönlichkeit und den Menschen an sich.

In diesem inzwischen fast zwanzig Jahre währenden »Zweitstudium« habe ich vor allem Demut gelernt. Demut vor dem Leben und vor kranken Menschen. Meine eigene Erkrankung hat mir ermöglicht zu erkennen, welche unglaubliche Leistung schwerkranke Menschen jeden Tag aufs Neue zeigen, wenn sie immer wieder die Kraft aufbringen, sich ihrem Leid zu stellen, weiterzugehen und nicht aufzugeben. Ich habe gelernt, wie umfassend und tiefgehend eine innere Auseinandersetzung mit schwerer Krankheit und wie lebenswichtig der innere Kontakt zum kranken Menschen sein kann. Ganz sicher gibt es Krankheiten, die weit schwerer und bedrohlicher sind als jene, die ich erleben und verarbeiten musste, und die andere Schwerpunkte in der Auseinandersetzung einfordern. Mit Fragen bezüglich der eigenen Endlichkeit war ich nur in der Hinsicht konfrontiert, als dass auch der Verlust von Fähigkeiten uns daran erinnert, wie fragil das Leben sein kann.

Nach mehreren Jahren entstand der Wunsch, das, was ich gelernt hatte, anderen Menschen zur Verfügung zu stellen. Deshalb habe ich meine Erfahrungen in diesem Buch zu fassen versucht. Ich möchte damit auch etwas zurückgeben für die Unterstützung, die ich von vielen Seiten bekommen habe. Und ich wollte einen Weg finden, an den Ursprung meines Berufswunsches zurückzukehren und kranken Menschen zu helfen. Zwar nicht mehr als Ärztin, sondern als auf andere Weise heilkundig Gewordene.

3 Krankheitsverarbeitung

Wie schwer es sein kann, mit einer lebensverändernden Erkrankung umzugehen, wurde, wie schon erwähnt, weder im Medizinstudium noch später in der Klinik thematisiert. Von allein war ich schon gar nicht auf die Idee kommen, mir darüber Gedanken zu machen. Und so fand ich mich vollkommen unvorbereitet in kalten und mir unbekannten Gewässern wieder und musste inmitten der Strudel, Untiefen und Stromschnellen schwimmen lernen.

> Wenn nach einer Krankheit oder einem Unfall schwere gesundheitliche Beeinträchtigungen zurückbleiben, stehen der Betroffene und seine Familie vor gewaltigen Aufgaben. Eine davon ist die praktische Einbindung oder Kontextualisierung (vgl. Corbin & Strauss, 2010) der Erkrankung in das Leben des Betroffenen und seines Umfeldes. Häufig müssen der Alltag und die Rollenverteilung in der Familie und im Freundeskreis neu strukturiert werden. Vielleicht muss die Arbeit aufgegeben oder ein geschützter Arbeitsplatz beantragt werden, eventuell auch Hilfsmittel, die es trotz Bewegungseinschränkung ermöglichen, zu duschen oder selbstständig zu essen. Vielleicht muss die Ernährung umgestellt oder eine Begleit- oder Pflegeperson gefunden werden.
>
> Je nach Art und Ausmaß der Einschränkungen und auch abhängig von den Lebensbedingungen des Erkrankten ist die Bewältigung dieser konkreten Aufgaben individuell sehr verschieden. Auch der Zeitpunkt im Gesamtprozess spielt eine große Rolle, da zumindest am Anfang oft noch nicht klar ist, wie viel und welche Art von Hilfe tatsächlich benötigt wird.

In den ersten Monaten, nachdem die Diagnose gestellt worden war, hatte ich meine Lebensveränderungen noch als vorübergehend angesehen und deshalb allenfalls punktuell realisiert, wie groß sie waren. Die notwendige Hilfe – zum Beispiel Begleitung bei Spaziergängen und beim Einkaufen, Unterstützung im Haushalt oder bei Behörden – ließ sich über Familie und Freundeskreis problemlos organisieren. Ich empfand es eher als irritierend, dass ich diese Hilfe brauchte, es belastete mich noch nicht. Weil ich davon ausging, bald wieder gesund zu sein, sah ich keinen Anlass, mich emotional damit auseinanderzusetzen, was gerade in und mit meinem Leben passierte.

Unter der Hoffnung lag jedoch eine gewaltige Angst: Was, wenn es so bleiben würde? Diese Frage machte mir so große Angst, dass ich zunächst sogar sie verdrängte und sie dadurch nicht spüren musste. Lange Zeit tat ich so, als käme ich gut zurecht.

Die emotionale Bewältigung der krankheitsbedingten Lebensveränderungen ist die zweite große Aufgabe und eine komplexe und mitunter extrem harte Angelegenheit. Das Zerbrechen von Lebensträumen, womöglich umfassende Abhängigkeit von anderen Menschen oder der Verlust von identitätsstiftenden Fähigkeiten tun weh. Hilflosigkeit mag beschämen, der Wegfall von erfüllenden Tätigkeiten zu einem Sinnverlust führen. Die Vielfalt des Umgangs mit diesen Aspekten reicht von schweren seelischen Krisen über Strategien wie Ignorieren, Überspielen, Betäuben, Zähne-Zusammenbeißen, Bagatellisieren bis zu einer bewussten Auseinandersetzung mit ihnen. Alle genannten Formen sind Varianten, um die neue Situation emotional zu bewältigen.

Manchmal geht der Prozess der Krankheitsverarbeitung in die Tiefe. Ausgelöst durch die Erkrankung umfasst er neben den zuvor genannten Aspekten eine bewusste Auseinandersetzung mit (früheren) persönlichen Werten, mit der bisherigen Lebensphilosophie, eigenen Verhaltensweisen usw. Dadurch kann er zu einer Form der Persönlichkeitsbildung werden und zur Reifung des betroffenen Menschen führen.

Als ich schließlich nicht mehr umhinkam, mir einzugestehen, dass meine Lebensveränderungen umfassend und dauerhaft sein würden, bekam ich am eigenen Leib zu spüren, wie sehr der emotionale Umgang mit einer schwerwiegenden Erkrankung von Ärzten und Therapeuten vernachlässigt wird. Meine fehlende Kenntnis dieser komplexen und oft langwierigen Prozesse schien also eher die Regel als die Ausnahme zu sein. Ich erlebte Ärzte und Therapeuten, die mit Aufforderungen wie »Sie müssen sich neu orientieren!« oder »Sie müssen akzeptieren, dass Sie jetzt behindert sind!« meinten, mich in diesem Prozess zu unterstützen. Fragte ich nach, wie es gelingen könnte, im Alter von 30 Jahren Behinderung und Berufsunfähigkeit akzeptieren zu lernen, antwortete mir zum Beispiel der Psychologe im Reha-Zentrum, das wisse er leider auch nicht.

Eine angehende Verhaltenstherapeutin, die mit chronischen Schmerzpatienten arbeitet, stellte mir gegenüber einmal trocken fest, dass sie mit ihren Patienten, sollte es nötig sein, »auch ein bisschen Krankheitsverarbeitung mache«, das kriege sie schon hin. Ihre Formulierung, »ein bisschen Krankheitsverarbeitung schon hinzukriegen«, brachte die verbreitete Ignoranz diesem Thema gegenüber in erschreckender Weise auf den Punkt.

Und so war ich auf mich allein gestellt. Ohne professionelle Unterstützung stolperte ich lange Jahre durch diese Prozesse. Zum einen fehlte mir eine Idee, wo ich Hilfe finden könnte. Das, was ich in Büchern fand, reichte mir allenfalls für kurze Zeit, ich empfand es oft als zu allgemein und zu oberflächlich. Oder es hatte mit mir und meinen Schwierigkeiten nichts zu tun, und zwar nicht nur konkret auf meine Einschränkungen bezogen, sondern vor allem durch den meist fehlenden Bezug auf das *Erleben* der veränderten Lebenssituation. Zum anderen ploppten beständig neue Themen auf, die zwar alle irgendwie miteinander zusammenhingen, aber gleichzeitig auch als eigene Themen relevant waren: War ich zum Beispiel eben noch mitten in der Trauer um den Verlust meiner Berufsfähigkeit, brannte plötzlich das Thema Selbstwertgefühl. Und schon stand ich erneut vor der Frage, wo ich zu diesem Thema Hilfe finden könnte. Manchmal hatte ich das Gefühl, wie in einem Spinnennetz gefangen zu sein, in dem alle Knotenpunkte für ein eigenes Thema standen und mich zugleich in ihrer Gesamtheit nicht entkommen ließen.

Ein problematischer Begriff

Da ich über Monate und schließlich Jahre gezwungen war, immer wieder und meist lange Ruhephasen auf der Couch einzulegen, dachte ich auch viel über jene Begriffe nach, die wir oft mit großer Selbstverständlichkeit verwenden – und die bei genauerem Hinschauen gar nicht mehr so klar oder passend scheinen.

Der Begriff der »Krankheitsverarbeitung« suggeriert nach meinem Empfinden, dass es etwas konkret Umrissenes – die Krankheit – gäbe, das verarbeitet werden soll; als ob die Krankheit ein eigenständiges Objekt wäre, das ich als Betroffene verarbeiten, das heißt in etwas anderes oder zumindest in einen anderen Zustand umwandeln sollte. Aber existiert denn die Krankheit unabhängig von mir?

Besonders am Anfang empfand ich es gegenteilig. Es gab nicht die Krankheit als Objekt auf der einen und mich als Subjekt auf der anderen Seite, sondern ich hatte ein gesamthaftes Empfinden, krank zu sein. Der stürmische Beginn der Grippe mit starken Glieder- und Kopfschmerzen hielt mich im Bett, das Fieber ließ meinen Körper glühen. Ich hatte keinen Appetit und fühlte mich kraftlos und müde. Erst mit der Zeit konnte ich aus der Distanz sagen, ich *hatte* eine Grippe mit einer Enzephalitis. In der ersten Krankheitsphase fühlte ich mich als ganzer Mensch betroffen.

Nach Abklingen der akuten Symptomatik rückten die neurologischen und neuropsychologischen Probleme in den Vordergrund: Ich konnte zum Beispiel das Gleichgewicht nicht mehr gut halten, es fiel mir schwer, meine Bewegungen zu koordinieren und in gewohnter Weise auszuführen, oft fielen mir die passenden Worte nicht ein. Diese Schwierigkeiten riefen bei mir seltsamerweise nicht das Gefühl hervor, krank, sondern massiv eingeschränkt zu sein. Möglicherweise bewirkten die Fieberfreiheit und zurückkehrende körperliche Kraft, dass ich mich nicht mehr als krank empfand.

Als ich später in der Reha mal wieder mit meinen Einschränkungen haderte, beschied mir der Psychologe, der Begriff »Einschränkung« sei eine Beschönigung:

> »Wissen Sie, Frau Petrow, ich kann zwar verstehen, dass es so für Sie leichter ist, aber Sie müssen akzeptieren, dass Sie jetzt *behindert* sind. Eingeschränkt sind wir doch irgendwie alle. Sie dagegen sind, wenn man es genau nimmt, sogar geistig *und* körperlich behindert.«

Bähmmmm! Wenn ich heute diesen Satz in meinem Tagebuch lese, weiß ich nicht, ob ich lachen oder weinen soll. Mal ganz abgesehen von der Frage, ob die Formulierung psychologisch klug war: Es entsprach und entspricht nicht meinem Empfinden, dass ich behindert bin. Ich *habe* Einschränkungen, aber ich *bin* nicht behindert. Von außen, insbesondere aus der sozialrechtlichen Perspektive betrachtet, mögen die Begriffe »behindert« und »Behinderung« angemessen sein, ich persönlich verwende sie kaum für mich.

Vor diesem Hintergrund mit der Notwendigkeit und dem Begriff der »Krankheitsverarbeitung« konfrontiert, kam ich schließlich zu dem Schluss, dass ich nicht »die Krankheit« verarbeiten müsse, sondern die vielen aus ihr resultierenden Einschränkungen und Veränderungen in meinem Leben: Bedrückungen, Angst und Irritation, die aufgrund von Rollenveränderungen auftraten, Veränderungen meines Gefühls für die eigene Identität und eine tiefe Erschütterung meines Selbstwertgefühls. Ich musste um den Verlust von Lebensentwürfen trauern und um etliche Fähigkeiten, die von simplen alltagsrelevanten Tätigkeiten – wie zum Beispiel allein Lebensmittel einkaufen zu können – bis zum Verlust meiner Berufsfähigkeit als Ärztin reichten. Und es dauerte viele Jahre, bis ich eine neue Aufgabe fand, die ich als erfüllend und sinnstiftend empfinde. Phasenweise war es ein kaum erträglicher, wenngleich unumgänglicher Kraftakt.

> Das, was in diesen Prozessen vom Patienten geleistet wird, ist über weite Strecken anstrengender als tägliche berufliche Arbeit, und zwar deshalb, weil das Innerste des Menschen betroffen ist, das Empfinden seiner selbst, seine Träume, Werte und Hoffnungen – ohne Feierabend, Wochenende oder Ferien.

Den Begriff der Krankheitsverarbeitung empfinde ich bis heute als zu mechanistisch. Er erinnert mich an Produktionsprozesse: Aus Objekt A mache ich Objekt B. Doch darum geht es nicht. Es geht vielmehr darum, allmählich eine *selbstbestimmte Haltung* zu der Erkrankung zu finden, zu meinem veränderten Dasein, zu meinem veränderten So-Sein. Es geht darum zu klären, wie ich mich zu meiner neuen Lebenssituation verhalten will.

In diesem Klärungsprozess begegnete ich mir selbst mit unendlich vielen Fragen und forderte Antworten von mir. Und zwar nicht irgendwelche, aus einer Laune oder Situation heraus entsprungene oder Konventionen oder bisherigen Gewohnheiten geschuldete, sondern Antworten, die wirklich stimmig für mich waren und für die ich geradestehen konnte und wollte. Um diese Antworten zu finden, führte ich innere Dialoge, auf die ich an verschiedenen Stellen des Buches eingehen werde. Sie erhielten ihre Impulse aus Büchern, die ich las, aus Gesprächen, die ich führte, manchmal auch aus Gemälden oder Karikaturen, die in mir Fragen auslösten.

> Die Aufmerksamkeit auf die eigene Haltung zur Krankheit zu richten ermöglicht, sich als handlungs- und entscheidungsfähig zu erleben: Ich bestimme meine Haltung und meinen Umgang mit der Erkrankung selbst. Das ist eine zutiefst persönliche und nicht an andere delegierbare Handlung. Zwar wird die Krankheit auch in dieser Perspektive zu einem Objekt, auf das man sich bezieht. Sie steht jedoch nicht mehr im Zentrum der Aufmerksamkeit. In dieses rückt die Fähigkeit, eine bewusst gewählte und selbst gestaltete Haltung einnehmen und vertreten zu können.

In meinem eigenen Prozess dauerte es Jahre, bis mir bewusst wurde, dass Entscheidungen zu treffen tatsächlich eine *Fähigkeit* ist. Gewiss, ich traf Entscheidungen, aber nicht mit dem Gefühl, dadurch handlungsfähig zu sein, sondern eher aus der simplen Frage heraus, was ich denn sonst tun sollte. Da ich sehr unter meinem neuen Unvermögen in vielen Bereichen litt, hätte es mir sicher geholfen, früher und auf welchem Weg auch immer zu erkennen, dass ich innerlich handlungsfähig geblieben war und deshalb trotz der vielen neuen Unfähigkeiten etwas noch immer gut *konnte.*

Obgleich ich natürlich viele Entscheidungen unbewusst traf, die wichtigste war mir mehr als bewusst, wenn auch erst ab einem Zeitpunkt, als ich erkannte, dass es sich wohl um eine grundsätzlich lebensverändernde Krankheit handelte: Ich wollte nicht nur einen Umgang mit meiner neuen Lebenssituation finden, ich wollte auch verstehen, warum mir manches davon so brutal schwerfiel. Ich wollte *mich* in diesem Prozess verstehen und auf dieser Basis meine weiteren Entscheidungen treffen.

> Wie tief die innere Auseinandersetzung gehen soll, entscheidet jeder selbst. Es gibt kein richtig oder falsch. Zu Beginn eines langwierigen Krankheits- oder Genesungsprozesses ist der Patient meist ohnehin in viele Therapien eingebunden, sodass ihm oft kaum Kraft und Zeit bleibt, sich Gedanken darüber zu machen, wie er mit der neuen Lebenssituation umgehen möchte. Und so reagiert er auf jene Weise, die seinem Temperament, seiner Persönlichkeit, vielleicht auch seinen (bisherigen) Überzeugungen und Vorerfahrungen mit Krankheit und Heilung am nächsten ist. Erst allmählich werden sich ihm – vielleicht – Fragen stellen, ob er so handelt, wie er es möchte oder so, wie es ihm unhinterfragte Annahmen, Konventionen oder andere Menschen nahelegen.

Ich selbst erlebte diesen Prozess als spiralförmig. Beginnend mit einer oberflächlichen und eher unbewusst eingenommenen Haltung führte mich jede weitere Umrundung der Spirale tiefer in mein Innerstes hinein und brachte mich näher an den zentralen Punkt jenes Themas, das aktuell den Prozess der Krankheitsverarbeitung bestimmte. Ich komme später darauf zurück.

Bislang habe ich noch keinen Begriff gefunden, der der Entwicklung einer selbstbestimmten Haltung als Kernpunkt dieser Prozesse gerecht würde. Da sich der Begriff der Krankheitsverarbeitung etabliert hat, wird er trotz meiner Bedenken auch von mir gebraucht.

Zugänge zur Krankheitsverarbeitung

Am Anfang steht bei vielen Betroffenen Verdrängung oder emotionale Abwehr der Bedrohung durch die Krankheit. Das liegt einerseits an der Hoffnung auf Heilung. Sie ist die stärkste Kraft im Genesungsprozess. Diese Hoffnung ist notwendig, um die Kraft zu finden, sich für einen oft langfristigen Behandlungsprozess zu motivieren, trotz der Ausnahmesituation kooperativ und freundlich zu bleiben oder sich selbst Halt und Trost geben zu können. Die Hoffnung auf Heilung kann einer aktiven Auseinandersetzung mit der Krankheit entgegenstehen, weil sich die Frage nach langfristigen Veränderungen (noch) nicht stellt.

Häufig setzt die Auseinandersetzung mit der Krankheit und ihren Folgen aber auch deshalb zeitlich verzögert ein, weil die vielen auf den Kranken einstürmenden Gefühle und zahlreichen alltagsrelevanten Anforderungen ihn emotional so sehr überfordern, dass Abwehr der (zunächst) einzige Ausweg ist.

Während ich noch als Ärztin arbeitete, machte ich mir keine Gedanken darüber, was Patienten bewältigen müssen, wenn sie zum Beispiel mit einer schweren Erkrankung ins Krankenhaus kommen. Obgleich natürlich die Hoffnung auf Heilung oder Linderung die verschiedenen Anforderungen abmildern mag, müssen sie trotzdem bewältigt werden. Um nur einige zu nennen: Sie sind von ihren Familien getrennt und können deren emotionale Unterstützung ausgerechnet im Angesicht einer schwerwiegenden Diagnose nur begrenzt in Anspruch nehmen. Sie kommen in eine für sie neue Umgebung, sind mit fremden Menschen – sowohl als Personal als auch als Mitpatienten – konfrontiert, haben Schmerzen oder andere quälende Symptome. Sie müssen oft unangenehme Untersuchungen, Behandlungen oder auch jene Situation ertragen, von fremden Menschen gewaschen zu werden. Sie müssen die Ungewissheit aushalten, bis nach einer Untersuchung die klärenden Befunde da sind. Insbesondere auf Intensivstationen kann der Kontrast zwischen Alltagsleben und aktueller Situation zur emotionalen Herausforderung werden. Neben körperlichen Beschwerden und Ängsten, die den Heilungsverlauf oder Behandlungsmethoden betreffen, können Hilflosigkeit und gleichzeitig Wut über die Hilflosigkeit, Traurigkeit, Sehnsucht nach oder Sorge um die Familie den Patienten bedrücken. Trotzdem möchte er kooperativ und freundlich bleiben, nicht »nerven« oder gar seinen Gefühlen Luft machen. Diese letztgenannten Verhaltensweisen entsprechen neben der eigenen Erwartungshaltung auch jener von Außenstehenden – Ärzte, Pflegende, Therapeuten und Angehörige –, die die Komplexität der Anforderungen an den Patienten ebenso wie er selbst ignorieren. Die Fähigkeit, all diesen Anforderungen gerecht zu werden und sie und die mit ihnen verbundenen Gefühle auszuhalten, nehmen wir alle nicht als solche wahr.

Als ich selbst Patientin war, machte es mir die oben beschriebene Hoffnung auf Heilung leicht, dieser Erwartungshaltung zu entsprechen: Weil ich gesund werden würde, bestand kein Anlass, verzweifelt oder wütend zu sein und das auch noch zu *zeigen*.

Diese Phase dauerte bei mir etwa anderthalb Jahre. Ich wollte nicht glauben, ja, ich konnte es mir nicht einmal vorstellen, dass mein Kopf nicht mehr ganz in Ordnung käme und ich meine Berufsfähigkeit als Ärztin verlieren würde. Bislang waren Krankheiten bei mir immer ausgeheilt, ohne Einschränkungen zu hinterlassen. Diese Vorerfahrung mit Krankheit und Heilung war die stärkste Wurzel meiner Hoffnung. Außerdem vertraute ich dem Können der Ärzte und Therapeuten. Und gewiss trug auch meine unbewusste Erwartung in einen selbstverständlichen Fortgang des gewohnten Lebens zu der Hoffnung auf Heilung bei.

Im Laufe der Monate begann ich zu ahnen, dass sich meine Hoffnung nur begrenzt erfüllen würde. Allein die Vorstellung, eventuell nicht mehr als Ärztin arbeiten zu können, löste einen unerträglichen seelischen Schmerz[1] in mir aus. Ich versuchte, ihn zu ignorieren und meine Hoffnung aufrechtzuerhalten. Der Schmerz begann in mir zu brodeln. Ich nahm dieses Brodeln über weitere Monate wie ein fernes Unwettergrollen wahr. Wie eine Bedrohung, von der ich nicht wusste, ob ich ihr gewachsen wäre. Allerdings war ich gewiss, dass mich der Schmerz wie ein Tornado dahinfegen würde, würde ich ihm unvorbereitet begegnen.

Deshalb begann ich zu lesen. Ich hatte das Gefühl, mir für das drohende Unwetter ein inneres Sicherungssystem schaffen zu müssen. Trotz meiner Konzentrationsstörungen las ich alles, was mir zum Umgang mit Krankheit in die Finger kam. Darüber versuchte ich mich der Frage zu nähern, wie man es lernen könnte, eine solche Lebenszäsur zu akzeptieren. Ich wollte verstehen, was in diesem Prozess abläuft, wie andere Menschen in ähnlichen Situationen gehandelt und was ihnen geholfen hatte(n). Ihre Erfahrungen und das Verständnis der zugrundeliegenden Prozesse wollte ich als Sicherungsleine nutzen, wenn das Unwetter beginnen würde.

---

1 Sofern im Text nicht explizit auf andere Schmerzen wie zum Beispiel Kopfschmerzen verwiesen wird, ist bei der Auseinandersetzung mit dem Schmerz immer ein seelischer Schmerz gemeint.

Welcher Zugang zu diesem inneren Prozess gewählt wird, dürfte individuell höchst unterschiedlich sein und selten bewusst erfolgen. Manche Patienten lesen, fragen, denken nach und sprechen über ihre Gedanken. Andere sind wütend, weinen, schreien oder verkriechen sich in ihrer Verzweiflung und lassen niemanden an sich heran. Der Weg der Krankheitsverarbeitung wird nicht nur von der Persönlichkeit des Kranken abhängen, sondern ebenso von der Art und Schwere der zu bewältigenden Krankheit und den aus ihr resultierenden Lebensveränderungen. Eine Krebserkrankung konfrontiert mit der eigenen Endlichkeit, ein Unfall vielleicht eher mit dem Problem, noch viele Jahre mit schweren gesundheitlichen Beeinträchtigungen leben zu müssen. Eine chronische Erkrankung erfordert wiederum einen Umgang mit wiederholt auftretenden Krankheitsschüben. Hinzu kommen soziale und wirtschaftliche Bedingungen, die nicht nur die Intensität der Krankheitsverarbeitung mitbestimmen, sondern ihr ebenso eine Basis geben wie sie durch deren Fehlen auch verhindern können. Die Aspekte der persönlichen Auseinandersetzung werden unterschiedlich, die Themen des inneren Prozesses trotzdem oft ähnlich sein.

Ich machte mir zunächst viele Gedanken über die Frage, was »Annehmen« im Zusammenhang mit einer Krankheit eigentlich bedeutet und ob die vielfach synonym gebrauchten Begriffe »Annehmen«, »Hinnehmen«, »Zulassen« oder »Einwilligen« dasselbe meinten. Es war mein Versuch, mich diesem Thema *irgendwie* zu nähern. Doch als ich mit dem Psychologen im Reha-Zentrum über meine Gedanken sprach, was der Unterschied zwischen Annehmen und Hinnehmen sei, warf er mir vor, ich würde intellektualisieren:

> »Zugegeben, Ihre Überlegungen sind spannend und auch für mich sehr lehrreich. Für Ihren Prozess bringt das aber überhaupt nichts. Das, was Sie machen, ist Intellektualisieren, das ist Abwehr! Sie denken und denken und denken, aber Sie müssen an Ihre Gefühle ran. So wird das nichts!«

Ich mochte das nicht hören, obwohl ich ihm grundsätzlich Recht gab. Allerdings hatte ich noch nicht den Mut, meinen Gefühlen zu begegnen, ich fürchtete mich zu sehr vor ihrer Intensität. Denn intensiv würden sie sein, das zumindest *spürte* ich. Und ich spürte ebenso, dass ich meinen Weg in meinem Tempo und auf meine Weise gehen musste.

Aufgrund meiner eigenen Erfahrungen halte ich es für ausgesprochen wichtig, kranken Menschen ihren ganz eigenen Zugang zur Krankheitsverarbeitung zu ermöglichen und sie darin zu unterstützen. Das bedeutet auch, Deutungen, Ratschläge, Interpretationen oder therapeutisch – real oder vermeintlich – notwendige Aufforderungen so behutsam und so sparsam wie möglich einzusetzen. Es geht nicht darum, was wir als Begleitende meinen, was jetzt geschehen oder eben nicht geschehen sollte, sondern immer um die individuelle Begleitung eines kranken Menschen auf dessen ganz eigenem Weg.

Da jener Psychologe mir gegenüber seine Unkenntnis eingestanden hatte, wie man akzeptieren lernen könnte, schien er mir – trotz meiner Zustimmung zu seinem Einwand – kein hilfreicher Begleiter zu sein. Was würde es mir nützen, auf jemanden zu bauen, der in dieser konkreten Frage ebenso unkundig war wie ich? Ich vermied es fortan, mit ihm über meine Überlegungen zu sprechen und versuchte es allein.

Über Monate näherte ich mich der Konfrontation mit dem Schmerz in kleinen Schritten. Diese Schritte bestanden zum Beispiel in inneren Dialogen:

> »Was könnte passieren, wenn du zulässt, den Schmerz zu spüren? – Ich werde in die Knie gehen, er wird mich zerstören. – Was meinst du mit zerstören? – Das weiß ich auch nicht. – Wie wird es dir dann gehen? – Ich werde weinen, ich werde nichts essen, ich werde mich vergraben. – Ist es schlimm, wenn du weinst? – Nein, es ist normal. – Wenn es normal ist, was fürchtest du dann? Dass du den Schmerz nicht aushalten kannst? – Ich weiß nicht, ob ich ihn aushalten kann. – Fürchtest du, dass er dich umbringt? – Nein, das nicht. – Also kannst du ihn doch aushalten? – Vielleicht, aber ich will ihn nicht. – Natürlich nicht. Aber das war auch nicht die Frage. Wirst du ihn überstehen? – Ich weiß es nicht! Vielleicht. Nein. Doch, wahrscheinlich schon.«

Die inneren Dialoge halfen, mir allmählich über meine Ängste klarer zu werden, aber auch über mein wachsendes Vertrauen in mich, den Schmerz aushalten zu können. Nach und nach traten Überlegungen hinzu, wer oder was mir Halt geben würde, wenn ich dem Schmerz begegnete.

Freunde und Familie waren der wichtigste Halt. Ich wusste, dass ich aufgefangen werden würde – falls ich es wünschte und zuließe. Ich war nicht sicher, inwieweit ich diese Unterstützung in Anspruch nehmen würde. Die Ahnung von der Intensität des Schmerzes ließ mich zweifeln, ob ich mich meinen Angehörigen und Freunden in diesem Schmerz zumuten wolle. Ich wollte sie davor schützen, mich in diesem Schmerz erleben und ihrerseits einen Umgang damit finden zu müssen. Mir war damals noch nicht bewusst, dass es *ihre* Entscheidung gewesen wäre, wie weit sie mich in auch für sie schmerzhaften Phasen begleiten möchten. Vermutlich lag unter meinem Bedürfnis, sie schützen zu wollen, meine Angst, mich ihnen zu zeigen, wenn mich der Schmerz überrollte. Ich wollte mich selbst nahestehenden Menschen nicht klagend, weinend oder jammernd zeigen. Zumindest nicht über einen längeren Zeitraum. Das lag neben meiner Erziehung auch an den im Kapitel 10 beschriebenen Insuffizienzgefühlen: Durch die vielfältigen Schwierigkeiten, zum Beispiel mit der Konzentration und dem Gleichgewicht, war ich bereits unzählige Male am Tag damit konfrontiert, etwas nicht mehr zu können. Ich wollte mich in keinem weiteren Bereich als hilflos erleben und so zeigen müssen. Sich halten zu lassen und sich in seiner ganzen Schwäche dem anderen anzuvertrauen, braucht Mut. Ich hatte ihn nur selten. Deshalb beließ ich es meinen Angehörigen und Freunden gegenüber bei Andeutungen. Die Gewissheit, bei ihnen aufgehoben zu sein, gab mir mehr Halt als alles andere.

Inneren Halt gab mir die Vorerfahrung, Krisen durchstehen zu können. Trotz der für mich neuen Hilflosigkeit in vielen Bereichen vertraute ich dieser Fähigkeit. Ich vertraute darauf, dass es irgendwann wieder besser werden würde, auch wenn ich zunächst durch die Hölle müsste. Damals fiel mir das dem Vorsokratiker Heraklit von Ephesos zugeschriebene Zitat »panta rhei«, alles fließt, wieder ein. Den Überlieferungen nach war der beständige Wandel eines der großen Themen für Heraklit. Das Zitat war mir aus Schulzeiten bekannt. In der Konfrontation mit der Krankheit begann ich, seinem Gehalt nachzuspüren. Ich beobachtete zum Beispiel das Wetter. Hoffnung und Halt gab mir dabei die simple Feststellung, dass nach Regen Sonne kommt. Es ist ungewiss, *wann*, aber gewiss, *dass* sie kommt. Auch der Wandel der Jahreszeiten, das Wachsen, Blühen und Verwelken von Pflanzen, sogar die sich verändernde Staubschicht auf meinem Bücherregal wurden für mich zum Beobachtungsgegenstand.

Allmählich gab mir der Gedanke Halt, dass das Einzige, worauf ich mich hundertprozentig verlassen konnte, die Veränderung war. Wenn sich alles immer veränderte, würde sich auch mein Zustand verändern. Vielleicht nicht immer in die Richtung, die ich mir wünschte, aber vielleicht *auch* in diese Richtung. Alles andere würde der Wahrscheinlichkeit widersprechen. Ständigem Wandel unterworfen zu sein, gab mir die Hoffnung, dass der drohende Schmerz vergehen und nicht für immer bleiben würde.

Um sich auf eine schmerzhafte Konfrontation bewusst einzulassen, braucht man Halt. Wir müssen uns festhalten können, von etwas oder jemandem gehalten werden, damit wir standhalten und durchhalten können. Halt zu haben ermöglicht, den Schmerz auszuhalten. Nicht umsonst steckt im Wort »aushalten« »Halt« drin. Worin dieser Halt bestehen kann, ist von Mensch zu Mensch verschieden: Familie und Freunde, Therapeuten, ein bestimmtes Buch oder Musikstück, vielleicht auch ein Haustier oder der eigene Garten mit seinem Wachsen und Blühen. Jeder Mensch braucht etwas, das als sichernder Anker in die Realität und die rettende Ruhe fungiert, wenn der Sog des Schmerzes zunimmt und damit die Gefahr, in diesen Strudel hineingezogen zu werden.

Mein wichtigster Halt waren neben der Unterstützung von Familie und Freunden die Erkenntnisse aus der vorbereitenden gedanklichen Annäherung: das Wissen, dass andere Menschen in der Lage waren, Lebenszäsuren zu meistern, das Vertrauen in mich, Krisen durchstehen zu können, und die Gewissheit, dass sich alles immer verändert. Zusätzlich hatte ich begonnen zu üben, mich in schwierigen Situationen auf meinen Atem zu konzentrieren. Das Aus- und Einatmen bewusst wahrzunehmen, lenkte mich vom Schmerz ab und entlastete mich. Außerdem atmete ich ohnehin. Deshalb würde mir mein Atem als unmittelbarer Ankerpunkt immer zur Verfügung stehen. Egal, was passieren würde.

Die vorgehenden Passagen mögen beim Leser das Gefühl erzeugt haben, dies alles sei recht strukturiert und geordnet vonstatten gegangen. Das Gegenteil war der Fall, ich habe zum besseren Verständnis und im Rückblick nur versucht, wichtige Punkte geordnet dazustellen. In der Realität verliefen die Monate der Annäherung, die durch die Konzentrationsschwierigkeiten ohnehin nicht einfach war, sowohl emotional als auch gedanklich ziemlich chaotisch ab. Gedanklich war es schwierig, weil ich keinerlei Wegweiser hatte, sondern lange eher vor mich hin stolperte; und emotional, weil ich zwischen der Hoffnung auf Heilung (und damit der Leugnung bleibender Veränderungen) und dem Erkennen, dass diese immer weniger gerechtfertigt war, hin und her schwankte. Die tägliche Konfrontation mit meinen Einschränkungen und deren nur geringfügige Besserungen brachten das Eingeständnis, auf längere Sicht deutlich beeinträchtigt zu bleiben, dichter an die Oberfläche meines Bewusstseins. Ich musste immer mehr Kraft aufwenden, um den damit verbundenen Schmerz nicht voll zu spüren.

Aus Angst vor der Wucht des Schmerzes versuchte ich, ihn zu kontrollieren und in kleinen Dosen an mich heranzulassen. Ich traute mir zu, kleine Schmerzdosen aushalten zu können und sagte mir zum Beispiel laut vor, dass ich noch lange unsicher laufen würde. Der damit verbundene Schmerz traf mich wie ein Schlag. Ich hielt die Luft an und wagte kaum zu atmen. Allmählich löste sich die Spannung etwas und ich atmete aus. Dann wiederholte ich den Satz. Es tat wieder weh. Wieder Luft anhalten, ausatmen, durchatmen. Und noch einmal sagte ich den Satz. Der Schmerz wurde etwas weniger. Ich atmete und versuchte es weiter. Ich trainierte es regelrecht, mich an diesen Gedanken zu gewöhnen und ihn auszuhalten. Vielleicht hätte es mir damals geholfen zu verstehen, *warum* die Möglichkeit, eventuell noch lange unsicher zu laufen, einen solchen Schmerz auslöste. Von einer Reflexion des Geschehens war ich jedoch noch weit entfernt. Ich hatte viel zu viel Angst vor der dafür ebenfalls notwendigen emotionalen Konfrontation. Die möglicherweise dauerhaften Veränderungen in meinem Leben nahm ich als lebensbedrohliche Gefahr wahr.

> Mitunter werden lebensverändernde Erkrankungen als so bedrohlich erlebt, dass der oder die Betroffene in eine »Grenzsituation« (Jaspers, 1956) geraten kann, die vor allem durch den Fall ins Bodenlose, durch das Wegbrechen bisheriger Sicherungssysteme und Bewältigungsmöglichkeiten gekennzeichnet ist. Der drohende Eintritt in die Grenzsituation kann als Lebensgefahr empfunden werden, sodass verschiedene Abwehrmechanismen wie Leugnen, Intellektualisieren, Aktivismus oder Aggression wirksam werden können, um diese Gefahr abzuwenden (Fintz, 2002). Werden diese Abwehrmechanismen als neurosenpsychologischer Widerstand gegen den Heilungsprozess fehlgedeutet und sich vonseiten der Therapeuten bemüht, diesen aufzudecken, kann dies »schließlich doch zu einer Grenzüberschreitung mit nicht beabsichtigten, heftigen, dynamischen Folgen und allen Risiken der Grenzsituation« (Kick, 2015, S. 72) wie z.B. zu Sucht, Suizidalität oder autodestruktivem Verhalten führen.

Und so redete ich mir trotz des Trainings weiterhin gut zu, dass ich gewiss gesund werden würde. Ich empfand es als unerhörte Zumutung, mich im Alter von 30 Jahren mit den Themen Berufsunfähigkeit und Behinderung auseinandersetzen zu müssen. Diese Zumutung auszuhalten und ihr entgegenzutreten, schien mir wie eine zu schluckende Kröte, die größer war als ich selbst.

Doch die Fragen, wie es sich *anfühlen* würde, wenn diese und jene Einschränkung bleiben würden, entwickelten ein Eigenleben. Sie tauchten immer öfter aus dem Nichts auf. Am Ende löste jede Unsicherheit beim Laufen, jedes Wort, das mir nicht einfiel, eine schmerzhafte Woge in mir aus. Nach weiteren Monaten gestand ich mir ein, dass ich noch lange mit Einschränkungen und ohne ärztlich tätig zu sein leben müsste. Der Schmerz brach mit voller Wucht über mich herein.

4 Dem Schmerz begegnen – und von ihm lernen

Mich heute beim Schreiben dem Schmerz gedanklich zu öffnen, fällt mir schwer. Die Erinnerungen an jene Zeit sind nur blasse Abbilder und doch stark genug, um mich unruhig im Zimmer umherlaufen zu lassen.

Als ich mir eingestand, dass erhebliche Einschränkungen mein bisheriges Leben komplett umkrempeln würden, zerriss es mich innerlich. Ich war gleichzeitig wie betäubt und außer mir vor Schmerz, später auch vor Trauer und Angst vor der Zukunft. Mein selbstständiges Leben, meine Berufstätigkeit, meine Leidenschaft für dicke Bücher … – plötzlich war mit einem großen Rundumschlag alles infrage gestellt, was mir wichtig war und wofür ich lebte. Gewissheiten waren keine mehr und der Schmerz darüber schien in seiner Tiefe bodenlos. Er war riesengroß, grell und laut.

In mein Tagebuch schrieb ich zu jener Zeit:

> »Es tut weh. Es tut so sehr weh, dass ich nicht im Stande bin, es auch nur annähernd in Worte zu fassen. Ich weiß, ich muss versuchen, eine Balance zu finden zwischen den Schmerz zuzulassen und nicht im Schmerz zu versinken. Aber ich will diesen Schmerz nicht! Ich will meine Einschränkungen nicht! Und ich will diesen blöden Rentenbescheid nicht! Neulich wäre ich im Reha-Zentrum am liebsten davongelaufen, irgendwohin, wo dieser Schmerz nicht ist, wo ich gesund bin.«

Der Schmerz zwang mich, die krankheitsbedingten Verluste zu *spüren*. Ich konnte nicht mehr auf eine gedankliche Ebene ausweichen oder mich in Überlegungen zu den Feinheiten des Akzeptierens ergehen. Ich war nicht mehr Beobachterin dieses Prozesses, sondern emotional plötzlich mittendrin.

Die Wucht des Schmerzes katapultierte mich in ein tiefes, dunkles Loch. Dort war ich mit ihm allein (Abb. 1).

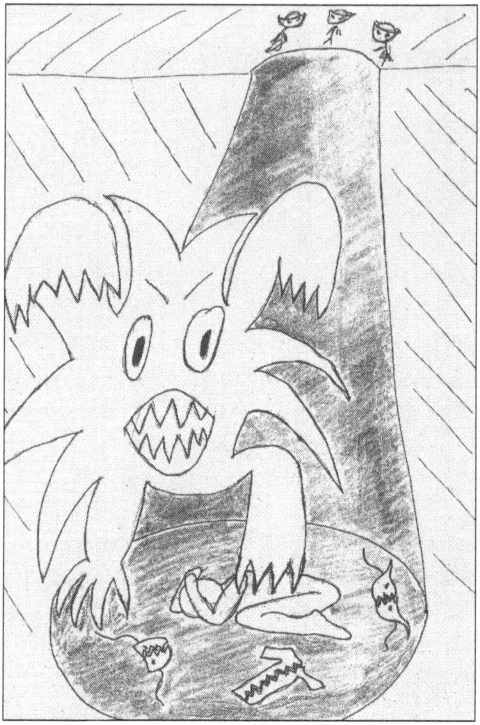

Abbildung 1: Dem Schmerz ausgeliefert

Ich wusste zwar, dass Therapeuten, meine Familie und Freunde weiter an meiner Seite waren. Doch sie erreichten mich kaum, ich spürte sie nicht.

Es gibt Momente in diesen Prozessen, in denen man auf fast tödlich empfundene Weise innerlich allein ist, so sehr sich Therapeuten, Freunde und Familie auch um gute Begleitung bemühen. Von außen kann Halt, Beistand und Kraft für diese Phasen gegeben werden, doch in der unmittelbaren Begegnung mit dem Schmerz, im Empfinden seiner Schärfe und Bedrohung ist man allein.

Der Schmerz schien mir wie ein riesiges Monster, das mir sämtliche Masken, die ich bisher mein Eigen nannte, vom Gesicht riss. Als ob er mich auf eine sehr radikale Weise fragen würde, was von meinen bisherigen Vorstellungen und Erwartungen an das Leben und an mich selbst echt und was nur Maskerade,

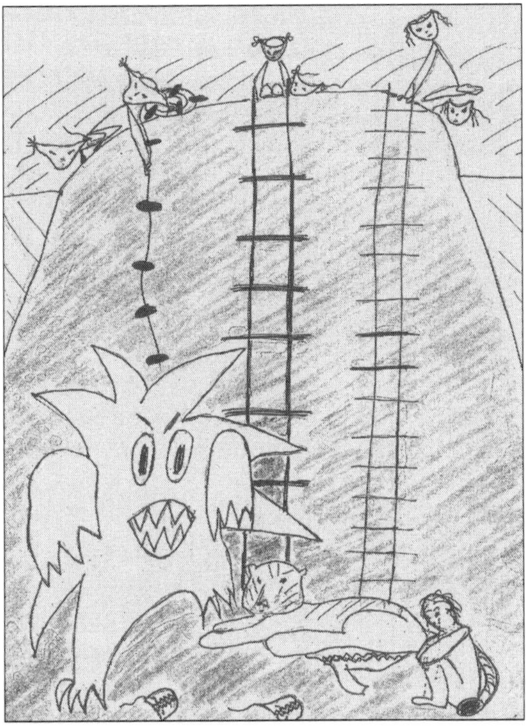

Abbildung 2: Die innere Kraft kehrt zurück

Schutz, ungeprüft übernommene Konventionen, lang geübte Angewohnheiten oder inzwischen überholte Ansichten waren. Und er zwang mich, zur Kenntnis zu nehmen, was ich jetzt war: nicht mehr die leidenschaftliche Ärztin und lebenstüchtige Partnerin, sondern hilfsbedürftig, schnell ermüdend, unsicher laufend und ohne Konzentrationsfähigkeit. Natürlich hatte ich damals auch viele weitere Eigenschaften, die meiner Persönlichkeit entsprachen. Doch die positiv besetzten oder auf innere Stärke verweisenden konnte ich in dieser Phase nicht wahrnehmen, so sehr litt ich unter den neuen Unfähigkeiten. Ich konnte es nicht ertragen, mich selbst so zu erleben. Auch nicht, erstmals wirklich zu realisieren, was ich verloren hatte. Unter dem Druck des Schmerzes war ich innerlich wie erstarrt.

Nach einigen Wochen spürte ich meine innere Kraft langsam zurückkehren. In einer Skizze (Abb. 2) habe ich ihr die Gestalt eines Tigers gegeben.

Vor vielen Jahren hatte ich mehrmals von einem Tiger geträumt, der wie ein zuverlässiger Helfer neben mir auftauchte, wenn es nötig war. Er wurde für mich zum Symbol meiner inneren Stärke. Die zurückkehrende Kraft half mir, den Schmerz und die Veränderungen meiner Fähigkeiten und in meinem Leben anfänglich auszuhalten. Ich wurde innerlich weicher. Zumindest zeitweise. Über viele Monate gab es ein Oszillieren zwischen Phasen, in denen ich mich öffnete, und solchen, in denen ich erneut erstarrte. Der Schmerz wurde nur langsam kleiner.

Zeit zum Trauern nehmen

Mit dem Lösen der Erstarrung kamen die Tränen. Ich weinte vor allem um den Verlust meines Berufes. Über viele Jahre hatte ich davon geträumt und hart dafür gearbeitet, Ärztin zu werden. Die Möglichkeiten der modernen Medizin hatten mich fasziniert, die Betreuung von Patienten mich erfüllt. Mir wurde schmerzhaft bewusst, wie gern ich Ärztin gewesen war. Schon nach wenigen Monaten aus diesem Lebenstraum herausgerissen zu werden – ohne zu wissen, ob er jemals wieder gelebt werden könnte – machte mich unsagbar traurig. Ich weinte auch um die verlorenen Fähigkeiten und bisherigen Gewissheiten: fließende und sichere Bewegungen, Belastbarkeit, Verlässlichkeit des Körpers und des Denkens, Schmerzfreiheit, Selbstvertrauen und Selbstsicherheit, weitere Lebensträume wie Kinder, Reisen oder berufliche Auslandsaufenthalte. Ich wusste nicht, welche Fähigkeiten sich regenerieren und ob von meinen Träumen etwas bleiben würde(n).

Auf diese tiefe Trauer reagierten Therapeuten und einige Freunde mit Vorschlägen, die ihren Erfahrungen oder Ausbildungen entsprachen. Der Psychologe im ambulanten Reha-Zentrum forderte mich erneut auf, mich beruflich umzuorientieren. Hatte mir anfangs die Hoffnung auf Heilung im Weg gestanden, so war es jetzt die Trauer. Freunde versuchten, mich mit Sätzen wie »Wird schon wieder!« oder »Du musst nach vorn schauen!« zu trösten. Doch sowohl der Psychologe als auch die Freunde verfehlten mich und den Zustand, in dem ich mich befand. Ihr Blick ging nach vorn. Mein Blick verweilte beim Verlorenen. Eher intuitiv als bewusst nahm ich mir Zeit zum Trauern. Ich hatte Fähigkeiten und Lebensentwürfe verloren, die wertvoll für mich waren. Mit diesen Verlusten musste ich einen Umgang finden. Das brauchte viel Zeit.

> In der Trauer – egal ob um verlorene Fähigkeiten, Lebensträume oder geliebte Menschen – nehmen wir innerlich intensiv Bezug auf das, was wir verloren haben. Wir weinen, hadern, klagen, fühlen Mitleid mit uns

selbst, möchten schreien oder uns verkriechen. Nur langsam können wir dem Verlorenen einen Platz in unserem Inneren zuweisen und ihn als Schatz, der bleiben wird, spüren lernen. Dieser Schatz besteht nicht nur aus Erinnerungen, sondern auch aus bereichernden Erfahrungen und Fähigkeiten, die wir im Kontakt mit dem Verlorenen erworben haben und die uns im weiteren Leben begleiten können. Um diesen Schatz zu bergen, braucht es Zeit. Trauer ist bei der Krankheitsverarbeitung ein wichtiger Prozess. Es lohnt sich, ihn zu durchleben, auch wenn es zunächst weh tut.

Schwere Erkrankungen konfrontieren uns zudem – vielleicht erstmals – mit dem Thema Endlichkeit. Natürlich wissen wir alle, dass wir irgendwann sterben werden. Schwere Krankheit kann diesen Punkt spürbar werden lassen, sie konfrontiert uns auf der emotionalen Ebene damit. Doch oft geht es nicht primär um die Endlichkeit des Lebens, sondern um die vielen kleinen »Endlichkeiten«, mit denen man plötzlich leben lernen muss: die Endlichkeit von Lebensentwürfen, identitätsstiftenden Fähigkeiten, Hobbys, von Berufsfähigkeit und Berufstätigkeit, vielleicht auch von Freundschaften.

Bevor ich selbst vor diese Aufgabe gestellt wurde, war mir nicht klar, dass der Schmerz und die Trauer um verlorene Lebensträume in Intensität und Tiefe durchaus jenen nach dem Tod von nahen Angehörigen oder Freunden entsprechen können. Doch für letztere gibt es Rituale wie eine Trauerfeier oder Trost und Unterstützung von Freunden. Es wird Zeit zum Trauern eingeräumt. Freunde versuchen, einen zu umsorgen oder zu entlasten. Es wird als natürlich und normal angesehen, dass solch ein Verlust emotional bewältigt werden muss. In vielen Kulturen gibt es nach Todesfällen ein Trauerjahr für die Hinterbliebenen.

Wenn durch eine schwere Krankheit Lebensentwürfe zerbrechen oder Fähigkeiten verloren gehen, ist die Situation oft anders. Wie oben erwähnt geht der Blick von Therapeuten, Angehörigen oder Freunden sofort in die Zukunft. Dies mag drei Aspekten geschuldet sein, die diese Situation von der Art der Trauer nach einem Todesfall unterscheiden: Erstens ist oft ungewiss, welche Fähigkeiten sich regenerieren. Um einen Verlust zu trauern wäre somit – vielleicht – verfrüht oder gar unnötig. Wozu um etwas trauern, das womöglich zurückkehrt? Zweitens fehlt häufig die Vorstellungskraft oder ein Bewusstsein dafür, wie schmerzhaft diese Verluste wahrgenommen werden und wie groß und bedeutungsvoll sie für den Patienten sind. Und drittens ist die Begleitung von Trauer oder großem Schmerz anstrengend. Den Schmerz eines anderen Menschen zu begleiten und mit ihm gemeinsam auszuhalten führt an die eigenen Grenzen. Mitzuerleben, wie schnell Fähigkeiten verloren gehen können, verweist ebenso auf die Möglichkeit, dass einem selbst so etwas zustoßen könnte, wie auf die fehlende Garantie und begrenzte Machbarkeit von Gesundheit. Das Ausmaß der Trauer und des Schmerzes kann Angst erzeugen – und hilflos und ratlos machen, wie ihnen zu begegnen sei.

Außerdem sind Trauerprozesse langsame Prozesse, deren Begleitung Geduld und Ausdauer erfordert. Insbesondere die zuletzt genannten Punkte bewirken, dass Begleitende – auch zu ihrer Entlastung – von Schmerz und Trauer oft ablenken und möglichst schnell Perspektiven für die Zukunft aufzeigen und darüber trösten wollen. Manchmal gelingt das, häufig auch nicht. In diesen Fällen wäre Trost in Form von ruhig begleitendem Beistand am nötigsten, was vielen Menschen nicht bewusst – oder ignoriert – wird, weil es von dem Begleitenden mehr Mut und Geduld erfordert, als er sich zutraut. Dies gilt nach meiner Erfahrung leider oft auch für Psychologen.

Der Patient steckt wiederum in dem Zwiespalt, zu trauern und gleichzeitig zu hoffen, dass es wieder besser wird.

So erging es auch mir. Ich fragte mich damals, ob ich der Genesung den Weg abschneiden würde, wenn ich trauerte. Würde ich mich durch die Trauer emotional darauf einstellen, dass die Fähigkeiten nicht zurückkämen? Dem war nicht so. Hoffnung und Trauer standen sich nicht im Weg. Natürlich gab es Phasen, in denen ich keine Perspektiven für die Zukunft sah. Doch diese waren nicht der Trauer geschuldet, sondern dem verlorenen Vertrauen in meine Fähigkeiten und der kontinuierlichen Erfahrung, gesundheitlich erheblich eingeschränkt zu sein. Das machte mir Angst.

In den Zeiten der Trauer hätte ich mir Menschen gewünscht, die mich halten, die mir Zeit geben, die gemeinsam mit mir die Trauer aushalten und nicht versuchen, mich abzulenken, oder mich gar auffordern, »positiv zu denken«. Dies taten manche Freunde, sicherlich in bester Absicht. Ich empfand es jedoch als Zumutung und Bagatellisieren meiner Verluste. Auch deshalb hielt ich mich zurück, meine Trauer deutlich zu zeigen. Ich wollte und musste um das Verlorene trauern. Und ich wollte *meinen* Weg finden, mit dieser Herausforderung umzugehen. Zum anderen wollte ich meine Freunde und Familie allerdings auch davor schützen, zur Kenntnis zu nehmen, wie groß meine Trauer war. Es hätte ihnen ebenfalls weh getan. Meine Zurückhaltung ließ mein Umfeld wiederum annehmen, die Trauer sei gar nicht so gewaltig. Auf diese Weise behinderten wir uns gegenseitig darin, Beistand zu geben und zu nehmen, zu begleiten und in der Trauer begleitet zu werden.

Damals kam ich nicht auf die Idee, ein Abschiedsritual zu gestalten, das meiner Trauer entsprach. Heute fände ich es schön und passend. Wenn ich mir vorstelle, wie ich es machen würde, kommen mir ähnliche Bilder wie bei einer Trauerfeier für Verstorbene in den Sinn: Blumen, Kerzen und meine Familie und Freunde um mich herum. Dazu viele kleine Steine, die mit Papier umwickelt sind. Auf diesem stehen Sätze wie »Ich trauere darum, seit 20 Jahren nicht mehr als Ärztin arbeiten zu können« oder »Ich trauere um die Sicherheit beim Laufen, die ich seit 20 Jahren sehr vermisse«. Ich würde alle Sätze so formulieren, dass ich darum trauere, was ich seit Beginn der Erkrankung und am *heutigen Tag* nicht mehr kann. Damit bliebe mir die Hoffnung auf eine mögliche Wiederkehr meiner Fähigkeiten. Meine Freunde und Familie würden ihrerseits kleine Botschaften aufschreiben, um welche Dinge sie mit mir trauern. Und dann würden wir die Steine zusammen eingraben. Die Stelle bliebe mein Ort der Trauer um das, was ich *zu diesem Zeitpunkt* an Verlusten spürte. Das ist meine Fantasie dazu.

Von einem anderen Ritual berichtete mir eine Frau mit einer schweren Krebserkrankung. Sie musste 16 »Runden« Chemotherapie überstehen. Zu Beginn baute sie mit ihren Freunden aus 16 großen Steinen einen Ring um ihr Bett. Nach jeder überstandenen Runde wurde ein Stein durch eine Rose ersetzt und der Stein in einen Fluss geworfen. So verschwand nach und nach das Schwere und Bedrückende und machte dem Zarten und gleichzeitig Wehrhaften Platz.

Akzeptieren lernen

Über viele Wochen pendelte ich zwischen schmerzhaftem Erstarren, wütendem Zurückweisen und tiefer Trauer. Es fiel mir schwer, das, was ich längst verstanden hatte, auch emotional zu akzeptieren. Doch nach meinem Empfinden war ich durch den begonnenen Trauerprozess bereits auf einem guten Weg. Dennoch wurde ich von dem Psychologen in der Reha immer wieder ermahnt, endlich die Tatsache anzunehmen, dass ich jetzt behindert sei. Aus vielen Gesprächen wusste er zwar, dass ich meinen Alltag schon lange den Einschränkungen angepasst hatte. Seine Ermahnungen oder Konfrontationen zielten auf die emotionale Seite des Geschehens.

Manchmal gingen sie daneben. An einem Abend schrieb ich Folgendes in mein Tagebuch:

> »Heute hatte ich ein Gespräch mit dem Psychologen und es war schlimm. Ich hatte ihm von einem Cafébesuch erzählt und dass ich mich überhaupt nicht konzentrieren konnte, weil es so laut war und so wuselig. Er meinte, ich müsste auf meine Krankheit Rücksicht nehmen und dass solche Dinge im Moment eben nicht gehen. Ich sagte, dass ich mir von meiner Erkrankung nicht alles diktieren lassen will. Daraufhin er: ›Sie müssen auf Ihre Erkrankung Rücksicht nehmen, denn Sie sind jetzt behindert. BEHINDERT!!!‹ In diesem Moment ging bei mir nichts mehr. Ich wollte vorhin nicht weinen, ich wollte nicht zeigen, wie unglaublich weh es getan hat. Was denkt er sich denn? Glaubt er im Ernst, ich würde durch solche Sätze besser mit meinen ›Behinderungen‹ umgehen können? Glaubt er das? Vermutlich glaubt er das, genauso wie ich es geglaubt habe, bevor ich selbst krank war. Erst jetzt merke ich, wie wenig man als Arzt oder Therapeut von den Kämpfen weiß, die im Patienten stattfinden. Man weiß nichts davon, man kann es sich nicht vorstellen. Man weiß nichts davon, wie sich der Drahtseilakt zwischen Hoffen und Verzweifeln anfühlt.«

Von ihm war dieses Gespräch als hilfreiche Konfrontation gemeint, wie er mir in den folgenden Tagen erklärte. Er wollte mir bewusst machen, dass ich behindert sei. Ich empfand es als unnötigen Schlag ins Gesicht. Unnötig deshalb, weil nicht das fehlende Bewusstsein für diese Tatsache mein Problem war, sondern weil sich noch immer alles in mir sträubte, sie emotional zu akzeptieren. Offenkundig wusste der Psychologe so wenig über die dafür notwendigen Prozesse, dass er übersah, wie schwierig, klein und langsam die Schritte auf diesem Weg sind. Die Fakten deutlich anzusprechen mag vielleicht Wirkung erzielen, wenn der Patient seine Einschränkungen gänzlich leugnet, sie ignoriert und/oder sich dadurch gefährdenden Situationen aussetzt. Mich warf es jedoch lediglich für ein paar Tage in eine schmerzhafte Erstarrung zurück. Mein Vorhaben, die neue Lebenssituation emotional akzeptieren zu lernen, brachte es keinen Schritt weiter.

Mit seiner holzhammergestützten Konfrontation hatte er auf meine Abwehr reagiert und die darunterliegende Not ignoriert. Es hätte mir mehr geholfen, wenn er sie und mich in ihr ernst genommen und mit mir gemeinsam nach Wegen gesucht hätte, den Schmerz und die Trauer auszuhalten und einen Umgang mit ihnen zu finden. Die Fragen wären simpel gewesen: »Waren Sie schon einmal in der Situation, mit einer schmerzhaften Situation umgehen zu müssen? Was

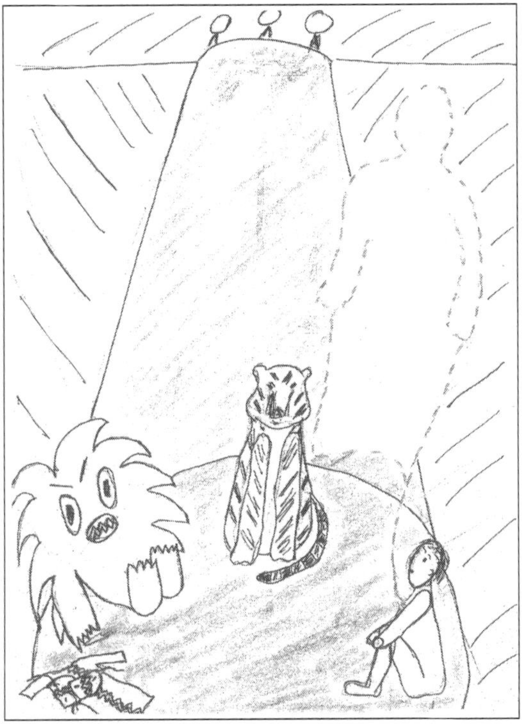

Abbildung 3: Mein innerer Heiler beginnt zu wirken

hat Ihnen damals geholfen?« Oder: »Was gibt Ihnen Halt, wenn der Schmerz kommt?«

Um weiteren zwar gut gemeinten, aber nicht als hilfreich empfundenen Konfrontationen auszuweichen, versuchte ich, das Thema dem Psychologen gegenüber fortan ganz zu meiden. Stattdessen verstärkte ich die Dialoge mit mir selbst. Im Laufe der vergangenen Monate hatte sich in mir immer öfter eine Instanz gemeldet, die ich als meinen »inneren Therapeuten« oder »inneren Heiler« bezeichnete (Abb. 3).

Ich nahm ihn als eine Art innere Weisheit, als Intuition und mir wohlgesonnene Kraft wahr. Er war wie der Tiger ein Teil meiner inneren Stärke. Während der Tiger jedoch ein Symbol für das ausdauernde Aus- und Standhalten-Können war, wurde der innere Heiler zur leitenden Kraft in dem Prozess des emotionalen Annehmen-Lernens. Beide waren Teil des Gesunden in mir, das mir half zu heilen.

Allmählich traute ich mir zu, mich gedanklich und mit seiner Hilfe erneut der im Tagebuch beschriebenen Situation im Café zu nähern und jener Frage nachzuspüren, was ich dabei *empfunden* hatte. Die Lautstärke und die vielen anderen Außenreize hatten mich hilflos und ratlos gemacht, ich fühlte mich der Situation vollkommen ausgeliefert. Als Reaktion darauf hatte in mir zusätzlich ein Chaos aus Abwehr, Empörung und Schmerz getobt. Meine erste Reaktion auf die äußere und innere Überforderung war Wut und Abwehr gewesen. Davon hatte ich dem Psychologen berichtet. Von dieser Wut wurde allerdings die *Vielfalt* der Gefühle in der Situation überdeckt. Das stärkste Gefühl hinter der Wut war Hilflosigkeit.

Der innere Heiler half mir, die schmerzhafte Hilflosigkeit erneut wahrzunehmen und auszuhalten. Seine Hilfe bestand in einer starken Präsenz und beruhigenden Gedanken: »Atme, der Schmerz geht vorbei. Es ist völlig normal, dass du über deine Hilflosigkeit weinst. Sie ist nicht schön, aber du kannst sie aushalten. Atme.« – und so fort. Diese Gedanken kamen letztlich aus mir selbst, auch wenn ich sie dem inneren Heiler zuordnete. Durch seine Unterstützung fand ich den Mut, mich in neuer Weise gefühlsmäßig auf diese Situation einzulassen.

Anfangs ging es in den Dialogen mit dem inneren Heiler eher um die Fähigkeit, die schmerzhaften Konfrontationen mit den Einschränkungen auszuhalten, ohne ihnen auszuweichen oder mich abzulenken. Dies gab mir die Möglichkeit, bewusst wahrzunehmen, worauf sich der Schmerz bezog. War es ein Verlustschmerz? Oder tat mir meine Hilflosigkeit weh? Oder war es ein schmerzendes Beleidigtsein, weil mir das Leben so einen Brocken in den Weg geworfen hatte? Worum ging es wirklich? Als stille Präsenz blieb der Heiler dabei, wann immer der Schmerz auftauchte. Ich nahm mir fortan Zeit, diesen zu befragen. Dadurch wandelte sich der Schmerz nach und nach von einem Gegner zum Helfer. Um das oben erwähnte Bild aufzugreifen: Der Schmerz hielt mir nochmals alle Masken und Mäntel hin, die ich zuvor mein Eigen genannt und die er mir entrissen hatte. Ich hatte nicht geahnt, wie sehr meine Erwartungen an das Leben und an mich selbst den Krankheitsverarbeitungsprozess mitbestimmen würden.

Während ich anfangs kaum ertragen hatte, vom Schmerz überwältigt zu werden, wurde er nun zum hilfreichen Gegenüber. Er war wie eine Sprengladung in mein bisheriges Lebenskonzept gefahren und hatte es in unzählige Teilchen zerlegt. Nun fragte er mich bei jedem Teilchen, das ich aufhob, um ein neues Lebenskonzept zu schaffen, warum es für mich wichtig gewesen war. Und ob es Möglichkeiten gäbe, das für mich darin Wertvolle zu bewahren und ihm auch zukünftig einen Platz in meinem Leben zu geben. De facto begann ein großes inneres Aufräumen mit zwei zentralen Fragen: Welches Teilchen ist wirklich meins und soll bleiben? Wo ist es am richtigen Platz?

Der Schmerz war ein strenger Lehrmeister. Eine der schwierigsten Aufgaben war es zu akzeptieren, dass ich Behinderungen behalten würde. Ich haderte mit mir, dass ich mich dabei so schwertat. Doch ich wollte nicht behindert sein, ich wehrte mich mit Händen und Füßen dagegen. Der Schmerz ließ mich so lange nicht aus seinen Fängen, bis ich bereit war, mir anzuschauen, was ich jenseits der Konventionen für Menschen mit Behinderungen empfand. Beschämt musste ich mir eingestehen, mit wie vielen Vorurteilen, mit wie viel Abwehr und Unverständnis ich diesen Menschen begegnet war. Zumindest innerlich. Bislang hinter einer Maske aus Konventionen verborgen, kamen sie jetzt ans Tageslicht. Sogar als Ärztin war mir nicht in den Sinn gekommen, mich den Lebensumständen gesundheitlich beeinträchtigter Menschen *innerlich* zu nähern. Ich wollte mit diesem Thema schlicht nichts zu tun haben. Dabei übersah ich, wie anmaßend und dumm es war, betroffene Menschen auf ihre Behinderung zu reduzieren. Mir selbst ohne Masken zu begegnen, war unangenehm und schwierig. Doch im selben Maße, in dem ich erst ehrlicher und bestürzt, dann weicher und mitfühlender wurde, entwickelte sich meine Fähigkeit, meine eigenen Behinderungen zu akzeptieren.

Der Schmerz wurde zum Lehrmeister, zum Helfer, vielleicht sogar zum Freund. Er gestand mir zu, seinetwegen zu weinen, solange es nötig war. Solange ich ihm zuhörte. Je mehr ich mich in dem Wunsch, ihn zu verstehen, dem Schmerz zuwandte, desto kleiner wurde er. Versuchte ich jedoch, ihn zu ignorieren, mich abzuwenden oder abzulenken, fuhr er die Krallen aus, wurde wieder größer und erzwang meine Aufmerksamkeit. Ich lernte schnell.

Ebenso schnell war ich mit Unverständnis und Ablehnung von Seiten mancher Freunde konfrontiert, die die Beschäftigung mit dem Schmerz für überflüssig hielten. Es sei ein Suhlen in schmerzlichen Gedanken, was ich da täte, offenbar hätte ich etwas davon. Mit »etwas« meinten sie Zuwendung und Aufmerksamkeit durch andere Menschen. In der Tat, ich hatte etwas davon. Allerdings etwas völlig anderes, als sie sich vorstellten.

Entgegen der ausgeprägten Tendenz zur Schmerzvermeidung in unserer Gesellschaft hatte ich erkannt – auch wenn ich es erst heute so formulieren kann –, dass der Schmerz mich auf vieles hinwies, das für mich wertvoll gewesen war, um es zu retten oder ihm vielleicht erstmals zur Geltung zu verhelfen. Zum Helfer konnte er werden, weil ich den Mut fand, ihm zu begegnen, mich mit aller Konsequenz auf ihn einzulassen und von ihm zu lernen. Nicht die Zuwendung von anderen brachte er als Geschenk mit, sondern Selbsterkenntnis und innere Schätze.

Über Monate setzte ich die inneren Dialoge mit dem Schmerz und dem inneren Heiler fort. Mit ihrer Hilfe baute ich mir allmählich eine Treppe aus dem tiefen dunklen Loch, in das mich die neue Lebenssituation und der Schmerz geworfen hatten (Abb. 4).

Die Treppe entstand durch meine wachsende Bereitschaft, anzuerkennen, dass weitere Abwehr oder Klagen mir nur Kraft rauben, den Verarbeitungsprozess aber nicht voranbringen würden. Die Stufen waren die Resultate aus vielen Stunden innerer Auseinandersetzung, in denen ich trauerte, in denen ich meine bisherigen Werte hinterfragte, in denen ich um einen Umgang mit den Behinderungen rang. Ich musste nicht nur meine Einschränkungen annehmen lernen, sondern auch von Lebensentwürfen Abschied nehmen und sie loslassen. In den nachfolgend beschriebenen Prozessen des Loslassens formte ich Stufe für Stufe.

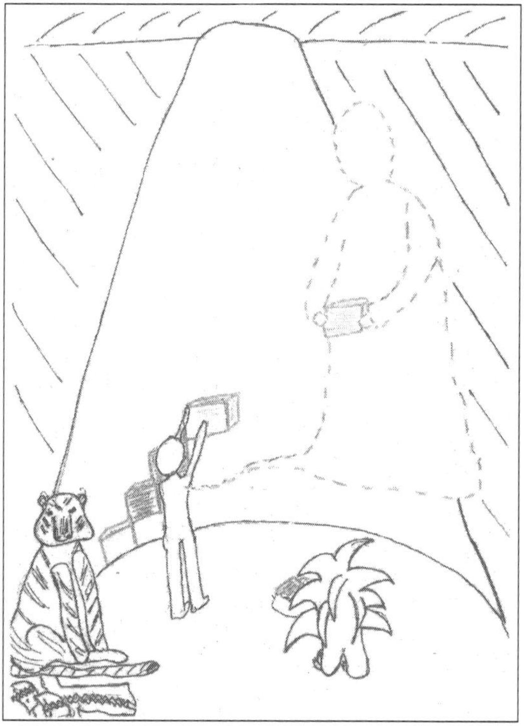

Abbildung 4: Mithilfe des inneren Therapeuten und des Schmerzes entsteht der eigene Weg

Loslassen lernen

Loslassen zu lernen empfand ich als äußerst langwierige und schwierige Aufgabe. Die zuvor beschriebenen inneren Prozesse des Akzeptierens, Aushaltens und Trauerns waren für sie gleichermaßen Voraussetzung und Parallelgeschehen.

> Wir können leicht von Dingen oder Vorhaben ablassen, die uns nicht allzu viel bedeuten. Loszulassen wird erst dann zur Aufgabe, wenn es um Lebensentwürfe geht, an denen unser Herz hängt. Oder um Tätigkeiten, die uns erfüllt und Sinn gegeben haben, die uns ermöglicht haben, Träume zu leben. Tätigkeiten also, in denen wir das verwirklichen konnten, was eine Bedeutung für uns hatte, was wertvoll für uns war.

In der ambulanten Reha legten mir der Psychologe und der behandelnde Arzt immer wieder nahe, endlich den Wunsch loszulassen, wieder als Ärztin zu arbeiten. Es hörte sich an, als handele es sich im Wesentlichen um einen Entschluss, den ich zu fassen, oder um eine Entscheidung, die ich zu treffen hatte. Ich konnte das Ansinnen nachvollziehen und versuchte es. Mich endgültig von diesem Wunsch zu verabschieden, schien mir als Aufgabe jedoch viel zu groß. Um der Entscheidung die Endgültigkeit zu nehmen, formulierte ich mein Vorhaben um: Ich lasse den Wunsch los, *in absehbarer Zeit* wieder als Ärztin arbeiten zu können. Ich bemühte mich redlich, den nun gefassten Entschluss als richtig und notwendig anzusehen und es auch so zu *empfinden*. Doch so sehr ich es wollte und mich darum bemühte, es gelang nicht.

> Gefühle oder Empfindungen lassen sich zwar beeinflussen, aber nicht willentlich hervorrufen. Sie stellen sich ein, sie entwickeln sich, sie können begrenzt oder unterstützt werden. »Machen« kann man sie nicht.

Damals wusste ich das noch nicht. Deshalb übte ich Tag für Tag mithilfe einer Visualisierungsanleitung, die ich in einem Buch gefunden hatte: Ich stellte mir vor, ich würde auf einer Brücke über einem Fluss stehen. Das, was ich loslassen wollte – den Wunsch nach ärztlicher Tätigkeit –, hielt ich wie ein Päckchen in der Hand. Ich wollte es in den Fluss werfen, damit die Strömung es davontragen und der Wunsch auf diese Weise verschwinden sollte. Es funktionierte nicht. Jedes Mal, wenn ich das »Päckchen« innerlich in den Fluss geworfen hatte, sah ich mich mit dem Päckchen in der Hand noch immer dort stehen. Ich bemühte mich weiter und übte etwa acht Wochen. Es wurde nicht besser. Schließlich gab ich die Visualisierung auf und begann mit einer anderen Übung. Diese hatte ich einem Buch entnommen, das sich auf die Lehren des Buddhismus berief. In der Meditationsanleitung hieß es, man solle, wenn in der Meditation Trauer, Schmerz oder Wut hochkämen, diese ruhig anschauen und wie Wolken einfach weiterziehen und loslassen. Ich übte, meinen Wunsch als Wolke anzusehen, die ich am Horizont verschwinden sehen wollte – und damit auch die mit diesem Wunsch verbundene Trauer, den Schmerz, die Angst vor der Zukunft. Wieder änderte sich nichts. Das ist auch kaum verwunderlich, denn das darunterliegende starke Bemühen, diesen Wunsch loszulassen, stand dem gelassenen Anschauen- und Loslassen-Können diametral gegenüber. Es hielt meinen Wunsch paradoxerweise fest, statt ihn freizugeben. Nach mehreren Wochen gab ich auch diese Übung auf. Stattdessen stellte ich das Thema Loslassen ins Zentrum der Dialoge mit dem inneren Heiler und dem zum Helfer gewordenen Schmerz.

Im vorherigen Kapitel hatte ich das Bild einer Spirale erwähnt. Nicht nur der gesamte Prozess der Krankheitsverarbeitung erwies sich als Spirale, sondern auch jedes einzelne Thema, das darin auftauchte. In den inneren Dialogen umkreiste ich nach und nach alle für mich relevanten Themen in immer tiefergehenden und enger werdenden Bahnen. Anfangs hatte ich zum Beispiel in den inneren Dialogen eine Vielzahl von Gründen herausgefunden, warum mich der Verlust der Berufsfähigkeit schmerzte. Ich vermisste die Zusammenarbeit mit anderen Menschen, die Arbeit mit den Patienten, die Herausforderung, die richtige Diagnose zu stellen und die passende Therapie zu finden, die Freude an Forschung und Weiterbildungen, die Gewissheit, einen Arbeitsplatz zu haben, und sicher auch den gesellschaftlichen Status als Ärztin. Alle diese Gründe trugen zu dem Verlustschmerz bei.

Der innere Heiler und der Schmerz stellten mir zu jedem Bausteinchen, das ich zur Klärung meines Verlustschmerzes zusammentrug, immer dieselben Fragen: »Gehört es wirklich zu dir?« »Ist das der Kern?« Ich machte die überraschende Erfahrung, dass die mitunter lästigen Fragen berechtigt waren. Zum Beispiel hatte ich angenommen, dass die Kombination aus den neuesten Forschungsergebnissen und dem Umgang mit Menschen für mich das Wesentlichste am Arztberuf gewesen war. In der aktuellen Situation hatten die wissenschaftlichen Erkenntnisse dabei einen besonders hohen Stellenwert, da ich es vermisste, mich mit ihnen zu befassen. Obwohl ich vom Verstand her überzeugt war, dass dies der zentrale Punkt war, riefen die nachbohrenden Fragen des inneren Heilers Unwohlsein hervor. Viele weiteren Runden der Selbstbefragung führten mich schließlich zum Kern und damit zu einem Gefühl der Stimmigkeit: Nicht die nun fehlende Möglichkeit, auf der Basis wissenschaftlicher Erkenntnisse Menschen zu helfen, war das Schmerzlichste, sondern der Verlust, mit Patienten überhaupt arbeiten zu können. Der Kontakt zu den Patienten hatte mir mehr als alles andere bedeutet und so weinte ich viele Wochen über diesen Verlust. In der Trauer wuchs jedoch auch eine Hoffnung: Wenn dies das Wichtigste gewesen war, könnte ich den für mich bedeutendsten Teil vielleicht wiedererlangen. Vielleicht bestünde in ferner Zukunft die Möglichkeit, zwar nicht als Ärztin, jedoch in irgendeiner anderen Weise wieder mit Patienten zu arbeiten. Das war zumindest ein Hoffnungsschimmer.

Über Monate umkreiste ich Thema für Thema, bis ich das Gefühl hatte, zum Wesentlichen vorgedrungen zu sein. Die Wege zum Kern verstellten mir oft riesige Brocken aus Vorannahmen, Konventionen oder Erwartungen – von mir selbst oder der Umwelt. Ich dachte nach, ich nahm mir Zeit zu spüren, welche Gefühle die verschiedenen Gedanken auslösten und warum dies so war. Den Kernpunkt erkannte ich an einer Veränderung meines das jeweilige Thema betreffenden Gefühls: Die Abwehr, der Schmerz und die unrunden, vom Verstand gegebenen Antworten wandelten sich zu einem Gefühl der Ruhe und Stimmigkeit. Erst auf der Basis dieses Gefühls konnte ich das jeweilige Thema loslassen. Es stimmte für mich und brannte nicht mehr. Meine Treppe aus dem tiefen dunklen Loch wuchs Stufe um Stufe (Abb. 5).

Freunde warfen mir gelegentlich vor, ich dächte zu viel nach, grübelte zu viel und solle mich endlich wieder dem Leben zuwenden. Ich versuchte, ihnen zu erklären, dass das, was ich tat, kein Grübeln, sondern für mich notwendige Verarbeitungsprozesse seien. Grübeln empfinde ich dagegen als kreisenden gedanklichen Leerlauf, der ohne Ziel oder Ergebnis bleibt. Meine Gedankenbewegungen waren zwar auch kreisend, kreisten jedoch immer enger und tiefer ein Thema *ein*, bis ich zum zentralen und für mich wesentlichen Kernpunkt vorgedrungen war. Mein Nachdenken war von dem Wunsch angetrieben, einen Umgang mit meiner Situation zu finden. Es ging um etwas für mich fundamental Wichtiges, es hatte eine Richtung und ein Ziel. Darin lag der Unterschied zum Grübeln.

> Aus der Forschung zu posttraumatischem Wachstum ist bekannt, dass es eine Form des »Ruminierens« gibt, die statt ziellosem Grübeln konstruktive Denkaktivitäten beinhaltet »wie Situationsanalyse, Sinnfindung und kognitive Reinterpretation« (Zöllner et al., 2006, S. 40) und damit der aktiven Auseinandersetzung mit der Situation dient.

Dass ich das innere Sortieren und Befragen ungewöhnlich gründlich betrieb, mag sein. Für mich war es richtig so. Ich brauchte Zeit für diese Prozesse. Ich konnte die innere Auseinandersetzung nur in dem Tempo leisten, das mir möglich

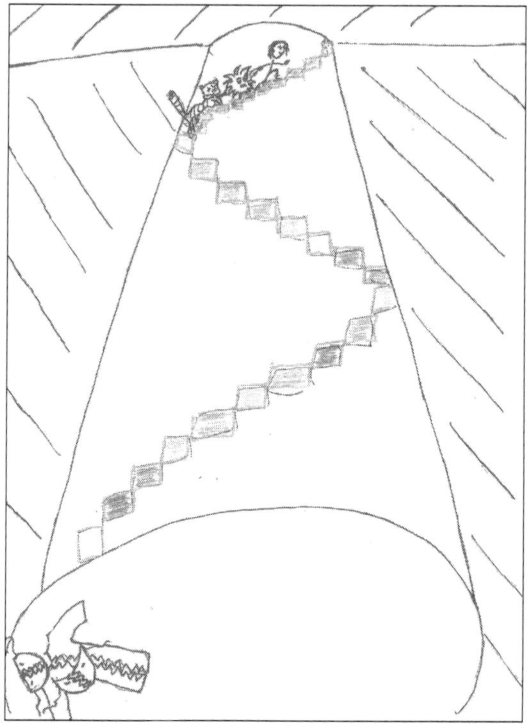

Abbildung 5: Heute

und zuträglich war. Zum einen emotional, zum anderen auch wegen der häufigen Konzentrationsstörungen und Kopfschmerzen, die nicht nur die Gespräche mit anderen Menschen, sondern auch die inneren Dialoge erschwerten und oft für lange Zeit unterbrachen.

Glücklicherweise hatte ich die Bedingungen dafür, mir Zeit für die Krankheitsverarbeitung zu nehmen. Während ich neben den täglichen Reha-Stunden mit den vielen Fragen des inneren Prozesses beschäftigt war, hatte es auch im Außen für mich Veränderungen gegeben: Da sich meine gesundheitlichen Einschränkungen trotz intensiver Therapie irgendwann nur noch wenig gebessert hatten, war ich schließlich als berufsunfähig berentet worden. Es fiel mir nicht leicht, diese Tatsache zu schlucken – mit 30 Jahren hatte ich eigentlich andere Pläne. Trotzdem sicherte mich die Berentung so weit ab, dass ich mich zumindest um die grundsätzliche Finanzierung meines Lebens nicht sorgen musste. So blieb mir ausreichend Zeit für den inneren Weg und den Heilungsprozess.

Der Beginn einer (krankheitsbedingten) Berentung dürfte für jeden Betroffenen eine einschneidende Zäsur sein und das ganz unabhängig davon, ob die Berentung von ärztlicher Seite angeregt oder durch einen eigenen Wunsch angestoßen wurde. Neben der (finanziellen) Entlastung bringt sie neue Aufgaben mit sich wie zum Beispiel jene, fortan allein für die Tagesstrukturierung und eine sinnvolle Tagesgestaltung verantwortlich zu sein.

Ich konnte erst im Rückblick erkennen, wie segensreich und entlastend meine Berentung für den Prozess der Krankheitsverarbeitung gewesen war. Denn dieser wird nicht nur von der Bereitschaft des Betroffenen bestimmt, sich mit krankheitsbedingten Veränderungen auseinanderzusetzen, sondern ebenso von einer Vielzahl äußerer Bedingungen, die ihn ermöglichen oder erschweren.

In einem Kurs zur beruflichen Wiedereingliederung von Frauen mit Behinderungen, den ich vor einigen Jahren besuchte, berichteten mehrere Teilnehmerinnen von großen finanziellen Nöten, da ihnen lediglich die Grundsicherung der Arbeitsagentur zur Verfügung stand. Sie bemühten sich redlich um einen beruflichen Wiedereinstieg. Doch einige von ihnen scheiterten ein ums andere Mal, wiesen Hilfsangebote zurück und hatten immer neue Bedenken. Meinem Eindruck nach standen jenen Frauen noch zu viele Ängste und Unsicherheiten im Weg, die durch ihren Krankheitsprozess verursacht waren. Der Druck, der aus der finanziell prekären Lage resultierte, war jedoch zu groß, um sich in Ruhe den anstehenden Themen zu widmen, sie klären und beruhigen zu können. Dadurch waren diese Frauen in einem Teufelskreis gefangen: Die emotionale Not verhinderte einen Ausweg aus der finanziellen und umgekehrt.

Krankheitsverarbeitung braucht neben der inneren Bereitschaft tragfähige äußere Bedingungen, die sie ermöglichen. In Kapitel 3 hatte ich beschrieben, wie wichtig es ist, in (diesen) emotional schwierigen Prozessen Halt zu haben. Neben Beziehungen zu anderen Menschen, zu einem Haustier oder zum eigenen Garten gibt natürlich auch die finanzielle Absicherung Halt. Sie ist wie ein Sicherheitsnetz, das uns ermöglicht, uns überhaupt auf den Drahtseilakt des inneren Weges einlassen zu können.

Um auf das Loslassen zurückzukommen: An dieser Stelle möchte ich noch auf einen Aspekt hinweisen, der für mich überraschend und doch unmittelbar einleuchtend war. Wie erwähnt, befasste ich mich am Anfang meines Weges mit dem Begriff des Akzeptierens und stieß dabei auch auf den der Resignation. Resignation bezeichnet eine Haltung, die sich in passivem Erdulden, widerwilligem Verzicht und Sätzen wie »Warum soll ich denn etwas tun? Ich kann ja eh nichts ändern« ausdrückt. Von Außenstehenden wird Resignation oft als (sich) Aufgeben empfunden, das Wort und die sich darin ausdrückende Haltung sind negativ besetzt. Als ich mich mit den feineren Unterschieden der Inhalte und Konnotationen der Worte Annehmen, Hinnehmen und Resignieren befasste, stieß ich in der Begriffsgeschichte der »Resignation« auf einen spannenden Punkt.

Das lateinische Wort *resignare* bedeutete ursprünglich, im Rahmen eines Handels eine Willensbekundung zurückzunehmen. Im Gegensatz zum heutigen Gebrauch bezeichnete es also eine *Entscheidung*, eine bewusst vollzogene und selbstbestimmte Handlung. Diese ursprüngliche Bedeutung beschäftigte mich, denn auch im Englischen bedeutet »to resign« »zurücktreten« oder »einen Posten aufgeben«. Während der jahrelangen Rehabilitationsphase hatte ich wiederholt erlebt, dass mein Wille, gesund zu werden, sich nicht ohne Weiteres auf den Heilungsprozess übertragen ließ, was mich frustrierte. Gleichwohl schien mir dieser Wille eine notwendige Voraussetzung für diesen zu sein. Sätze wie »Wenn du es wirklich willst, schaffst du es auch!« oder »Wahrscheinlich willst du es nicht wirklich, sonst würde es ja gehen« hörte ich mehr als einmal. Doch trotz größter willentlicher Anstrengung gab (und gibt) es in meinem Genesungsprozess immer wieder Phasen der Stagnation. Die Verknüpfung von Wille und Heilungserfolg war für mich belastend, sie machte mir in den Phasen der Stagnation Druck und Schuldgefühle. Zusätzlich verärgerte sie mich, da sie eine Machbarkeit von Gesundheit suggerierte, die nur sehr begrenzt besteht.

Auf den ersten Blick schien der in der Begriffsgeschichte der Resignation liegende Hinweis für den Umgang mit Krankheit unbrauchbar zu sein. Auf den zweiten offenbarte er Wesentliches. In jedem längerfristigen Heilungsprozess gibt es Punkte, an denen klar wird, dass der Einfluss des Willens begrenzt ist. Keine Frage, er ermöglicht auch vieles, aber manchmal merkt man deutlich, dass auch ein noch so forciertes Wollen nichts bewirken wird. An diesen Punkten hilft es, in Anlehnung an den ursprünglichen Wortsinn für eine Zeit zu resignieren: Ich nehme meine Entscheidung zurück, mich mit größtem Willen und größter Absicht auf Therapie und Heilung auszurichten und überlasse mich meiner Intuition oder vielleicht einfach dem Fluss des Lebens. Ich pausiere, ich gebe einen Teil der Regie ab und warte ab, was auf mich zukommt.

Diese Art des Resignierens setzt das Vertrauen voraus, dass das Leben grundsätzlich gut ist und mir auch Gutes widerfahren wird. Es war für mich mehr als ungewohnt, mein unbedingtes Wollen loszulassen und darauf zu vertrauen, dass mir gute Dinge auch dann widerfahren werden, wenn ich nicht darum kämpfte. Zum einen irritierte es mich, weil ich ja gesund werden *wollte* – und dieser Wille auch von meinem Umfeld vorausgesetzt wurde. Davon abzulassen schien mir seltsam, ja unsinnig zu sein. Zum anderen war es entlastend und erleichternd. Im jahrelangen Rehabilitationsprozess einmal nicht wollen zu müssen, sondern sich auch mal fallen lassen zu dürfen, fühlte sich gut an. Durch das vertrauensvolle Durchatmen und Loslassen wurde ich innerlich weicher, mein Blick weitete sich, die innerlich drängenden Sätze »Ich will!« und »Ich muss!« wurden leiser. Ich erkannte schließlich, dass es nicht nur erleichternd ist, hin und wieder im positiven Sinne zu resignieren, sondern dass Wollen auch begrenzen kann. Denn je verfestigter oder gar verkrampfter man will, desto stärker kann daraus eine starre Perspektive auf die Krankheit und den Heilungsprozess resultieren. Diese Begrenztheit lässt uns mitunter Möglichkeiten übersehen, die außerhalb von ihr liegen. Im loslassenden Zurücktreten gebe ich den bislang nicht gesehenen Angeboten und Tendenzen Raum und kann so auf sie aufmerksam werden.

Im Rückblick bedauere ich, nicht öfter »resigniert« zu haben. Wer weiß, welche Angebote und therapeutischen Abenteuer auf mich gewartet hätten.

> Für einen gelingenden Heilungsprozess ist eine gute Balance zwischen Wollen und Lassen, Kämpfen und Vertrauen, Zähne-Zusammenbeißen und Entspannung notwendig. Der Weg entsteht im Schwingen zwischen diesen Polen.

Das Kapitel ist fast zu Ende, mein Weg ist es noch nicht. Ich habe mit den Verlusten leben gelernt und glaube dennoch nicht, dass das Akzeptieren-Lernen jemals abgeschlossen sein wird. In den vergangenen Jahren lief der zugrundeliegende Prozess mit großer Intensität. Inzwischen hat die innere Auseinandersetzung viel von ihrer Intensität verloren, sie brennt nicht mehr. Und doch gibt es bis heute Situationen, in denen ich auf bedrückende Weise mit meinen Einschränkungen konfrontiert bin und mich bei dem Gedanken ertappe »Das werde ich nie akzeptieren können!«

Ich möchte mit einer Feststellung des deutschen Existenzphilosophen Karl Jaspers schließen, der seit seiner Kindheit mit einer schweren Lungenerkrankung leben musste. Er schrieb, das Annehmen-Wollen chronischer Krankheit verbliebe lebenslang »in der Spannung des Jasagenwollens [sic] und des nie endgültig Jasagenkönnens [sic]« (1956, S. 231). Deshalb wird in den meisten Fällen das Akzeptieren des Gegebenen, das gefühlte »Ja, so ist es«, Phasen einschließen, in denen man hadert, trauert oder wütend ist. Den Anspruch zu erheben, echte Akzeptanz müsse frei sein davon, scheint mir lebensfern und unerreichbar.

Vielleicht geht es am Ende nur darum, mit den verbliebenen Einschränkungen einen Umgang zu finden wie mit lästigen, aber meist harmlosen Bekannten – »Ihr schon wieder. Schönen Tag auch!« –, und sich seinen Freunden zuzuwenden.

5 Hilfe von innen

Schwerer Krankheit zu begegnen, sie durchzustehen, die aus ihr resultierenden Lebensveränderungen anzunehmen und zurück in ein gelingendes Leben zu finden, ist als Aufgabe zu gewaltig, um sie allein bewältigen zu können. In den vorhergehenden Kapiteln ging es zunächst darum, wie es sich anfühlt, plötzlich mit einer lebensverändernden Krankheit konfrontiert zu sein. Zugleich wurde deutlich, dass die Erkrankung und der Umgang mit ihr immer in einem sozialen Umfeld, das heißt in einem Netz aus verschiedensten Beziehungen stattfinden. Manche Bereiche davon bestehen vielleicht schon viele Jahre, andere ergeben sich erst durch die Erkrankung. Zu den anderen Themen, die das Beziehungsnetz bislang getragen und bestimmt haben, tritt Helfen und Hilfe anzunehmen als vorübergehend oder bleibend zentraler Punkt hinzu.

Heilung und Genesung entstehen aus dem gemeinsamen Wirken und sind damit auch ein Beziehungsgeschehen.

Als ich krank wurde, hatte ich ein recht großes und seit Jahren stabiles Netz aus Angehörigen und Freunden. Und doch empfand ich manche Beziehungen plötzlich als fremd. Im Rückblick kann ich nicht sagen, ob dies der ungewohnten Situation geschuldet war, meiner damit verbundenen Dünnhäutigkeit oder der Überforderung der betreffenden Freunde. Vermutlich war es Mix aus allem. Wie in jedem Beziehungsnetz gab es auch in meinem Facetten, die ich schon vorher als bergend, heilsam, entlastend und beruhigend oder auch als kräftezehrend, verunsichernd und (ver-)störend empfunden hatte. Die neue Situation wurde zum Brennglas, denn nicht nur ich war dünnhäutiger und verletzlicher als sonst. Manches, das meine Freunde und Angehörigen und ich bislang gut umschifft hatten, brach auf, aber auch manches Gute, das ich bislang kaum wahrgenommen hatte, wurde deutlich. Mein Beziehungsnetz beeinflusste mein Heilungsgeschehen auf vielfältige Weise – und umgekehrt.

Bevor ich mich in den folgenden Kapiteln der unterstützenden Hilfe von Angehörigen, Freunden und Psychologen widme, soll es hier um eine Beziehung gehen, die wir oft nicht als solche wahrnehmen, deren Einfluss wir unterschätzen und die doch von Anfang an vorhanden ist: Die Beziehung zu uns selbst.

Die Beziehung zu sich selbst

In jedem Moment unseres Lebens sind wir mit uns selbst konfrontiert. Durch Bedürfnisse wie Hunger und Durst, Zustände wie Erschöpfung und Schmerzen, Gefühle wie Sehnsucht und Erfüllung nehmen wir uns wahr, begegnen uns selbst und reagieren auf uns. Bewusst oder unbewusst haben wir eine Beziehung zu uns. Diese zeigt sich in der Art und Weise, wie wir mit uns umgehen: mit unserem Körper ebenso wie mit unseren Gefühlen, Bedürfnissen, Fähigkeiten, Wünschen, Nöten und Werten.

Meine Beziehung zu mir selbst war bis zur Erkrankung vor allem von Forderung und Unnachgiebigkeit geprägt. Ich weiß nicht, wie oft ich trotz Fieber zur Uni ging oder mich trotz schwerem Krankheitsgefühl ins Labor schleppte, um Daten für meine Doktorarbeit zu erheben. »Es muss doch gehen!« – und sei es mit Antibiotika und Schmerzmitteln. Wie viele (junge) Menschen, die sich unhinterfragt und unkritisch dem Leistungsideal unserer Gesellschaft unterwerfen, nahm auch ich nur dieses wahr und bezog mich darauf. Ich wollte »es« schaffen – ohne genau zu wissen, was ich mit »es« eigentlich meinte. Den Studienabschluss? Den Doktortitel? Eine Karriere? Gesellschaftliche Anerkennung? Vermutlich all das. Diese Ziele waren meine Hauptreferenzpunkte und nicht etwa meine Gesundheit, meine Bedürfnisse oder Gefühle. In meiner Beziehung zu mir selbst ignorierte ich mich auf eine Weise, die mich heute erschreckt. Sie war nicht gut.

In einer guten Beziehung zu mir selbst bin ich mir ein Gegenüber. Ich kann auf meinen Körper hören, für mich sorgen, mir inneren Halt geben, Mut zusprechen oder Wege aus einer emotionalen Bedrückung finden.

Als ich dann schwer krank wurde, war ich von jetzt auf gleich auf sehr radikale Weise mit mir selbst konfrontiert: körperlich, emotional und psychisch. Die Erkrankung machte mir meine Beziehung zu mir selbst – zum ersten Mal – auf eine Weise bewusst, der ich mich nicht entziehen konnte. Sie zwang mich, mich wahr- und ernst zu nehmen. Ich kam nicht mehr um mich herum.

Meine Fähigkeiten, mit denen ich bisher dem Leistungsideal gefolgt war, waren plötzlich weiter weg als der Mond. Ich war gezwungen, mir anders als bisher zu begegnen und dies besonders, als sich abzeichnete, dass die Veränderungen in meinem Leben langfristige sein würden. Den Wunsch, so gesund wie möglich zu werden, konnte ich mir nur erfüllen, wenn ich einen vollkommen anderen Umgang mit mir lernte: einen achtsamen, verständnisvollen, sanften, behutsamen.

> Eine achtsame Beziehung zu sich selbst hat auf den Genesungsprozess einen anderen Einfluss als eine nachlässige. Im Heilungsgeschehen ist mein Umgang mit mir deshalb Basis für das Gelingen jeglicher Hilfsangebote von außen.

Die Beziehung zum eigenen Körper

> Der Körper – bei Gesundheit mal kaum wahrgenommen, mal Objekt verschiedenster Selbstoptimierungsversuche – bringt sich durch Symptome wie Schwäche, Schmerzen, Übelkeit, Lähmungen, unwillkürliche Bewegungen, Hautausschläge oder Atemnot auf deutliche und unangenehme Weise ins Bewusstsein. Die Symptome quälen nicht nur. Sie verunsichern und irritieren, weil der kranke Körper nicht mehr so funktioniert, wie wir es gerne hätten oder gewohnt waren. Der eigene Körper ist in Funktion und manchmal auch Gestalt nicht mehr der bislang vertraute. Das verändert die Beziehung zu ihm.

Vor der Enzephalitis hatte ich das Gefühl, mich jederzeit auf die Leistungsfähigkeit meines Gehirns verlassen zu können. Das gab mir Sicherheit, ich empfand es als etwas Gutes und Starkes – und als etwas Selbstverständliches; ebenso meine Fähigkeit, weiche, gut koordinierte Bewegungen ausführen und das Gleichgewicht halten zu können. Allerdings hatte ich mir über diese Fähigkeiten nie Gedanken gemacht. Sie waren vorhanden, ich hatte keinen Anlass, darüber nachzudenken. Als ich krank wurde, war ich mit einem Körper konfrontiert, der mir äußerlich zwar weiterhin vertraut, in seiner Funktionsunfähigkeit jedoch überaus fremd war. Ich musste zu diesem Fremden eine Beziehung aufbauen, fehlende Fähigkeiten berücksichtigen und ungewohnte, zum Teil auch bizarre Phänomene aushalten.

Für mehrere Monate nahm ich zum Beispiel Farben plötzlich nicht nur visuell, sondern auch taktil, das heißt als Berührung an den Handinnenflächen wahr. Vorübergehende Synästhesien sind im Heilungsprozess einer Enzephalitis nicht selten, was mir damals noch nicht bekannt war. Ich empfand sie gleichermaßen als spannend und störend. Störend waren sie, weil sie meine ohnehin begrenzte Aufmerksamkeit auf sich zogen, die mir für anderes fehlte. Ständig strich ich mit meinen Fingerspitzen über die Handinnenflächen, weil mich diese seltsame Verknüpfung irritierte. Und nicht nur die Verknüpfung. Die taktilen Empfindungen stimmten nicht mit dem überein, was ich emotional mit den jeweiligen Farben verband: Sonnengelb fühlte sich an wie rauer Granit, blau wie Glas. Rot war nass, rosa borstig, schwarz klebrig. Es war ein durch und durch fremdes Phänomen, mit dem ich nicht durch eine wissenschaftliche Abhandlung oder einen Patienten konfrontiert war, sondern *durch meinen Körper*. Noch bevor ich mich daran gewöhnt hatte, verschwand es wieder.

Als ähnlich irritierend und fremd empfand ich für lange Zeit die Gangunsicherheit und die deutlich geringere Belastbarkeit, die sich vor allem darin zeigte, dass ich bei zu vielen Reizen schnell ermüdete oder Kopfschmerzen bekam. Ich brauchte Jahre, bis ich sie als veränderte Funktionsweisen meines Körpers und als mir zugehörig akzeptierte. Dabei hatte ich mit denselben Schwierigkeiten zu kämpfen, die ich im Kapitel »Krankheitsverarbeitung« unter anderem zum Thema Akzeptanz der Berufsunfähigkeit beschreibe. Nur dass sie sich hierbei auf konkrete körperliche Veränderungen bezogen und nicht auf die daraus resultierenden Einschnitte in meiner Lebensführung.

Heute muss ich viel stärker als früher auf die Bedürfnisse meines Körpers und seine Belastbarkeit achten und auf ihn hören. Ich habe das Gefühl, seit der Erkrankung stärker – um nicht zu sagen: erstmals – im Kontakt und im Dialog mit meinem Körper zu sein. Meine Beziehung zu ihm hat sich von einer unbewussten Selbstverständlichkeit zu bewusster Achtsamkeit gewandelt, vielleicht auch wandeln müssen. Ich nehme die von ihm ausgehenden Signale wie zum Beispiel Überlastungskopfschmerzen ernst und lerne durch sie, behutsamer mit mir umzugehen. Mein Körper ist zu einem wichtigen Hinweisgeber für mich geworden. Er hilft mir, besser unterscheiden zu können, was mir gut tut und was nicht. Auf dieser Basis kann ich angemessener für mich zu sorgen.

Gut auf die Signale des eigenen Körpers zu achten, ist für manche Erkrankungen überlebenswichtig. Insbesondere, wenn Funktionen gestört sind, die der Körper bislang selbstständig erfüllt hat, wie zum Beispiel die Regulierung des Zuckerspiegels im Blut oder die Reinigung des Blutes durch die Niere. Durch die Erkrankung vielleicht erstmals ins Bewusstsein gehoben, muss der Erkrankte lernen, aktiv – durch Messungen des Zuckerspiegels oder Einhaltung der Dialysetermine – die nicht mehr automatisch ablaufenden Prozesse auszugleichen. Eine achtsame Beziehung zum eigenen Körper wird damit zur Überlebensstrategie.

Wie stark die Beziehung zum eigenen Körper Heilungsprozesse mitbestimmen kann, möchte ich an einem weiteren Beispiel deutlich machen: Vor einigen Jahren wurde ich von einer Frau um Hilfe gebeten, die wegen eines schweren Diabetes mellitus seit langer Zeit eine handtellergroße und chronisch entzündete Wunde am Fuß hatte. Seit mehr als zwei Jahren nahm sie Antibiotika ein, um die Gefahr einer Amputation abzuwenden. Sie hatte gehört, dass ich mich nicht nur mit Krankheitsbewältigung befasste, sondern zeitweise auch mit komplementären Heilverfahren wie Handauflegen oder Kommunikation mit dem eigenen Körper. Während sie bei unserem ersten Treffen von ihrem Problem berichtete, spürte ich zwischen ihr und ihrem Fuß eine gewaltige emotionale Distanz. Meinen Eindruck – »Ich habe das Gefühl, Sie sind hier und irgendwo dort hinten, ganz weit weg, ist Ihr Fuß« – bestätigte sie ohne Umschweife. Sie sagte, sie würde »ihren Fuß zum Arzt bringen«, wenn es nötig wäre, aber selbst dort würde er sie nicht interessieren. Die Gespräche zum Heilungsverlauf führe ihr Mann mit der Ärztin und er sei es auch, der den Fuß pflege. Etwas unüberlegt platzte ich heraus, dass ich mich, wenn ich ihr Fuß wäre, bei so viel Desinteresse auch vom Acker machen würde. Ihrem überraschten »Wirklich?« folgte ein langes Schweigen.

Über mehrere Wochen übte ich mit ihr, einen inneren Dialog zu ihrem Fuß aufzunehmen, sich für ihn zu interessieren, ihn emotional wieder zu sich heranzuholen und als sich zugehörig zu empfinden. Zusätzlich legte ich bei diesen Übungen meine Hände auf den Fuß, um ihr durch die Berührung die Wahrnehmung des Fußes zu erleichtern. Was letztlich den Umschwung brachte, weiß ich nicht, doch die Wunde beruhigte sich. Nach vier Wochen konnten die Antibiotika abgesetzt werden. Sie übte weiter. Schließlich verkleinerte sich die Wunde bis auf etwa die Größe eines Ein-Euro-Stückes, sie blieb reizlos und ruhig. Erfreut über den Heilungsverlauf schlug ihre Ärztin vor, endlich zu operieren. Den Grund weiß ich nicht mehr. Die Patientin entschied sich für die OP und ich verlor sie durch den folgenden langen Krankenhausaufenthalt aus den Augen. Später hörte ich von Bekannten, dass erneut die Amputation drohte, weil sich an ihrem Fuß wieder eine große und chronisch entzündete Wunde gebildet hatte.

Es bleibt offen, ob der Heilungsverlauf während unserer Übungen Zufall war oder ob diese tatsächlich Einfluss hatten. Mich beeindruckten die Veränderungen, obgleich es nicht verwundert, dass eine sorgsame Beziehung zum eigenen Körper Genesungsprozessen eine förderliche Grundlage bietet.

Bei gravierenden körperlichen Veränderungen wie zum Beispiel dem Verlust eines Körperteils oder einer als entstellend empfundenen Narbe mag es schwierig sein, eine gute Beziehung zu seinem Körper zu erhalten. Mir berichtete eine junge Frau, dass sie ihren Oberkörper nicht mehr anfassen könne, seit sie wegen einer Krebserkrankung eine Brust verloren habe. Sie würde sich vor ihrem entstellten Körper ekeln und schaffe es deshalb kaum, sich ausreichend zu waschen. Ähnlich wie in dem vorhergehenden Beispiel konnte sie keine innere Beziehung zu ihrem verwundeten Körperbereich aufnehmen. Auch nach Jahren empfand sie ihren Körper als konträr zum Schönheitsideal in unserer Gesellschaft und als fremd und abstoßend.

Solch ablehnende Gefühle hatte ich meinem Kopf gegenüber nicht. Dennoch überraschte es mich, wie weh und wund er sich anfühlte, als ihn ein Freund bergend mit seinen Händen hielt. Daraufhin begann ich mit Körperübungen, in denen ich mich innerlich meinem Kopf zuwandte mit der Frage, was er bräuchte, damit es ihm gut geht. In der Regel war es Ruhe und der Schutz vor zu vielen Reizen, manchmal aber auch ein warmes Tuch, weiche Kissen oder Töne von Klangschalen. Ich begann, auch auf der körperlichen Ebene bewusst für mich zu sorgen und meinen oft schmerzenden Kopf zu behüten statt zu überfordern. Durch diese Übungen wurde mein Umgang mit meinem Körper allmählich weicher und nachsichtiger.

Es tut wohl, sich dem eigenen Körper, der sich durch die gesundheitlichen Beschwerden unangenehm bemerkbar macht, mit Achtsamkeit, Fürsorge und vielleicht auch einer gewissen Zärtlichkeit zuzuwenden, um (wieder) in einen guten Kontakt mit ihm zu kommen. Massagen können dabei ebenso helfen wie Yoga, Thai Chi, Qi Gong, warme Bäder, duftende Körperöle oder -lotionen, bewusste sinnliche Erfahrungen wie die Berührung von nassem Gras, sanfter Wind auf der Haut, liebevoller Körperkontakt zu anderen Menschen oder auch ein Besuch in der Therme oder beim Friseur, eine neue Matratze oder besonders weiche Schlafsocken – die Liste ließe sich beliebig fortsetzen. Bei allem geht es darum, sich und seinem Körper bewusst Gutes zu tun.

Noch eine abschließende Bemerkung: In den Formulierungen »meine Beziehung zu meinem Körper« oder »mein Umgang mit meinem Körper« erscheint dieser als ein Objekt, auf das ich mich als geistiges Wesen beziehe oder das mir durch (veränderte) Fähigkeiten oder Funktionsweisen bewusst wird. Demgegenüber steht die alltägliche Erfahrung, dass wir unseren Körper nicht nur haben, sondern dieser auch *sind*. Für Letzteres war früher der Begriff des »Leibes« gebräuchlich. Er bezeichnete das empfundene Lebendige und entsprach dem Gefühl, auch körperlich, das heißt Leib *zu sein*, uns durch diesen Leib auszudrücken und mit der Umwelt in Kontakt zu sein. In unserer Körperhaltung zeigen sich unsere Gefühle: gebeugt bei Trauer und Schmerz, offen und aufgerichtet bei Freude, verspannt bei Angst oder Erschöpfung. Manche körperlichen Symptome können Ausdruck unseres Erlebens sein; der Volksmund beschreibt es anschaulich mit Formulierungen wie »Mir liegt etwas schwer im Magen« oder »Mir ist eine Laus über die Leber gelaufen«. Der Begriff des »Leibes« ist aus dem alltäglichen Sprachgebrauch inzwischen fast verschwunden, er wird aber weiterhin in der Theologie (Leib Christi), Philosophie (Leib-Seele-Problem) oder Esoterik (Astralleib) benutzt.

Gewöhnlich machen wir uns über diesen Punkt keine Gedanken: Wir sind Leib, wir leben körperlich, ohne darüber nachzudenken. Einen Körper zu haben, nehmen wir dagegen wahr – allein schon die Werbung für unzählige Produkte zur Optimierung unseres Erscheinungsbildes bringt uns unseren Körper ständig als Objekt ins Bewusstsein. Manchmal, wie oben beschrieben, auf äußerst schmerzhafte Weise, wenn ein Unfall oder eine Krankheit die Möglichkeit nimmt, das eigene Erscheinungsbild dem werbevermittelten oder selbstgewünschten Bild anzunähern.

Bei Krankheit drängt sich das bewusste Leib-Sein manchmal auch durch die Massivität der Symptome in den Vordergrund: Mitunter habe ich so starke Kopfschmerzen, dass es scheint, als übernähmen diese zeitweilig die Regie. Ihre Intensität ist dann so groß, dass ich kaum aufrecht laufen kann. Bevor die Schmerzmittel zu wirken beginnen, fühle ich mich ihnen regelrecht ausgeliefert. Dann bestimmt mein schmerzender Kopf das Geschehen, er begrenzt meine Aktivitäten und hindert mich daran, meinen Tag zu gestalten. Doch bereits im Einnehmen der Schmerzmittel, dem Abschalten von Telefon und Klingel oder im Abdunkeln des Raumes zeigt sich mein Umgang mit mir und meinem Körper in dieser Situation: Trotz des Gefühls des Ausgeliefertseins bleiben mir Möglichkeiten, auf die Signale meines Körpers zu achten und für mich zu sorgen.

Das gilt im größeren Rahmen auch für den Umgang mit sich selbst bei einer schweren Erkrankung. Als ich krank wurde, hatte ich von Beginn an Sorge getragen, dass ich ärztliche Hilfe bekam. Ich hatte die therapeutischen Empfehlungen berücksichtigt und die notwendigen Medikamente eingenommen, ich hatte die krankengymnastischen Übungen und das Training der Reaktionsgeschwindigkeit am Computer auch zu Hause gemacht. Dies spiegelt den vom Verstand gesteuerten Umgang mit mir in dieser Situation. Auf der emotionalen Seite spielten andere Dinge eine Rolle.

Erwartungen an sich selbst

Nicht nur weil ich auf Heilung hoffte, folgte ich in der Regel den ärztlichen Empfehlungen und therapeutischen Anregungen. Ein weiterer – und nicht weniger wirksamer – Grund bestand in der Erwartung an mich selbst, so schnell wie möglich gesund zu werden. Diese Erwartung aktivierte mich und machte mir gleichzeitig Druck. In ihr zeigte sich mein bisheriger Umgang mit mir: Massiv verschoben in Richtung Forderung, fehlte ihm die behutsame, verstehende und sorgende Seite. Ich empfand es als äußerst schwierig, geduldig und nachsichtig mit mir zu sein.

Diese Schwierigkeiten wurzelten in meiner Biografie. Schon früh hatte ich Leistung, Flexibilität und Belastbarkeit idealisiert und nahm kaum Rücksicht auf Erschöpfung oder Krankheit. Als ich dann schwer krank wurde, setzte mir mein Körper extrem enge Grenzen. Meiner Haltung mir selbst gegenüber tat das zunächst keinen Abbruch. Aus der Erwartung heraus, es *müsse* doch gehen, versuchte ich, mich zu Belastbarkeit und Aufmerksamkeit zu zwingen. Noch größere Erschöpfung, stärkere Koordinations- und Konzentrationsschwierigkeiten und tagelange Kopfschmerzen waren die Folge. Sobald es mir besser ging, versuchte ich es erneut. Das Ergebnis war dasselbe. Ich war vollkommen ungeübt, wenn nicht sogar ahnungslos, was einen *angemessenen* Umgang mit mir, aber auch grundsätzlich mit Leistungsfähigkeit oder Schwäche betraf. Rücksichtnahme auf mich war mir ebenso fremd wie Mitgefühl mit mir selbst. Und so waren trotz der schweren Erkrankung meine Erwartungen eher Forderung als Ermunterung, eher Anspruch als Möglichkeit.

Im Rückblick kommt es mir absurd vor, wie dickköpfig und ignorant ich mit mir und den Einschränkungen meines Körpers umgegangen bin. Erst als mich der Schmerz überrollte, brachen unter seiner Wucht auch jene Überzeugungen zusammen, die den Boden für meinen Umgang mit mir bildeten. Dieser Umgang änderte sich jedoch auf gravierende Weise, nachdem mein »innerer Heiler« aufgetaucht war und mich leitete.

Der innere Heiler als Teil des Gesunden in mir

Als der innere Heiler auftauchte und in mir zu wirken begann, war ich anfangs zu gleichen Teilen überrascht, verwundert und beruhigt. Ich nahm ihn als innere Stimme wahr und als eine Instanz, die kraftvoll und weise, konsequent und streng, ermutigend und bergend war. Sie war ebenso zurückhaltend wie nachdrücklich und präsent. Verwundernd war vor allem ihre Existenz, ich hatte sie bis dahin nicht wahrgenommen. In der Zeit der Not war es für mich jedoch unerheblich, woher der innere Heiler kam oder was er war. Er war da und half.

Im Kapitel 3 »Krankheitsverarbeitung« habe ich das Gefühl beschrieben, dass der Schmerz mir sämtliche Masken und Mäntel herunterriss. Diese »Masken und Mäntel« – Konventionen, Gebote, Überzeugungen, Ängste, Angewohnheiten – hatten bislang meinen Zugang zur Welt und zu mir selbst bestimmt. Über Jahre hatten sie sich lautstark in mir gemeldet und zum Beispiel mit den zuvor erwähnten Erwartungen an mich auch den Umgang mit mir im Heilungsprozess geprägt. Der Schmerz riss sie herunter, brachte sie zum Schweigen und stellte sie grundsätzlich infrage. Es wurde still in mir. Aus dieser Stille meldete sich eine andere Seite von mir, eine andere Stimme in mir: der innere Heiler. Vermutlich gab es diese Seite schon vorher, doch ihre zurückhaltende Stimme war im Getöse der anderen inneren Stimmen untergegangen. Nun lernte ich, nach innen zu hören und wahrzunehmen, was jenseits des Krakeelens von »du musst« oder »man sollte« in mir war.

Die Hilfe des inneren Heilers bestand vor allem aus klärenden inneren Dialogen und bergendem Beistand. Obschon er eine Seite von mir war, nahm ich ihn als Gegenüber wahr, dem ich unmittelbar vertraute und von dem ich mich leiten ließ. In den Phasen der Trauer hielt er mich immer wieder dazu an, dieser Trauer Raum zu geben, sie nicht abzukürzen oder zu umgehen, sondern sorgsam mit ihr und mit mir in ihr umzugehen. Mit leiser Stimme wies der innere Heiler zum Beispiel hartnäckig die Empfehlung des Psychologen im Rehazentrum zurück, mich beruflich umzuorientieren, bevor ich ausreichend getrauert hatte – und bevor ich überhaupt Anhaltspunkte fand, was in Zukunft realistisch wäre und was nicht. Versuchte ich, ihn zu ignorieren und dem Psychologen zu folgen, spürte ich schnell, dass es nicht funktionierte: Ich fantasierte zum Beispiel eine Tätigkeit als Medizinredakteurin herbei, redete mit dem Psychologen darüber und bestellte mir sogar Material für eine entsprechende Umschulung. Daraufhin überrollte mich nicht nur eine kaum zu bändigende Unsicherheit: Würde ich denn zeitnah überhaupt die Fähigkeiten dafür haben? Auch der Schmerz, nicht mehr als Ärztin arbeiten zu können, brandete in solcher Schärfe auf, dass ich nicht umhin kam, mir einzugestehen, dass es so einfach wohl nicht sei. Ich wandte mich erneut dem Verlust zu und trauerte. Der innere Heiler hielt mich dazu an, zunächst jene Aufgaben zu bewältigen, die einer Um- oder Neuorientierung noch im Weg standen. Er wachte darüber, dass ich nicht den fünften Schritt vor dem ersten tat.

In den inneren Dialogen mit dem Schmerz war der innere Heiler als bergende und leitende Kraft dabei. Er forderte mich zu Atemübungen auf. Er rief mir in Erinnerung, was ich von anderen Menschen über die Bewältigung schwieriger Situationen gelesen hatte, und half bei der Klärung, was davon mir helfen könnte. Mit großer Geduld erinnerte er mich an meine Stärken und Fähigkeiten, wenn ich in den Sog der Angst vor der Zukunft geriet. Als ich damit haderte, dass ich bereits mehrere Wochen über die Veränderungen meiner Lebensentwürfe weinte und mich einfach nicht zusammenreißen und nach vorn schauen könnte, beruhigte und tröstete er mich wie ein gütiger Vater.

In den inneren Gesprächen mit ihm lernte ich allmählich zu unterscheiden, wann ein Handlungsimpuls, eine Bewertung oder ein daraus resultierendes Gefühl, wie zum Beispiel zu hadern, eher aus Geboten oder Konventionen zu kommen schien als aus echten Überzeugungen. In Bezug auf das oben erwähnte Weinen liefen die Dialoge etwa folgendermaßen ab: Ich ertrage es nicht, dass ich immer noch weine. – Was ist so schlimm daran? – Ich weine schon so lange. Ich sollte aufhören und mich zusammenreißen. – Solltest du das? Warum? Was wäre daran besser? – Es wäre nicht besser, aber man muss sich doch zusammenreißen. – Muss man das? Wer sagt das? und so fort. Mit vielen Fragen führte mich der innere Heiler zu der Erkenntnis, dass für den Umgang mit mir selbst jene Überzeugungen unwichtig waren, die auf einem »man müsste« oder »man sollte« basierten. Bedeutsam war allein die Frage, was *für mich* in dieser konkreten Situation wichtig war und gelten sollte. Es ging um das Gefühl der inneren Stimmigkeit und nicht darum, was ich meinte zu wissen.

Damals war es für mich stimmig, zu trauern und zu weinen. Der innere Heiler ermutigte mich, dazu zu stehen und es zu tun. Besonders am Anfang überraschte es mich, dass er nicht als moralische Instanz im Sinne des von Sigmund Freud beschriebenen Über-Ichs daherkam, sondern mich ein ums andere Mal ermahnte, mich ernst zu nehmen und mir gerecht zu werden, sowohl in meinen Fähigkeiten als auch in meiner Schwäche und Verletzlichkeit.

Meistens leitete mich der innere Heiler auf eine konsequent-liebevolle und bergende Weise. Handelte ich jedoch trotz besseren Wissens gegen meine Überzeugungen – unterdrückte ich zum Beispiel den Impuls zu weinen, weil »man das nicht macht« –, spürte ich sein ungehaltenes Rumoren. Er war wie ein

Seismograf, der Unstimmigkeiten registrierte und sie mir bewusst machte. Im Grunde verstärkte er nur das wohl jedem bekannte Unwohlsein, das uns bei dem Versuch beschleicht, sich selbst auszutricksen und sich auf ein »man sollte« zu berufen, weil der Mut fehlt, zu seinem Gefühl oder einer eigenen Entscheidung zu stehen.

Über das Gefühl der Stimmigkeit lehrte mich der innere Heiler die Unterscheidung der inneren Stimmen. Mit ihm konkurrierten mehrere Stimmen um meine Aufmerksamkeit. Sie alle hatten verschiedene Ansichten, wie zum Beispiel damit umzugehen sei, dass ich immer wieder weinte. Um nur einige zu nennen: »Jetzt hab dich nicht so!« – das war eine in der Kindheit oft gehörte und verinnerlichte Stimme. »Du musst nach vorn schauen und dich umorientieren!«, sagte die Stimme der folgsamen Patientin. »Du schadest dir mit dem Weinen nur!«, drohte die Angst, und die Stimme der hohen Erwartungen sekundierte: »Du wirst dich ja wohl zusammenreißen können!« Jeder dieser Stimmen konnte ich in Teilen zustimmen oder zumindest ihr Anliegen nachvollziehen. Trotzdem blieb jeweils ein »Aber«, das sich als Unwohlsein oder beklemmendes Gefühl meldete, wenn ich einer dieser Stimmen folgen wollte. Es wies mich wie ein Stachel darauf hin, dass die Aussage der jeweiligen Stimme zwar möglicherweise berechtigt war, für mich in diesem Moment aber dennoch nicht passte.

Ungeachtet ihrer Hartnäckigkeit unterschied sich die Stimme des inneren Heilers von den anderen nicht nur durch ihre Zurückhaltung, sondern auch durch das Fehlen von Forderungen, Drohungen oder Wertungen. Stattdessen begegnete er mir mit dem Zutrauen, dass ich das für mich als richtig Empfundene erkennen und mich dafür entscheiden würde. Sein gelegentlich ungehaltenes Rumoren nahm ich als Gedanken wie »Mensch Mädchen, du weißt es doch längst besser!« wahr.

Der innere Heiler – einige Erklärungsversuche

Über viele Jahre hatte ich keine Idee, wer oder was dieser innere Heiler sein mochte. In Büchern, die dem esoterischen Bereich zuzuordnen sind, wird er häufig als Stimme der Seele beschrieben. Damit konnte ich nicht viel anfangen, diese Bezeichnung schien mir lediglich einen unergründlichen Begriff durch den nächsten zu ersetzen.

In der Überschrift des vorhergehenden Abschnitts habe ich die Formulierung gebraucht: »Der innere Heiler als Teil des Gesunden in mir«. War das Wirken des inneren Heilers ein Ausdruck meiner Selbstheilungskräfte? Obgleich

ich von deren Wirksamkeit überzeugt bin, scheint mir der Begriff »Selbstheilungskräfte« zu sehr Sammelbezeichnung zu sein, als dass sich das Phänomen des inneren Heilers damit fassen ließe. Den inneren Heiler hatte ich als *Instanz* in mir wahrgenommen, als zwar keine bewusst generierte, aber doch bewusst aktive Kraft. Dadurch unterschied er sich zum Beispiel von jenen unbewussten Selbstheilungskräften, die etwa eine Erkältung bewältigen. Er hatte eine völlig andere Qualität. Vielversprechender scheint mir deshalb eine Annäherung an die von dem Begründer der Analytischen Psychologie Carl Gustav Jung (1954) beschriebene Lehre der Archetypen.

Laut Jung sind Archetypen universelle, das heißt kultur- und zeitübergreifende Grundmuster des menschlichen Verstehens und Erlebens, die sich beständig wiederholen: Mutter, Vater, Kind, weise Alte, Arzt, Priester, aber auch Baum, Frucht, Geburt, Pubertät, Tod und so weiter. Im seelischen Erleben treten sie immer mit ihrem Gegenpol auf: Mutter/Kind oder Patient/Heiler. Selbst wenn nicht beide Seiten bewusst sind, so ist doch das Potenzial für beide Pole vorhanden. Archetypen können wirksam werden, wenn sich der Mensch in einer ernsten psychischen Lage befindet.

Eine Beschreibung Jungs (1954, S. 564f.) zu der bewussten Begegnung mit Archetypen widerspiegelt das, was ich erlebte:

> »Das Auftauchen des Archetypen [...] hat einen ausgesprochen numinosen Charakter [...]. Er kann heilend sein oder zerstörend, aber indifferent ist er nie [...]. Er drängt oft mit unerhörter Leidenschaft und unerbittlicher Konsequenz zu seinem Ziele und zieht das Subjekt in seinen Bann, den dieses trotz oft verzweifelter Gegenwehr nicht lösen kann und schließlich nicht mehr lösen will. Letzteres darum nicht, weil das Erlebnis eine bis dahin für unmöglich gehaltene Sinnerfülltheit mit sich bringt.«

Mein innerer Heiler tauchte unintendiert und überraschend in einer Lebensphase auf, die vor allem von meinem Dasein als Kranke und Hilfsbedürftige geprägt war und in der ich mich durch den daraus resultierenden Schmerz zusätzlich als innerlich Verwundete erlebte. Der wie aus dem Nichts wirksam werdende innere Heiler bildete den Gegenpol dazu. Er war das Stärkende und Lebendige, er war die Gegenbewegung hin zum Gesunden. Sein Auftauchen schien wie ein Versprechen, auf eine Weise heil werden zu können, die sich nicht notwendigerweise in objektivierbaren Befunden niederschlägt, aber für mich und andere spürbar sein wird.

Und so empfinde ich mich heute trotz der bestehenden Einschränkungen als »ganz«. Ich bin beides: die Patientin und die Ärztin, die Verwundete und die Heilende. Zwar trugen auch jene im Kapitel 14 beschriebenen mystischen Erfahrungen zum Gefühl des inneren Heilseins bei. Doch während diese als nachdrückliche, aber singuläre Ereignisse ihre Wirkung entfalteten, kann ich den inneren Heiler bis heute als gestaltende und lebendige Kraft in mir wahrnehmen. Er gab mir das Gefühl für das Gesunde und Starke in mir zurück, das die Last der Einschränkungen allmählich aufhob und mich wieder ins Gleichgewicht brachte. Zumindest ist das mein grundsätzliches Gefühl, das mich inzwischen auch in jenen Phasen trägt, in denen ich mit meinen Einschränkungen oder meiner Gesundheit hadere.

Eine weitere mögliche Interpretation des inneren Heilers wäre jene, dass sich durch seine Stimme meine Fähigkeit zur Selbstfürsorge ausdrückte. Um ihrer gewahr zu werden, musste ich mich mir zuwenden und lernen, nach innen zu hören. Ich musste lernen, die inneren Stimmen zu unterscheiden und mich von dem *gespürten* Guten, dem für mich Stimmigen leiten zu lassen. Die Hauptschwierigkeit bestand in meinem Falle darin, die erheblich lauteren Stimmen zu begrenzen, die mit Erwartungen und Forderungen an mich herantraten, und stattdessen jenen Raum zu geben, die mich zur Selbstfürsorge anleiteten.

Im Kapitel 3 »Krankheitsverarbeitung« habe ich diesen Prozess als das Entwickeln einer eigenen Haltung zu den krankheitsbedingten Lebensveränderungen bezeichnet. Der innere Heiler wurde für mich zur leitenden Kraft, diese Haltung zu finden, und gab mir Halt aus mir selbst heraus. Er lehrte mich, mich sowohl in meinen Stärken als auch Schwächen ernst zu nehmen und meine Kompetenzen und deren Fehlen zu beachten. Seitdem ich auf den inneren Heiler und meinen Körper höre, ist meine Beziehung zu mir ausgewogener geworden. In den Dialogen mit ihnen lernte ich, mir gerecht zu werden, mich seltener zu überfordern und Kraft aus dem zu schöpfen, was für mich stimmig ist. Ich lernte mich selbst besser spüren – und so auch besser kennen.

> Das Bestreben, sich selbst kennenzulernen, sich ernst zu nehmen und sich gerecht zu werden ist weder narzisstische Selbstbespiegelung noch ängstliche Selbstbeobachtung. Ganz im Gegenteil: Es ist das Bestreben, durch ruhige Innenschau sich selbst zum Freund zu werden, im besten Sinne des Wortes. Auf diese Weise ist immer ein Freund da, auch wenn man alleine ist. Ein Freund, der (auf) mich achtet, für mich sorgt, mich beruhigt und mir im Genesungsprozess hilft.

Biografische Einflüsse auf den Umgang mit Krankheit

Die Art und Weise, wie ich mit mir während und nach der Erkrankung umging, wurde und wird von Fähigkeiten, Überzeugungen und Haltungen bestimmt, die, über viele Jahre gewachsen, mir nur zum Teil bewusst waren und sind. Dennoch hatte das »früh Gelernte« besonders in den ersten Jahren nach der Erkrankung einen erheblichen und eher unbewussten Einfluss auf meinen Umgang mit mir und mein Verhalten gegenüber den mich begleitenden Menschen. Erst durch die tiefgehende, krankheitsverarbeitende Innenarbeit lernte ich zu unterscheiden, welche Anteile des früh Gelernten mir guttun und welche nicht, welche biografisch gewachsenen Überzeugungen für mich stimmig sind oder nur Konventionen geschuldet waren. Und ich lernte wahrzunehmen, wie stark alte Themen den Umgang mit Krankheit und Heilung beeinflussen können.

Die oben beschrieben Erwartungen an mich selbst, wie schnell ich gesund werden beziehungsweise einen Umgang mit meinen Einschränkungen finden müsste, entsprachen den verinnerlichten Erwartungen, die von klein auf durch Elternhaus, Schule oder bei verschiedenen Freizeitaktivitäten an mich herangetragen wurden. Über die Jahre verinnerlicht, wurden sie zum Nährboden für mein späteres Leistungsdenken, das ich während der Krankheitsverarbeitung nur langsam ablegen konnte. Bis zu(m) Auftreten des inneren Heilers und einem durch ihn neu gelernten Umgang mit mir selbst entsprach auch die Art und Weise, wie ich mit mir in den inneren Dialogen redete, oft den abwertenden Kommentaren, die ich früher gefürchtet hatte, wenn etwas nicht gelang.

Das Leistungsdenken beeinflusste die Krankheitsverarbeitung lange Zeit auf ungute, weil überfordernde Weise. Nicht weniger schwierig war die zutiefst verinnerlichte Angst, abgewertet zu werden, falls ich Erwartungen nicht erfüllte. Diese Angst meldete sich deutlich in der Beziehung zu der Psychologin in der stationären Reha, auch wenn ich sie damals noch nicht als solche hätte benennen können. Als mir die Psychologin zum Beispiel mit der Erwartung entgegenkam, ihrer Krankheitsdeutung zu folgen, leistete ich ihr zwar Widerstand, indem ich auswich – offenbar *wusste* ich bereits, dass ich Erwartungen nicht notwendig erfüllen muss –, aber ich war noch nicht in der Lage, auf für mich stimmige Weise damit umzugehen. Die Angst, abgewertet zu werden, die ich aus der Kindheit und Jugend kannte, saß wie ein alter Brocken oder abgekapselter Kern noch tief in meinem Inneren. Er hatte begonnen zu schwingen. Diese Schwingungen verstärkten mein ungutes Gefühl in der Beziehung zu der Psychologin. Ich empfand ihr Verhalten als dominant und entwürdigend, und so verknüpfte sich die aktuelle Situation mit dem früheren Erleben auf fatale Weise.

Anhand dieses Beispiels möchte ich auf ein Phänomen verweisen, das mir nicht bekannt war, als ich als Ärztin Patienten begleitete. Es mag zwar unmittelbar einleuchten, dass biografische Vorerfahrungen das Krankheitserleben erheblich beeinflussen, doch ich wurde weder im Medizinstudium noch später in der Klinik für diesen Aspekt sensibilisiert.

Manche Themen wie Erfahrungen von Hilflosigkeit, Ohnmacht oder Abwertung ruhen abgekapselt wie Kerne in uns und sind im Alltag oft kaum relevant. Durch die besondere Situation des Krankheitserlebens können diese Kerne ins Schwingen geraten. Je bewusster die in ihnen umschlossenen Themen sind, umso leichter können sie als altbekannt identifiziert und beruhigt werden. Mit »bewusst« meine ich nicht nur das Wissen um sie, sondern die Fähigkeit, mit ihnen auf eine selbst gewählte Weise umgehen zu können. Je unbewusster sie sind, umso automatischer wird die Reaktion auf sie sein.

Die Auslöser, die ein aktuelles Erleben mit einem alten in Resonanz treten lassen, sodass diese sich gegenseitig aufschaukeln, können so vielfältig sein, dass sie (von außen) oft schwer identifizierbar sind: Eine barsche Reaktion eines Arztes erinnert vielleicht an einen gefürchteten Lehrer, Berührungen beim Waschen an sexuellen Missbrauch, Angst vor Untersuchungen an schlechte Erfahrungen mit Ärzten oder Entwertungen im therapeutischen Setting – durch Worte ebenso wie durch Gesten oder Körperhaltungen – an frühere Abwertungen.

Nach meinem Empfinden sollte an »schwingende Kerne« gedacht werden, wenn das Verhalten oder die Reaktion des Patienten oder kranken Angehörigen den – von außen vermuteten – emotionalen Anforderungen der Situation nicht angemessen erscheint. Wenn Angst, Abwehr, Verweigerung, Unruhe, Weinen, Aggression oder Wut auf eine Weise gezeigt werden, die ein verwundertes »Was ist denn jetzt plötzlich los?« provoziert, meldet sich vermutlich ein alter Kern.

Doch wie damit umgehen? Sowohl aus der Perspektive der Kranken als auch der Helfenden sehe ich mehrere Schwierigkeiten. Erstens ist auch dem Kranken nicht immer klar, warum er so heftig auf eine oder in einer Situation reagiert. Vor allem dann, wenn die Schlüsselreize, die zum Schwingen des alten Kerns führen, nicht erkannt werden. Mein im Kapitel 8 »Krankheitsdeutungen« zitierter Tagebucheintrag macht deutlich, dass ich die drängenden Erwartungen der Psychologin zwar ebenso spürte wie meinen Widerstand dagegen. Doch ich war viel zu sehr von dem aktuellen Krankheitsgeschehen erfasst, als dass ich mein Unbehagen biografisch hätte einordnen können. Deshalb reagierte ich auf die aktuelle Situation, ohne die biografische Verstärkung zu erkennen.

Durch die Innenarbeit der letzten Jahre habe ich gelernt, bei scheinbar unangemessen heftigen Reaktionen auf eine bestimmte Situation innezuhalten und zu sortieren, was zur aktuellen Situation gehört und was eher ein schwingender Kern sein könnte. Das hilft mir, die gegenseitige Verstärkung zu unterbrechen. Häufig kann ich inzwischen einen schwingenden Kern identifizieren, in ihm etwas gut und lange Bekanntes erkennen und ihn durch die Vorerfahrungen, was mir in einer ähnlichen Situation geholfen hat, beruhigen. Dadurch reduziert sich die emotionale Belastung meist wieder auf jene, die aus der aktuellen Situation resultiert.

Aber auch als begleitender Mensch kann ich eine Situation unterbrechen, indem ich innehalte. Wenn mich eine Reaktion des Kranken in ihrer Heftigkeit überrascht, kann ich nachfragen, ob mein Verhalten oder irgendetwas aus der Situation an ein früheres Ereignis erinnert, das Angst gemacht oder beunruhigt hat. Manchmal sind, gerade Angehörigen oder langjährig begleitenden Ärzten, auch Themen aus der Biografie des Kranken bekannt, die einen Zusammenhang zur aktuellen Situation vermuten lassen und die vorsichtig angesprochen werden können.

Zu einer weiteren Schwierigkeit: Bekannte biografische Themen dürfen nicht instrumentalisiert werden. Das heißt auf Seiten des Erkrankten, sich nicht auf Hilflosigkeit auszuruhen oder gar das Recht auf Wutanfälle zu beanspruchen, »weil ich noch nie mit Hilflosigkeit umgehen konnte« oder seit dem Ärger mit dem Chef vor zwanzig Jahren »Klugscheißereien von Autoritäten« nicht ertragen kann. Diese Wutausbrüche sind völlig andere als jene, wenn man mit einer Situation emotional überfordert ist und deshalb ausrastet. Bei den zuvor erwähnten wurde dagegen versäumt (oder man hat sich sogar geweigert), den Umgang mit ihnen zu lernen – und das liegt in der eigenen Verantwortung. Letztlich besteht trotzdem die Möglichkeit, nun endlich anders damit umgehen zu lernen, denn der Umgang mit einer schweren Erkrankung und ihren Folgen ist für alle Seiten eine Herausforderung, die zumindest ein *Bemühen* von allen Beteiligten erfordert, damit die aktuelle Situation gelingt.

Aus der Perspektive begleitender Menschen sehe ich eine ähnliche Schwierigkeit und zwar im Hinblick auf Formulierungen wie »Du machst ja immer so ein Drama« oder »Nur weil dich das vermutlich an XY erinnert, empfindest du deine Situation jetzt als so schlimm«. In dieser Lesart wird den biografischen Erfahrungen ein höherer Stellenwert zugeschrieben als jenen der aktuellen Situation. Statt auf diese Weise zu übergehen, wie sich der Kranke *jetzt* fühlt, machen

Fragen wie »Könnte es sein, dass dich diese Situation an XY erinnert?« ein Gesprächsangebot. Ebenso wird durch Aussagen wie »Ich könnte mir vorstellen, dass es sich jetzt für dich auch deshalb so schwer anfühlt, weil du leider bereits Erfahrungen von Hilflosigkeit machen musstest« deutlich, dass man die Vorerfahrungen ernst nimmt, sie in die aktuelle Situation einbindet und versucht, beidem Raum zu geben. Dass insbesondere bei gravierenden biografischen Ereignissen die vom Patienten gesetzten Grenzen – auch für ein Gespräch – respektiert werden müssen, versteht sich von selbst.

Auf der anderen Seite bergen unsere biografisch gewachsenen Vorerfahrungen natürlich auch Schätze. Wir alle waren schon in Krisen, mit denen wir einen Umgang finden mussten. Wir sind schon gescheitert und wieder aufgestanden, haben Durststrecken überwunden und uns durchgebissen. Wir haben Fähigkeiten entwickelt, die uns jetzt tragen können, selbst wenn sie vielleicht neu justiert werden müssen. Zeitweise kann der veränderte Gesundheitszustand das Gefühl für die eigenen Kompetenzen allerdings so sehr einschränken, dass wir sie nicht mehr spüren. Dann brauchen wir liebevolle Menschen, die unser Hadern ernst nehmen und uns gleichzeitig daran erinnern, was wir schon alles geschafft haben. Und daran, dass dies der Boden dafür ist, dass es auch diesmal gelingen kann.

Wenn sich alte Themen erstmals melden

Abschließend möchte ich auf einen Aspekt verweisen, den ich selbst zwar nicht erlebt habe, aber für relevant halte. Ins Gespräch über schwingende Kerne zu kommen wird umso schwieriger sein, je schmerzhafter und je weniger bewusst diese sind. Gelegentlich drohen durch extreme Schwäche oder Hilflosigkeit – zum Beispiel auf Intensivstationen – Empfindungen und Erinnerungen aufzubrechen, die über Jahre verdrängt wurden und in dieser Situation vielleicht erstmals bewusst werden.

Seit einigen Jahren beschäftigt sich die Forschung mit den Spätfolgen traumatischer Erlebnisse während des zweiten Weltkriegs. Für viele Menschen gab es weder in den Kriegsjahren noch in der Zeit des Wiederaufbaus die Möglichkeit, das Erlebte in sich selbst emotional zu beruhigen. Das verhinderte nicht nur die Maxime »Wir schauen jetzt nach vorn!«, sondern ebenso die pure Notwendigkeit, zunächst das Überleben zu sichern. Das im und nach dem Krieg Erlebte wurde verdrängt.

Wenn im Alter die Kräfte nachlassen oder immer mehr bislang lebensbestimmende Tätigkeiten wegfallen, kann mehr Raum für innere Themen entstehen, die alte Erinnerungen – vielleicht erstmals – zurückkommen lassen. Die alters- oder krankheitsbedingte Hilflosigkeit kann dadurch sehr viel stärker erlebt und bisweilen kaum ausgehalten werden. Die Heilpädagogin Inka Wilhelm (2018) beschreibt, dass traumatische Vorerfahrungen zum Beispiel Pflegesituationen erheblich beeinflussen können. Auslöser können Schritte auf dem Flur sein, die Erinnerungen an Soldatenstiefel ins Gedächtnis rufen, oder auch weiße Krankenhausbettwäsche, die Bilder von Aufenthalten im Lazarett heraufbeschwört. Die Gewissheit, krankheitsbedingt nicht (aus dem Bett) wegzukönnen, lässt vielleicht Ohnmachtserfahrungen während des Kriegsgeschehens erneut lebendig werden.

Die Spätfolgen der Erfahrungen während des zweiten Weltkriegs betreffen die ältere Generation. Als Flüchtlinge aus Kriegsgebieten und Diktaturen oder als Soldaten nach militärischen Einsätzen gibt es jedoch auch zahlreiche Menschen jüngeren Alters, die durch Folter oder Kriegshandlungen ähnlich traumatisiert sind. Und schließlich finden sich in allen Generationen Traumatisierungen zum Beispiel nach körperlicher und seelischer Misshandlung, Vergewaltigungen oder Überfällen. Manchmal werden die Ereignisse und ihre Folgen so stark verdrängt, dass der betroffene Mensch nichts mehr von ihnen zu wissen scheint. In Pflege- oder Behandlungssituationen plötzlich aufbrechende Panik, Aggression oder massive Abwehr können auf eine frühere Traumatisierung hinweisen.

Ob diese im behutsamen Gespräch zum Thema werden kann, ist von der Schwere der Krankheit oder der Einschränkungen, von den sprachlichen und emotionalen Fähigkeiten des Betroffenen und dessen Bereitschaft, sich dem auslösenden biografischen Ereignis zuzuwenden, ebenso abhängig wie von der dafür nötigen Qualifikation des Begleitenden. Häufig dürfte von Seiten des Kranken auf bisherige Überlebensstrategien wie Verleugnung, Abwehr oder Bagatellisierung zurückgegriffen werden. Dies nicht zuletzt deshalb, weil bereits die aktuelle Erkrankung die emotionalen Bewältigungsmöglichkeiten überfordern kann.

Neben den unmittelbaren Emotionen wie Panik, (körperliche) Abwehr, Wut oder Aggression kann der Umgang mit sich selbst während und nach einer Krankheit von langfristig gewachsenen Haltungen bestimmt werden, die aus den Traumatisierungen resultieren. Härte gegen sich selbst, Vermeiden von Gefühlen, Leugnen von Schwäche oder Hilfsbedürftigkeit sind nur einige davon. Ich mag mir nicht vorstellen, wie schwer und kräftezehrend es sein muss, mit einem Trauma im Hintergrund erneut lebensverändernde Ereignisse bewältigen zu müssen, wenngleich diesmal durch eine Krankheit oder einen Unfall bedingt. Womöglich bleibt manchmal als einziger Weg, das früher Erlittene weiterhin abzuwehren oder zu leugnen, um die aktuelle Situation so gut wie möglich auszuhalten und gestalten zu können.

Für begleitende Menschen kann es hilfreich und aufschlussreich sein, sich dem Verhalten des Patienten biografisch-historisch anzunähern, das heißt historisch oder politisch relevante Ereignisse mit in den Blick zu nehmen, die möglicherweise eine Rolle spielen könnten. Zu beruhigen und Halt zu geben gelingt wohl am besten, indem man verlässlich und behutsam begleitet, geduldig und mitfühlend ist, gesetzte Grenzen respektiert sowie mit größter Sorgfalt auf jene Reize achtet, die Angst oder Abwehr auslösen können.

6 Hilfe durch Angehörige und Freunde

Die Beziehung zu sich selbst mag die Basis des langfristigen Heilungsgeschehens sein, doch zu seinem Gelingen tragen noch etliche andere Beziehungen bei. Neben der professionellen Hilfe, auf die ich später zurückkomme, unterstützen, begleiten und helfen Familienangehörige und Freunde. Oft reagieren sie rührend und liebevoll, manchmal aber auch abweisend oder verständnislos. Je näher die Beziehung zum erkrankten Menschen ist, desto stärker wird sie kurz- oder langfristig von Krankheit und Genesung beeinflusst – und beeinflusst diese ihrerseits.

Während der langen Zeit, in der ich erst mit der akuten Erkrankung, später mit ihren Folgen kämpfte, erhielt ich Unterstützung durch meine Familie und großartige Freunde, durch engagierte Ergo- und Physiotherapeuten, durch meinen geduldigen ambulanten Neurologen und meine Hausärztin, um nur einige zu nennen. Ich empfinde große Dankbarkeit für ihre ausdauernde Bereitschaft, mir ihre Kraft und ihr Wissen für meinen Genesungsweg zur Verfügung zu stellen, der ohne sie nicht möglich gewesen wäre. Ihre begleitende Hilfe war für mich das Netz unter und der Halt auf dem Drahtseil, über das ich mich allein bewegen musste.

Wie viele andere Menschen mit schweren und lebensverändernden Erkrankungen erlebte ich, dass sich in der Not echte Freunde erweisen. Menschen, die mir bis zu diesem Zeitpunkt nicht sehr nahe waren, unterstützten mich über einen langen Zeitraum und tun es bis heute. Andere, die ich bis dahin zu meinem engsten Freundeskreis zählte, zogen sich fast vollständig zurück. Das war ebenso überraschend wie bitter. Warum diese Freunde auf Distanz gegangen sind, kann ich nur vermuten. Einerseits hing es wohl mit ihren Deutungen meiner Erkrankung zusammen, auf die ich an anderer Stelle ausführlich eingehe. Andererseits sicher auch mit ihrer begrenzten Fähigkeit oder Bereitschaft, sich auf mich als kranken Menschen einzulassen, mir beizustehen und für mich da zu sein. Und drittens spielte die Länge der Zeit, in der ich Unterstützung brauchte, gewiss eine Rolle.

Während bei akuten und zeitlich überschaubaren Notlagen von vielen Seiten Hilfe angeboten und gern gewährt wird, nimmt bei längerem Verlauf die Zahl der Helfenden deutlich ab. Die Gründe für einen Rückzug sind vielfältig: Zeitmangel, Überforderung, Ungeduld, Schuldgefühle und Schuldzuweisung, Angst vor der Konfrontation mit Vergänglichkeit und Schmerz, Unlust, Ekel, Erschöpfung, Hilflosigkeit, Unsicherheit. Diejenigen, die helfend an der Seite des Kranken bleiben, mögen ähnliche negative Gefühle haben, doch Liebe, Zuneigung oder Wertschätzung der gemeinsamen Zeit ermöglichen ihnen einen anderen Umgang. Und gewiss gibt es noch zahlreiche andere Gründe, die in die Entscheidung einfließen, zu helfen oder fern zu bleiben.

Das nahe Beziehungsgeschehen ist zu komplex, als dass ich ihm auf wenigen Seiten gerecht werden könnte. Deshalb will ich mich auf jene Punkte beschränken, die mir wesentlich scheinen. Die von Freunden und Angehörigen gewährte Unterstützung tat mir gut, manche Freundschaften sind intensiver geworden. Aus zweierlei Gründen möchte ich den Schwerpunkt dennoch auf einige als problematisch empfundenen Aspekte legen: Zum einen ist es individuell höchst verschieden, was als »gute Hilfe« empfunden wird. Zum anderen ertappe ich mich selbst regelmäßig dabei, trotz der eigenen Erfahrung in Fallen für Helfende zu stolpern, die sich aus der Diskrepanz des Gutgemeinten und dem Empfinden aus der Sicht einer Hilfsbedürftigen ergeben können. Es wäre schön, wenn die folgenden Abschnitte einen kleinen Beitrag leisteten, das für alle Beteiligten schwierige Miteinander in Genesungsprozessen ein wenig leichter zu machen.

Die veränderte Situation

Eine Krankheit oder ein schwerer Unfall bedeutet oft nicht nur für den direkt Betroffenen, sondern auch für seine Familie und engen Freunde eine gravierende Zäsur im bisherigen Leben. Sorge um den Erkrankten, veränderte Rollen in Familie und Freundeskreis, zusätzliche Belastungen oder Angst vor der (nahen) Zukunft sind nur einige Aspekte, die bedrücken. Insbesondere Angehörige stehen im Spannungsfeld verschiedenster Anforderungen. Dieses resultiert unter anderem aus dem Balanceakt zwischen der Welt der Gesunden, die mit ihren Ansprüchen und Verpflichtungen bestehen bleibt, und der Welt des Kranken, mit deren Anforderungen auch sie einen Umgang finden müssen. Ungeachtet ihrer eigenen Not und der gar nicht seltenen Überforderung mit der Situation wollen sie dem Kranken eine Stütze sein.

Welche konkrete Unterstützung im Alltag gegeben wird, ist von vielen Faktoren wie zum Beispiel der Art der Erkrankung und der Einschränkungen, von Pflegebedürftigkeit oder weiteren familiären und beruflichen Verpflichtungen abhängig. Hinzu kommt die emotionale Belastung. Diese kann auch für Angehörige und Freunde so groß werden, dass trotz besseren Wissens die Schwere der Erkrankung geleugnet wird, weil sie die persönlichen Verarbeitungsmöglichkeiten übersteigt.

Als ich krank wurde, konnte sich mein Vater lange nicht eingestehen, dass eine seiner Töchter so schwer erkrankt war. Er ertrug diesen Gedanken nicht. Zwar besuchte er mich sowohl im Krankenhaus als auch zu Hause und umsorgte mich nach Kräften. Gleichzeitig entwickelte er immer neue Theorien, was anstelle der Enzephalitis die Ursache meiner Beschwerden sein könnte. Erst als es mir besser ging, konnte er die Diagnose der Enzephalitis aushalten. Akzeptieren konnte er sie nie.

Mein Vater hatte die Schwere der Erkrankung aus Liebe geleugnet. Eine Freundin berichtete mir Ähnliches von der Begleitung ihrer Eltern. Sie sagte, sie wolle oft gar nicht hören, wie stark deren Beschwerden seien, weil sie es nicht ertrüge, ihre Eltern in so großem Leid zu wissen. Sie könne nur schwer aushalten, nichts dagegen tun zu können und habe Angst, was in den nächsten Jahren wohl noch auf beide Seiten zukommen würde. Gleichzeitig seien Themen wie Krankheit, Alter oder Tod schon an sich zu gewaltig, als dass sie sich ihnen innerlich nähern könne.

Im Kapitel 3 »Krankheitsverarbeitung« habe ich skizziert, was Menschen aushalten müssen, wenn sie mit einer schweren Erkrankung ins Krankenhaus kommen. Doch auch begleitende Menschen sind in hohem Maße auf die Fähigkeit, aushalten zu können, angewiesen. Allein der Anblick eines schwerkranken Angehörigen schmerzt, wird doch durch die liebevolle Verbundenheit das Leid des anderen mitempfunden. Gleichwohl ist dies nur die Spitze des Eisbergs. Für das Ausmaß an Kraft, das von Angehörigen oder Freunden oft über Jahre für die Begleitung eines kranken Menschen aufgebracht wird, gibt es keine Worte, die diesem – ja, ich möchte es so bezeichnen – Geschenk gerecht würden. Dieses entspringt zwar einer Notwendigkeit und wird nicht selten als Belastung empfunden, dennoch bleibt die Hilfe ein Geschenk an den anderen.

Auch (oder gerade?) wenn dieses Geschenk mit ganzem Herzen gegeben wird, kann es passieren, dass man – insbesondere bei langsam verlaufenden Heilungsprozessen oder bei fortschreitenden Erkrankungen – an einen Punkt kommt, wo sich nach Wochen oder Monaten der Begleitung die eigene Erschütterung über das Schicksal zum Beispiel der Freundin oder des Bruders – vielleicht sogar erstmals – Bahn bricht und man das Gefühl hat, ich kann nicht mehr. Ich kann mich dieser Situation nicht mehr aussetzen, ich ertrage es nicht, ich möchte *meine* Last irgendwo absetzen dürfen. Eine Freundin, deren Cousine bei einem Autounfall schwer verletzt wurde und die nun als recht junger Mensch in einem Pflegeheim lebt, bezeichnete es als »emotionalen Kollaps«. Sie fühle sich wie in einem schweren Bleianzug, sobald sie sich vorstelle, ihre Cousine zu besuchen, was sie vorher zwei bis drei Mal pro Woche getan habe. Zwar sei sie gewiss, dass sich das wieder ändern würde, aber zunächst müsse sie einen Weg finden, wie sie emotional mit dem Schicksal ihrer Cousine umgehen könne.

Nicht immer kommt es zu so großer Erschöpfung, doch die langfristige liebevolle Begleitung eines kranken Menschen kostet nicht selten mehr Kraft, als man auf Dauer hat. Deshalb möchte ich den Helfenden nachdrücklich ans Herz legen, sich selbst trotz der Sorge um den Kranken nicht aus dem Blick zu verlieren.

Zum einen nützt es niemandem, wenn sich die Helfenden bis zur Erschöpfung verausgaben und dadurch nicht mehr in der Lage sind, weiterhin zu helfen. Zum anderen spürt der Kranke die Überforderung, was bei ihm Schuldgefühle hervorrufen kann. Drittens besteht die Gefahr, die nicht ernst genommene eigene Erschöpfung durch Ungeduld, Schimpfen, Beleidigungen, grobe Berührungen oder gar Gewalt am Erkrankten abzureagieren. Spätestens, wenn man sich bei einem solchen Verhalten ertappt, ist der Moment für eine Erholungszeit da, um aus dem kräftezehrenden Kontext der Krankheitsbegleitung einmal auszusteigen, Luft zu holen, Kraft zu schöpfen und sich Themen zuzuwenden, die nichts mit Krankheit oder Leiden zu tun haben, da diese auch als Themen an sich belasten. Manchem fällt es schwer, sich die eigene Erschöpfung einzugestehen. Gegenüber den gesundheitlichen Problemen des anderen mag sie unwichtig oder banal scheinen. Dennoch: Es ist nicht nur berechtigt, sondern sogar notwendig, sich als Helfenden selbst im Blick zu behalten und dafür zu sorgen, dass man sich erholen darf. Nicht umsonst heißt es »Liebe deinen Nächsten wie dich selbst«. Neben der Entlastung durch Urlaub,

Freizeitaktivitäten oder Gespräche mit Freunden gibt es zahlreiche professionelle Angebote wie Beratungsstellen, Vereine mit ehrenamtlichen Helfern, Kurzzeitpflegeeinrichtungen oder geleitete Selbsthilfegruppen, die Angehörige und Freunde in dieser Situation unterstützen können.

Einen kranken Menschen in seinem Alltag zu unterstützen, fordert (neben der emotionalen Seite) nicht nur deshalb Kraft, weil es so viel zu erledigen und zu organisieren gibt. Ein zweiter und ebenso wesentlicher Aspekt ist jener, dass uns in dieser Situation manchmal zum ersten Mal bewusst wird, dass auch unser Leben verletzlich und nicht endlos ist. Wir sind plötzlich mit existenziellen Themen konfrontiert, die wir bislang ignorieren konnten. Als ob die Krankheit des anderen eine Art Scheinwerfer auf sie richtet und uns auffordert, sie wahrzunehmen. Viele Menschen reagieren darauf mit Abwehr oder Angst, kaum jemand nähert sich freiwillig Themen wie der Fragilität des (eigenen) Lebens.

Ich kann die Abwehr verstehen. Und doch möchte ich dazu ermuntern, diesen Aspekt in einer anderen Perspektive anzuschauen: Gestalte ich *heute* mein Leben so, wie es für mich stimmt? Bemühe ich mich, im Rahmen meiner Möglichkeiten das zu leben, was mir wichtig ist? Mir scheint, dass dies eine lebensfreundlichere Weise ist, auf den Aspekt der Endlichkeit zu reagieren. Gerade weil mein Leben verletzlich und nicht endlos ist, geht es doch darum, zu einem gelingenden Leben zu finden, zu einem Leben, das zu mir passt und mich erfüllt. Es ist tragisch, dass uns manchmal erst eine Krankheit oder gar der Tod eines anderen aus der inneren Komfortzone holen, in der wir uns eingenistet haben.

Vor einigen Jahren verunglückte zum Beispiel der beste Freund eines Bekannten gemeinsam mit seiner Partnerin. Beide waren fünfundzwanzig Jahre alt. Auf spiegelglatter Straße hatte er die Kontrolle über seinen Wagen verloren und war gegen einen Baum geprallt. Die Partnerin verstarb nach wenigen Tagen auf der Intensivstation, er liegt bis heute im Wachkoma. Mein Bekannter war durch diesen Unfall über Monate bis ins Mark erschüttert. Doch statt sich in »Was-wäre-wenn-ich-diesen-Unfall-gehabt hätte«-Gedankenspielen zu verlieren, nahm er anhand der abrupt beendeten Lebensentwürfe seines Freundes Überlegungen zu *seinem eigenen* Lebensentwurf auf: Lebe ich wirklich das Leben, was ich leben möchte? Als Konsequenz aus diesen Überlegungen brach er das ungeliebte Medizinstudium ab und ist heute als Buchhändler glücklich.

Dem Leben meines Bekannten gab die Erschütterung durch den Unfall seines Freundes eine tiefgreifende Wende. Er hatte die Möglichkeit und Bereitschaft, sich auf die existenziellen Fragen einzulassen, die aus der Situation seines Freundes *für ihn* entstanden waren. Für Menschen, die kranke oder beeinträchtigte

Angehörige über Jahre begleiten, dürfte dies ungleich schwieriger sein. Oft genug sind die Anforderungen an sie so zahlreich, dass das Leben zum atemlosen Rotieren gerät. Ebenso belastend dürfte das Gegenteil sein: Das Gefühl, nichts tun zu können, um das Leid des anderen grundlegend zu lindern, erzeugt Hilflosigkeit.

Hilflosigkeit im Umgang mit der Erkrankung des anderen

Hilflosigkeit resultiert wohl vor allem aus dem Gefühl eines Helfers, der Not des anderen nichts oder nicht genug entgegensetzen zu können. Oder auch daraus, dass er schlicht unsicher ist und nicht weiß, was er (wie) tun könnte oder sollte. Instinktiv ergreifen viele Menschen die Flucht, wenn sie mit Krankheit oder Leid konfrontiert sind. Um diese Themen auszuhalten und nicht aus den bedrückenden Gegebenheiten zu fliehen, muss ein Umgang damit gefunden werden. Angehörige und Freunde verfallen oft in Aktionismus, um die Hilflosigkeit zu kompensieren, und lassen sich immer neue Sachen einfallen, die helfen oder zumindest ablenken sollen. Obgleich gut gemeint, besteht die Gefahr, den Kranken dabei aus dem Blick zu verlieren. Unbewusst suche ich als Helfende nach Möglichkeiten, (auch) *mich* auf jede erdenkliche Weise von meiner eigenen Hilflosigkeit abzulenken. Im schlimmsten Fall gerate ich dabei in einen Teufelskreis: Wenn ich merke, dass ich meiner Hilflosigkeit über den Aktionismus nicht ausweichen kann, erzeugt das weitere Hilflosigkeit, der ich mit weiterem Aktionismus zu begegnen versuche. Gelingt dies nicht, wende ich mich schließlich ab, um mich selbst zu retten.

Dabei gäbe es recht simple Hilfe. Zunächst muss ich für mich klären, *ob* ich dem anderen beistehen möchte. Ehrlichkeit tut bei dieser Frage not, weil eine Begleitung auf der Basis von Konventionen – ich helfe dir, weil man das als Freundin so macht – über kurz oder lang Schwierigkeiten bereiten wird. Zweitens muss ich für mich klären, *welche* Hilfe ich anbieten kann. Überwältigt mich die eigene Hilflosigkeit bereits bei dem Gedanken, eine Stunde am Bett zu sitzen und zum Beispiel der Trauer meiner Freundin zuzuhören, ist es sicher keine gute Idee, sich dafür zur Verfügung zu stellen. Wenn ich das Gefühl habe, ich schaffe es nicht, mit dem kranken Freund über seine Nöte zu sprechen und seine Tränen auszuhalten, dann kann ich vielleicht trotzdem helfen, indem ich den Einkauf übernehme, das Bad putze oder mit seinen Kindern in den Zoo gehe.

Als ich selbst noch in großem Umfang Hilfe brauchte, machte ich gute Erfahrungen damit, wenn die Helfenden ihre Hilflosigkeit ansprachen. Es war mir lieber zu wissen, dass dem Angehörigen oder Freund meine Hilfsbedürftigkeit oder die Einschränkungen so sehr an die Nieren gehen, dass er eine Weile für die emotionale Unterstützung nicht zur Verfügung stehen konnte. Das war für uns beide besser, als mir Ausreden anzuhören, warum gerade heute keine Hilfe möglich sei. Als Kranke spürt man die Ausreden, sie tun weh.

Hilflosigkeit entsteht oft aus dem Gefühl, nichts *machen* zu können und »nur« am Bett zu sitzen, statt die Situation grundsätzlich verändern oder das Quälende wirksam begrenzen zu können. Das verstellt den Blick auf die Tatsache, dass auch Aushalten Handeln, das heißt »Machen« ist.

> Gemeinsames Aushalten ist aktives und wertvolles Tun, mit dem ich dem anderen meine Zeit, meine Kraft, meine Belastbarkeit und Zuneigung zur Verfügung stelle, damit er seine Situation bewältigen kann.

Ich kann für den Erkrankten etwas tun, selbst wenn ich nichts an der Krankheit ändern kann. In dieser Perspektive verliert der verbreitete Satz »Ich konnte gar nichts machen, ich hab' nur am Bett gesessen« seine Gültigkeit.

Die eigene Unsicherheit und Anspannung begrenzen wollen

In dem Wunsch, dem anderen so gut wie möglich zu helfen, suchen Angehörige und Freunde nach Auswegen, die zur Besserung des Gesundheitszustandes führen könnten. Daraus erwächst oft ein Wust an Ratschlägen an den Kranken. Sie entstehen vermutlich aus dem Bedürfnis heraus, das Schreckliche unter Kontrolle zu bringen und dadurch das Leiden eines geliebten Menschen zu lindern oder gar beseitigen zu können. Das ist nachvollziehbar. Aus der Innenperspektive einer Hilfsbedürftigen fühlen sich Ratschläge dagegen gar nicht gut an.

Über viele Jahre bekam ich sie oft als »Ich-finde-du-solltest«- oder »Ich-an-deiner-Stelle-würde«-Formulierungen zu hören. Ich mochte sie nicht. Lediglich Angeboten wie »Ich habe gute Erfahrungen mit ... gemacht, wäre das vielleicht etwas für dich?« hörte ich zu und holte Informationen dazu ein. Sobald jedoch ein »Du solltest unbedingt XY ausprobieren, das wird dir guttun« mitschwang, schaltete ich auf Durchzug. Oft war mein Ärger darüber, dass der andere glaubte zu wissen, was gut für mich sei, größer als meine Dankbarkeit dafür, dass mir der andere helfen wollte. Dies umso mehr, je weniger mein Gegenüber bereit war, sich *meine* Situation zu vergegenwärtigen und von ihr statt von Allgemeinplätzen ausgehend nach weiteren Möglichkeiten zu suchen. Zudem wollte ich meinen Weg gehen. Als ich Jahre später meinem älter werdenden Vater gegenüber in dieselbe Falle tappte und ihm Ratschläge geben wollte, wiederholte sich in seinem

Dickkopf mein eigener Widerstand. Ich ärgerte mich darüber, konnte nun jedoch die Intention derjenigen nachfühlen, die mir damit gut gemeint auf die Nerven gegangen waren.

Aus der Innenperspektive der Erkrankten fand ich die Haltung, meinen eigenen Weg gehen zu wollen, mehr als legitim und richtig. In der Begleitung meines Vaters und eines Freundes lernte ich, wie schwierig es sein kann, dem anderen seinen Weg nicht nur zuzugestehen, sondern diesen auch auszuhalten und ruhig zu begleiten. Mein Vater – schließlich selbst Arzt – hielt sich zum Beispiel nur im Ausnahmefall an die Empfehlungen seiner Ärzte. Stattdessen entwickelte er eigene Behandlungsmethoden, die überwiegend auf der Einnahme hochdosierter Vitamine basierten. Manchmal experimentierte er auch mit der Dosierung seines Blutdrucksenkers, weil er es, wie er selbst sagte, gelegentlich bräuchte, den Teufel am Schwanz zu ziehen. Für mich war es dagegen schwer, diese Experimentierfreude auszuhalten und als seinen Weg zu akzeptieren. Ich hatte Angst um ihn und fürchtete, dass durch die fehlende Therapie eine schwere Erkrankung ihren Lauf nehmen könnte. Vor dieser hatte ich nicht nur seinetwegen Angst, sondern auch meinetwegen. Würde ich die Belastungen, die dann auf mich zukämen, bewältigen können? Doch hatte ich andererseits das Recht, ihm wegen *meiner* Angst nachdrücklich Untersuchungen oder Behandlungen zu empfehlen, die er nicht wollte? Sicher nicht.

In der Begleitung meines Vaters lernte ich, wie schwierig es sein kann, den eigenen Weg zu gehen und gleichzeitig die unterstützenden Menschen mit ihren Bedürfnissen und Ängsten nicht zu ignorieren und – aus der Perspektive der Helfenden – diesen Weg zu gut wie möglich zu gewähren und zu begleiten, ohne sich selbst aus dem Blick zu verlieren.

Als kranker oder älterer Mensch bin ich stärker als zuvor auf Hilfe angewiesen. Das damit häufig verbundene Empfinden einer Asymmetrie im Umgang miteinander kann bewirken, dass ich – gleichsam als Kompensation – nur um so stärker versuche, »meinen Stiefel durchzuziehen«, um mich selbst als handlungsfähig zu erleben. Mit meinem Eigensinn ängstige und belaste ich womöglich diejenigen, die Tag für Tag an meiner Seite sind, und raube ihnen – wenn auch unbeabsichtigt – zusätzlich Kraft.

Von der anderen Seite betrachtet möchte ich als Helfende dem anderen seinen Weg ermöglichen und muss gegebenenfalls mit eigenen Ängsten bezüglich des Heilungsverlaufs fertig werden. Vielleicht auch mit Unverständnis oder Groll, weil ich manche Entscheidungen des Kranken nicht nachvollziehen kann. Verliere ich auf dem Grat zwischen Gewähren-Wollen und Kaum-ertragen-Können die Balance, werde ich versuchen, trotz fehlender Hoffnung auf eine Beherzigung die

Frequenz meiner Ratschläge zu erhöhen, statt in einem klärenden Gespräch die Anspannung auf beiden Seiten abzubauen.

Die Ratschläge entspringen meist der Fantasie, wie man selbst handeln würde, wäre man an der Stelle des anderen. Ich schreibe bewusst »Fantasie«, denn mehr ist es nicht. Da ich aus meiner Perspektive urteile, liegen zwischen dem, was ich mir vorstelle, und dem, was der Kranke bräuchte, mitunter Welten. Der Kranke ist *in* der Welt der Kranken, während ich als Gesunde *auf* die Welt des Kranken schaue. Selbst wenn ich zufällig an derselben Krankheit litte, wäre doch das *Erleben* jeweils anders. Um eine indianische Redensart zu paraphrasieren: *Rate nie einem anderen, bevor du nicht einen Mond lang in seinen Mokassins gegangen bist.* So sehr ich mich als Begleitende bemühe, mich einzufühlen und die Perspektive des anderen einzunehmen, es bleibt doch immer nur eine mehr oder weniger gelungene Annäherung.

Trotz dieser Bedenken ist es verständlich, dass sich Angehörige und Freunde Gedanken machen, was dem anderen helfen könnte. Außerdem offenbart sich dem Blick von außen manche Möglichkeit, die der Innenperspektive nicht zugänglich ist. Ratschläge zu geben, unterbricht jedoch oft die Kommunikation: Der Hilfsbedürftige weist sie zurück und ist wegen der Besserwisserei verschnupft, die Begleitende fühlt sich in ihrem Bemühen zu helfen, nicht gewürdigt und ist ihrerseits eingeschnappt.

Hilfreicher als Ratschläge sind deshalb Fragen: Wie kann ich dir am besten helfen? Möchtest du, dass ich zum Beispiel nach alternativen Behandlungsmöglichkeiten suche? Wie kann ich heute für dich da sein? Über diese Fragen kann man in ein Gespräch kommen, in dem die Wünsche oder Ideen von beiden Seiten zum Thema werden dürfen. Und insbesondere bei langwierigen oder chronischen Erkrankungen hat der von ihnen Betroffene oft schon viele Verfahren ausprobiert und verfügt in der Regel über eine hohe Patientenkompetenz. Das macht es vielleicht verständlicher, dass gut gemeinte Ratschläge manchmal zurückgewiesen werden: Der Patient ist mit diesem Verfahren vielleicht schon längst durch.

Hilfreich ist es auch, eventuelle Verstimmungen oder als Belastung empfundenes Verhalten ruhig anzusprechen. Dann kann sich – trotz des Wunsches nach dem eigenen Weg – Dankbarkeit für eine liebevolle Begleitung auch mal in dem Versuch zeigen, die gut gemeinten Ratschläge wenigstens zu durchdenken.

Zudem verhindern offene Gespräche Groll und eine nachträgliche Verurteilung des Erkrankten, wenn Ratschläge unberücksichtigt blieben und dies als Ursache für einen ausbleibenden Heilungserfolg gewertet wird. Oder auch ein nagendes Schuldgefühl beim Rat gebenden Angehörigen oder Freund, ob er deutlich genug ausgedrückt habe, was an der angeratenen Möglichkeit hilfreich sein könnte.

»Jetzt reiß dich mal zusammen!«

Nicht in den Schuhen des anderen gelaufen zu sein, führt neben Ratschlägen gelegentlich zu Aussagen wie »Es ist doch nicht so schlimm!« oder »Steigere dich da mal nicht so rein!« oder – erstaunlich verbreitet bei Ärzten und Psychologen – »Das ist doch jetzt kein Grund zum Weinen!« Im Privatbereich begegnete mir am häufigsten die zweitgenannte Bemerkung. Manchmal als Aufforderung an mich, häufiger jedoch in kommentierender Form als Bemerkung über jemand anderen. Gemeint ist damit in der Regel, dass der oder die Betroffene über ein von außen als angemessen empfundenes Maß hinaus klagt, leidet und dramatisiert.

In den wenigen Fällen, in denen mir persönlich der Satz »Steigere dich nicht so rein!« gesagt wurde, fühlte ich mich mit meiner Not alleingelassen. Ich verstand nicht, wieso der andere nicht wahrnahm, dass die jeweilige Situation für mich *wirklich* so schlimm war und ich noch keine Möglichkeit hatte, dem Bedrückenden anders, das heißt ruhiger, gelassener oder entschlossener zu begegnen. Obwohl ich mich darum bemühte, fehlte mir in diesen Situationen die Fähigkeit, mir selbst ausreichend Halt zu geben und den emotionalen Druck zu begrenzen. Ich empfand diesen Satz als wertend: nämlich auf übertriebene Weise zu reagieren und mich nicht »zusammenreißen« zu können.

Im Rückblick kann ich sagen: Ja, manchmal konnte ich mich nicht zusammenreißen. Die innere Not war zu groß. Es tut mir leid, die Nerven anderer Menschen damit strapaziert zu haben, aber ich konnte es noch nicht anders. Meine Fähigkeit, mir bei großer innerer Not ausreichend selbst Halt zu geben, ist erst allmählich im und durch den Prozess der Krankheitsverarbeitung gewachsen.

Doch trotz meiner eigenen Geschichte ertappe selbst ich mich gelegentlich bei dem Gedanken »Jetzt reiß dich mal zusammen!«, wenn ich die Klagen eines anderen als übertrieben empfinde.

> Doch was heißt »übertrieben« eigentlich? Gibt es überhaupt ein Maß, das »angemessen« wäre? Und wer könnte sich anmaßen, es zu kennen? Wovon gehen wir aus, wenn wir diese Sätze aussprechen oder auch nur denken?

In der Regel kommen diese Sätze und Gedanken erst nach einem gewissen Zeitraum auf, in dem man der Kranken mit Verständnis und Geduld begegnet ist und ihr oft sehr viel Raum zum Klagen gelassen hat. Was also trägt dazu bei, dass die Situation kippen kann?

Zum einen gibt es einen kulturell geprägten Umgang mit Schmerzen oder anderen Einschränkungen. Im Medizinerjargon ist aus der Beobachtung, dass Menschen aus südeuropäischen Ländern ihre Beschwerden oft viel dramatischer äußern als jene aus nördlicheren, der Begriff des »Morbus mediterraneus« entstanden. Demgegenüber steht der Begriff des »Morbus germanicus«, der das Herunterspielen selbst erheblicher Beschwerden in unserer Kultur bezeichnet. Auch bei Krankheit »Haltung zu bewahren«, »sich nicht unterkriegen zu lassen« oder »sich zusammenzureißen«, dürfte sich für viele vertrauter anfühlen, als ausgiebig zu klagen und zu jammern. Während in der ersten Zeit einer Erkrankung oder nach einem Unfall Angehörige und Freunde dem Kranken mit großem Mitgefühl begegnen, entfalten bei längerer Dauer kulturelle Prägungen zunehmend ihre Kraft. In unseren Breiten implizieren diese die zuvor beschriebenen Attribute.

Zum Zweiten wird der Leistungsanspruch unserer Gesellschaft oft unüberlegt auf den Umgang mit Krankheit übertragen. Das betrifft nicht nur die – ausgesprochene oder nur stille – Erwartung, der Kranke solle »sein Bestes geben«, sondern auch jene, dass Heilungsprozesse möglichst schnell ablaufen sollten. Es ist gewiss ein natürlicher Wunsch, dass es der Angehörigen oder dem Freund so schnell wie möglich besser gehen möge. Mir geht es an dieser Stelle jedoch um die oft damit verbundene Erwartung, der oder die andere möge sich zusammenreißen und sich nicht »reinsteigern«, damit es schnell besser wird. Alles, was trotzdem länger dauert, irritiert, verärgert, verunsichert. Nicht zuletzt, weil es nicht nur die Kraft des Kranken, sondern auch jene der Begleitenden erschöpft.

Ich halte es für wichtig, sich als Begleitenden zu befragen, was von der eigenen Seite an Vorannahmen, Unterstellungen und fehlender Selbstfürsorge dazu veranlasst, dem kranken Menschen zu unterstellen, er würde sich »reinsteigern«. Vor allem deshalb, weil es aus der Außenperspektive unmöglich ist, das Ausmaß der Bedrückung realistisch einzuschätzen. Wir alle reagieren auf sehr persönliche Weise und wünschen uns, dass dies respektiert wird. Was also lässt mich annehmen, der andere »steigere sich rein«? Was macht es so schwer, die Klagen oder den verzögerten Verlauf weiterhin respektvoll zu begleiten? Was wäre zur Entlastung für beide Seiten nötig?

So anstrengend es für begleitende Menschen sein mag: Klagen und Jammern sind bei schwerer Krankheit verständlich und völlig normal. Manchmal wird das Klagen jedoch instrumentalisiert, um aus Bequemlichkeit mehr Zuwendung zu bekommen, obwohl manches auch aus eigener Kraft schon wieder möglich wäre.

Mitunter verbirgt sich hinter dem Dramatisieren allerdings nicht nur Bequemlichkeit, sondern die grundsätzliche Weigerung des Kranken, den Heilungsprozess eigenverantwortlich mitzugestalten (manchmal auch schlicht Unvermögen). Wenn ich klage und jammere, signalisiere ich: »Kümmere dich um mich!« (Und wenn du es nicht genug tust, klage ich noch stärker, damit du endlich weißt, wie schlecht es mir geht, und du dich dann um mich kümmerst.) Jammern ohne erkennbares Bemühen, die schwierige Situation auszuhalten oder selbst etwas zur Besserung beizutragen, kann für begleitende Menschen zu einer großen Belastung werden. Die Bemerkung »Jetzt steigere dich mal nicht so rein!« resultiert dann aus dem Wunsch, der Kranke möge sich anders verhalten, weil man es selbst nicht mehr aushält. Doch obwohl dieser Wunsch verständlich ist, dürfte er, wenn er auf diese Weise vorgebracht wird, eher Widerstand hervorrufen. Oder er lässt den Kranken in verletztem Groll verstummen.

Gelegentlich scheint auch die Befürchtung zu bestehen, dass sich der Betroffene nur noch mehr hineinsteigern wird, wenn ich ihn in seiner Angst ernst nehme. Häufiger wird nach meiner Erfahrung das Gegenteil der Fall sein. Durch Fragen wie »Da ich nicht in dir drinstecke, weiß ich nicht, warum das für dich so dramatisch scheint. Wie kann ich dir am besten beistehen?« oder »Du berichtest mir jeden Tag sehr detailliert davon, wie schlecht es dir geht, wie weh dein Bein tut, wie oft du erbrochen hast. Warum ist es dir wichtig, dass ich jedes Detail kenne?« oder »Was bräuchtest du, damit es für dich erträglicher wäre?« nehme ich den anderen ernst und beruhige oft bereits durch meinen Beistand.

> Ausgiebiges Jammern und Klagen zeigt den Wunsch nach emotionaler Entlastung und Mitgefühl. Erreicht wird manchmal das Gegenteil, weil der Helfende lieber flüchten möchte, wenn die Schilderungen zu detailliert oder zu massiv sind. Gedanken wie »Reiß dich mal ein bisschen zusammen!« sind ein Hinweis darauf, dass irgendetwas – im Umgang miteinander oder in den Erwartungen aneinander – nicht stimmt. Ein ruhiges Gespräch darüber, wie es einem als Begleitendem mit dem permanenten Jammern geht, ist besser, als wenn einem irgendwann der Kragen platzt. Wichtig ist dabei, behutsam und respektvoll zu bleiben und vor allem Fragen zu stellen. Und ebenso behutsam aber deutlich davon zu berichten, wie es einem damit geht: »Ich bin gern für dich da, aber die-

se Details überfordern mich. Es geht mir nicht gut damit.« Dann kann man gemeinsam nach einem Umgang suchen, bei dem der Kranke klagen und jammern kann, aber auch Raum für andere Themen bleibt. Und nach Möglichkeiten suchen, die dem Wunsch nach emotionaler Entlastung entgegenkommen wie zum Beispiel professionelle Begleitung oder Tagebuch schreiben.

»Du musst positiv denken!«

Annähernd beliebt, wie Ratschläge zu erteilen, ist die Aufforderung zum »positiven Denken«. Ihr liegt die Annahme zugrunde, dass man grundsätzlich mit »guten Gedanken« den Genesungsprozess positiv beeinflussen oder gar sich selbst heilen könne. Es gibt immer wieder Berichte darüber, dass dies einzelnen Menschen gelungen ist. Trotzdem halte ich diese Möglichkeit für begrenzter, als es oft suggeriert wird. Sie scheint mir eher magischem Denken zu entspringen, nicht zuletzt mit dem Zweck, Kontrolle über einen Heilungsverlauf zu bekommen, der nicht kalkulierbar ist. Da die Wirksamkeit positiver Gedanken auf den Heilungsverlauf – zumindest nach meinem Kenntnisstand – eher vermutet als belegt ist, stehe ich der Aufforderung ambivalent gegenüber.

Im Kapitel 3 »Krankheitsverarbeitung« habe ich die Hoffnung auf Heilung oder Besserung als stärksten Motor für den Genesungsprozess beschrieben. Es ist ebenso natürlich wie verständlich, für sich selbst, für einen Angehörigen oder Freund das Beste zu hoffen, über diese Hoffnung zu sprechen, in ihr Halt zu finden und sie sich und dem anderen in schwierigen Zeiten zurück ins Gedächtnis zu rufen. Gefühle wie Dankbarkeit, Zuversicht, Freude über einen schönen Moment oder innerer Frieden beeinflussen das emotionale Befinden ebenso auf eine gute Weise wie das Vertrauen auf den Beistand Gottes. Im Gegensatz zu nur positiven Gedanken sind sie jedoch ein *Empfinden*, das in seiner Unmittelbarkeit wahrheitsnäher sein und damit einen anderen und sehr viel stärkeren Einfluss haben dürfte.

Ähnlich näher dran an einem gesamthaften Empfinden sind heilsame Imaginationen, in denen man mittels Gedankenkraft Bilder oder Szenen entwirft, wie der Heilungsprozess oder die Zukunft bestmöglich verlaufen können. Im Gegensatz zum nur positiven Denken geht es dabei jedoch auch um die Frage, wie es mir dabei geht, wenn ich mich in diese oder jene vorgestellte Situation hineinversetze – ich verweile in Gedanken und mit den entsprechenden Gefühlen in diesen

Szenarien, schmücke sie aus, erlebe sie sozusagen vorweg. Doch auch hier dürften eher die auftretenden Gefühle als die bloßen Gedanken ihre Kraft entfalten.

Zwei weitere Aspekte schätze ich am positiven Denken ebenfalls: Ich bin überzeugt – obgleich ich es eher als »positives Schauen« bezeichnen würde –, dass das bewusste Wahrnehmen schöner Momente inmitten des Bedrückenden hilfreich sein kann: ein weiches Kissen, lindernde Schmerzmedikamente, ein warmer Tee, der Besuch einer lieben Freundin. Es nimmt zumindest zeitweise das Schreckliche aus dem Fokus der Aufmerksamkeit und kann dadurch entlasten.

Dasselbe gilt für Autosuggestionen, mittels derer man sich selbst Mut macht, zum Beispiel eine belastende Therapie oder Untersuchung durchstehen zu können. Wenn ich daran glaube, dass etwas gut gehen wird und ich es schaffen werde, fällt es mir leichter, mich der Situation zu stellen. Ebenso hilft der Glaube daran, dass mir eine Therapie helfen wird.

Und noch ein ganz anders gelagerter Aspekt ist wichtig: Positives Denken im Sinne der Überzeugung, dass Heilung doch noch gelingen könnte, kann davor bewahren, der schmerzhaften Tatsache ins Auge zu sehen, dass eine Krebserkrankung bereits weit fortgeschritten ist. Von außen mag das wie eine Maskerade anmuten. Aus der Perspektive des Kranken oder auch aus jener der begleitenden Angehörigen oder Freunde ist es ein Schutz, weil sie die Vorstellung vom drohenden Tod oder unerträglichen Leiden nicht aushalten können und ihre Angst vor dem Kommenden viel zu groß ist. Diese Haltung ist verständlich und sollte respektiert werden, auch wenn sie manchmal verhindert, bewusst Abschied nehmen zu können.

Meine Einwände gegen die Aufforderung zum positiven Denken beziehen sich auf mehrere Punkte. Als erstes auf die Formulierung selbst: Du *musst* positiv denken! Wer meint man zu sein, wenn man einem anderen Menschen mit Nachdruck vermittelt, er *müsse* dieses oder jenes tun? Er kann und vielleicht mag er – aber er *müsse?* Zusätzlich schwingt nach meinem Empfinden in dieser Formulierung nicht nur eine Erwartung an den Kranken, sondern auch ein Leistungsanspruch mit. Sie hat damit Ähnlichkeiten mit der im Kapitel 8 diskutierten Sichtweise, eine Krankheit sei eine »Lernaufgabe«. Etwas zugespitzt formuliert: Bleibt eine Besserung oder gar Heilung aus, hat der Kranke nicht positiv genug gedacht oder seine Lernaufgabe nicht gründlich genug bearbeitet. Dass so eine Erwartung, statt der Heilung zu dienen, Schuldgefühle oder Druck auslösen kann, liegt auf der Hand.

Zum Zweiten wird in der Erwartung, der Kranke müsse positiv denken, diesem oft die Akzeptanz verweigert, sich so äußern und entscheiden zu dürfen, wie es seinem Befinden entspricht. Eine Frau mit einer schweren Krebserkrankung berichtete mir, sie könne ihren Freunden nicht erzählen, wie viel Angst sie habe und wie traurig sie oft sei. Sofort würde sie belehrt, dass sie den »dunklen Energien« selbst Nahrung gäbe, wenn sie sich ihnen zuwenden würde, und dass sie positiv denken müsse. Seitdem weine sie nur noch hinter einer lächelnden Maske. Ein anderes Beispiel berichtete mir ein Nachbar: Eine Dame aus seinem Bekanntenkreis hätte sich das Leben genommen. Bereits weit jenseits der 80 und seit vielen Jahren mit einer schweren Krebserkrankung kämpfend, hatte sie ihr Leid nicht länger ertragen wollen. Als ich Verständnis äußerte, entgegnete er verwundert, dass er keines hätte, denn »man muss doch immer weiter hoffen«. Die innere Distanz zum Leid seiner Bekannten ließ ihn übersehen, dass von Hoffnung getragen zu sein etwas völlig anderes ist als hoffen zu *müssen*.

Das Konzept des positiven Denkens als schützende Distanz zwischen sich und die Erkrankte zu stellen, habe ich in milder Form auch erlebt. Als es mir einmal sehr schlecht ging, versuchte ein Freund, mich aufzumuntern. Es fielen Sätze wie »Du musst nach vorn schauen!«, »Es wird alles wieder gut!«, »Du musst optimistisch bleiben!« Ich warf ihn hinaus. Von ihm gut gemeint, lösten seine Worte bei mir das Gefühl aus, in meiner Not nicht ernst genommen zu werden. Anstatt mit mir die Trauer und Verzweiflung auszuhalten, flüchtete er sich in Aufforderungen zum Optimismus. Das ließ mich innerlich allein. Mir hätte es damals besser getan, wenn er einfach gesagt hätte: »Es tut mir leid, dass es dir so schlecht geht. Mich nimmt das auch mit. Wie kann ich dir die Situation etwas leichter machen?«

Möglicherweise werden meine Bedenken gegenüber diesem Konzept von einem Erlebnis verstärkt, das ich als junges Mädchen hatte. Als ich fünfzehn war, besuchte ich mit einem Freund ein gleichaltriges Mädchen, das an einer Leukämie litt, im Krankenhaus. In den Sommerferien hatten wir uns in einem Ferienlager kennengelernt. Inzwischen war Februar und sie lag blass und schwer krank im Bett. Wir unterhielten uns über die gemeinsame Zeit und redeten ihr immer wieder zu, dass sie bis zum nächsten Sommer gewiss gesund sein und wir erneut eine schöne Zeit im Ferienlager haben würde(n). Noch heute sehe ich ihren Blick. Um ihre Augen lagen tiefe Schatten. Sie lächelte tapfer und stimmte uns zu. Ihre Augen lächelten nicht mit. In ihnen waren Trauer und Nachsicht für uns, die es nicht besser wussten und optimistisch sein wollten.

Das Bild ihres Gesichts steigt in mir auf, wann immer ich mich dabei ertappe, mein Gegenüber aus dem Blick zu verlieren, weil ich mich zu sehr um Optimismus und Aufmunterung bemühe. Um Missverständnissen vorzubeugen: Ich bin jederzeit dafür, Optimismus und Hoffnung stärkend zu begleiten, wenn sie aus dem Betroffenen selbst kommen oder ich das Gefühl habe, dem anderen durch meine empfundene Hoffnung Halt und Orientierung zu geben. Meine Bedenken beziehen sich auf die Aufforderung von außen, der Erkrankte *müsse* hoffen oder optimistisch sein. So sehr sie zur – auch eigenen – Entlastung gedacht ist, so sehr lässt sie den Betroffenen allein. In der Annahme oder Hoffnung, unausgesprochen würden Trauer, Angst, Sorge oder Bedrückung wie von selbst verschwinden, nimmt sie den Raum für Gespräche, in denen diese Themen Platz finden dürfen.

> Ich habe aus den eben genannten Gründen die mehr gewohnheitsmäßig dahingesagte Aufforderung zum positiven Denken oft als hohl empfunden. Denn erst, wenn sich aus meiner Hoffnung ein dem Heilungsverlauf zuträgliches Handeln ableitet, bekommt das positive Denken inhaltlich Gewicht. Dieses Handeln kann sich nur an der gegebenen Situation und nicht an Luftschlössern orientieren und – so schwer es ist – den Weg in den Blick nehmen und nicht (nur) das Fernziel. Das kann auch bedeuten, Abschied zu nehmen und zu trauern. Denn manchmal kann »forciertes positives Denken« paradoxerweise auch verhindern, dass man sich Themen zuwendet, die dem Heilungsprozess dienlich wären.

In meinem eigenen Prozess stand der Glaube daran, dass alle meine Fähigkeiten zurückkehren und damit mein ursprünglicher Lebensentwurf erhalten bleiben würde(n), lange Zeit dem im Weg, meine Lebensveränderungen nicht nur vom Verstand her, sondern auch emotional akzeptieren zu lernen. Ich hatte mir monatelang eingeredet, dass ich gesund werden würde, und versucht, den immer stärker werdenden Schmerz über den Verlust meiner bisherigen Lebensentwürfe zu ignorieren. Erst als ich mich den Tatsachen und den damit verbundenen Gefühlen stellte, entwickelte sich allmählich eine Basis, von der aus ich vorsichtig positiv gestimmt in die Zukunft schauen konnte. Vielleicht geht es am Ende um jene Balance, bewusst nach Wegen und Möglichkeiten zu suchen, die mich weiter oder wieder hoffen lassen, diese zu nutzen und meinen Teil dazu beizutragen, dass sie Realität werden, *gleichzeitig* aber die Möglichkeit eines anderen Verlaufs oder gar des Scheiterns nicht zu verdrängen.

Da die Aufforderung zum positiven Denken oft tröstend gemeint ist, möchte ich noch kurz auf das Thema Trost eingehen. Der stärkste Trost war für mich, wenn ich mich in der konkreten Situation wahr- und ernst genommen fühlte und spürte, dass mein Gegenüber bereit war, sich auf mich einzulassen. In Zeiten großer Trauer bestand dies in stillem Beistand, in Zeiten der Wut über die Einschränkungen im gemeinsamen Aushalten meines emotionalen Aufruhrs.

Als eher unangenehm empfand ich dagegen tröstend gemeinte Relativierungen. Wenn ich mich zum Beispiel darüber beklagte, dass ich mich nur noch schlecht konzentrieren könne und es mir schwerfiele, ein Buch zu lesen, hörte ich gelegentlich: »Wir können uns doch alle mal nicht konzentrieren.« Als Trost gemeint, ignorierte diese Aussage, dass es für mich allein wegen der Ausprägung und des Dauerzustandes etwas fundamental anderes war, das meine Situation von dem »mal« der anderen unterschied. Deshalb gab mir dieser Satz weder Halt noch Trost.

Das Gefühl, innerlich allein zu bleiben, wird am häufigsten aus Situationen resultieren, in denen der Trost – unbewusst – nur vordergründig dem Erkrankten gilt. Denn mit »Ist doch nicht so schlimm« und »Wird schon wieder« spricht man auch sich selbst als Begleitendem Trost zu. Um wirklich dem Kranken beizustehen und ihn tröstend zu halten, muss ich mich ihm öffnen. Nur so kann ich auf jene Weise für ihn da sein, die er in diesem konkreten Moment braucht: in Stille, in gemeinsamer Klage oder gemeinsamer Hoffnung, im ironischen Brechen des Schrecklichen oder im ruhigen Gespräch.

Miteinander reden

Auch in Freundschaften oder Beziehungen, in denen man bislang offen über alles reden konnte, wird bei einer schweren Erkrankung die Kommunikationsfähigkeit auf eine harte Probe gestellt. Wann darf, muss, sollte etwas angesprochen werden? Darf ich einem schwerkranken Menschen sagen, dass mir etwas von seinem Verhalten fürchterlich auf die Nerven geht? Darf ich als Gesunde darum bitten, dass er sich um eine Veränderung bemüht? Darf ich ihm von meinen Problemen erzählen, die im Vergleich zu seinen vermeintlich Lappalien sind? Oder darf ich als Kranke sagen, dass mir die Art und Weise, wie mit mir umgegangen wird, nicht guttut? Vermutlich würden die meisten Menschen diese Fragen mit einem »Selbstverständlich!« beantworten. Das umzusetzen, gelingt aber nicht immer.

Offen miteinander zu reden, wird bei schwerer Krankheit häufig als Minenfeld empfunden, auf das man sich besser nicht begibt. Einer der Gründe besteht in der Angst, dass durch das An- und Aussprechen manches real und konkret würde. Obwohl man weiß, dass das Aussprechen nichts an den Fakten verändert, kann diese Angst hemmen.

Davon berichtete mir eine Freundin, deren Partner schwer an Krebs erkrankt war. Trotz intensiver Therapie zeichnete sich bereits nach einigen Monaten ab, dass er diese Erkrankung nicht überleben würde. Ihm war das klar. Ihr war das klar. Doch selbst als es ihm immer schlechter ging, konnten beide nicht darüber sprechen, ob er Wünsche bezüglich seiner Trauerfeier oder der Art der Bestattung hätte. Die Angst, durch solch ein Gespräch den Tod »herbeizureden«, ließ beide verstummen. Einige Jahre später vermutete die Freundin, dass es den Umgang miteinander erleichtert hätte, wenn sie offen zueinander gewesen wären. Denn beide quälten sich ja mit dem Gedanken an den drohenden Tod, wollten ihn aber vor dem anderen verbergen. Er war zu bedrohlich, um ihn zum Thema machen zu können.

Etwas nicht anzusprechen, kann weiterhin aus dem Bedürfnis entstehen, den anderen zu schützen. Bereits an anderer Stelle habe ich von meinen Versuchen berichtet, meinen Schmerz und meine Trauer vor Freunden und Angehörigen zu verbergen, weil ich ihnen weder diese noch mich selbst in diesen Zuständen zumuten wollte. Allerdings steckte hinter dem gut gemeinten Schutz der anderen vor allem ein Selbstschutz: Ich mochte mich im Schmerz, in der Angst oder Verzweiflung nicht zeigen. Ich mochte oder konnte (noch) nicht dazu stehen, verletzlich und schwach zu sein. Lieber flüchtete ich in die Vorstellung, dass ich meinen Schmerz nicht zeigte, weil ich die mich begleitenden Menschen vor meiner großen Not schützen wollte. Damit nahm ich ihnen jedoch die Möglichkeit, eigenverantwortlich zu entscheiden, ob und bis zu welchem Punkt sie an meiner Seite bleiben wollten. Und so blieben tröstend gemeinte Worte wegen der fehlenden Offenheit oft in Allgemeinplätzen stecken. Mit dem gut gemeinten Schutz der anderen hatte ich mir selbst ein Bein gestellt.

Ein weiterer Aspekt des Selbstschutzes war meine Sorge, dass ich die Traurigkeit oder den Schmerz meiner Angehörigen nicht aushalten könnte. Ebenso, wie sie mit mir litten, wäre es mir sehr nahe gegangen, sie leiden zu sehen. Vorausahnend, dass ich die Kraft dazu nicht hätte, schwieg ich oft lieber über meine Situation.

> Nahestehende Menschen schützen zu wollen und trotzdem Hilfe für die eigene Not zu erhalten, bedarf guter Balance und Abwägung in verschiedener Hinsicht. Erstens muss man auf sich selbst schauen und sein Befinden ernstnehmen: Wie geht es mir? Habe ich heute die Fähigkeit, die Traurigkeit allein auszuhalten und mich selbst zu versorgen oder brauche ich unterstützende Begleitung? In Zeiten, in denen man täglich Hilfe braucht oder das Befinden Schwankungen unterliegt, geht es tatsächlich um die Klärung der Frage, ob ich *heute* allein zurechtkommen könnte. Nicht morgen oder die ganze Woche, sondern heute.

Das führt zum zweiten Punkt, zum Blick auf den anderen: Wem möchte und kann ich mich anvertrauen? Als Kranke bin ich immer auch Freundin, Partnerin, Schwester oder Tochter. Ich nehme die Belastung meiner Angehörigen und Freunde durch meine Erkrankung wahr und sorge mich um sie. Deshalb muss ich mich zum Beispiel fragen, ob ich heute zu ihrer Entlastung gut allein zurechtkomme oder wirklich Hilfe brauche. Wie kann ich mich trotz meiner Hilfsbedürftigkeit so verhalten, dass ich ihre Hilfsbereitschaft nicht ausnutze, sondern nur soweit wie nötig in Anspruch nehme? Gibt es andere Menschen, denen ich mich anvertrauen kann, um meine Angehörigen zu entlasten?

Ich halte diese Selbstbefragung für außerordentlich wichtig. Als Kranke beanspruche ich wegen meiner Befindlichkeiten und Nöte ohnehin die Zeit und die Aufmerksamkeit anderer Menschen in größerem Maße. Mit »Informationen in Echtzeit« über jedes Bauchkneifen nötige ich sie jedoch zu einem Ausmaß an Aufmerksamkeit, das mir nicht zusteht. Es mag mich selbst entlasten, weil ich mit meinen Beschwerden nicht mehr allein bin. Dennoch ignoriert es die Tatsache, dass die mich begleitenden Menschen ein eigenes Leben mit eigenen Themen und Verpflichtungen haben. Ich habe kein Recht darauf, meine Beschwerden für sie zum Dauerthema zu machen.

Und drittens geht es um die Frage, welche Art der Hilfe meine Freunde und Angehörigen leisten können, ohne zu stark an ihre Belastungsgrenzen zu kommen. Soll ich ihnen detailliert von meinem Schmerz berichten oder wäre professionelle Hilfe angemessener? Bin ich bereit, zu ihrer Entlastung zum Beispiel einer häuslichen Krankenpflege zuzustimmen, oder beharre ich auf der Pflege durch die Familie?

Nach meiner Erfahrung ist es für alle Beteiligten am besten, offen darüber zu sprechen. Das ist oft nicht einfach, auch mir gelingt es nicht immer. Geht es um Bedrückungen, die ich bislang zurückgehalten habe, steige ich meist mit einem »Ich möchte dir etwas erzählen, worüber ich bislang nicht sprechen konnte« ein. Damit ist für mein Gegenüber klar, dass es sich um ein persönliches und mich (früher) belastendes Thema handelt. Er oder sie kann sich darauf einstellen und einlassen oder darum bitten, es mit jemand anderem zu besprechen, weil es – womöglich – auch den Zuhörer zu sehr beschwert.

Geht es dagegen um Hilfe durch den anderen, bedanke ich mich in der Regel zunächst für die (bisherige) Begleitung oder für die Bereitschaft, mir zu helfen.

Wenn ich jedoch den Eindruck habe, dass die Hilfe den anderen – emotional oder zeitlich – stark belasten würde, spreche ich es an. Meinen Eindruck oder Wunsch zu formulieren und mit einer Frage zu verbinden, hat sich als hilfreicher erwiesen als Feststellungen zu treffen. Zum Beispiel sage ich: »Du machst auf mich einen erschöpften und gestressten Eindruck. Ich würde mich über deine Hilfe freuen, aber es wäre mir unangenehm, dich zusätzlich zu belasten. Was meinst du?« Durch diese Formulierung lasse ich die Verantwortung, ob er oder sie mir helfen möchte, beim anderen, formuliere aber trotzdem mein Befinden und meine Bedürfnisse. Das ermöglicht ein Gespräch, in dem beide Seiten einen gemeinsamen Weg finden: Vielleicht kann die Hilfe wie angedacht stattfinden, vielleicht an einem anderen Tag, vielleicht durch jemand anderen. Demgegenüber entscheide ich mit einem noch so gut gemeinten »Du hast gerade so viel Stress im Job, lass das mal!« für den anderen und möglicherweise an ihm vorbei.

Die Schwierigkeit, sich zur eigenen Verletzlichkeit oder Belastungsgrenze zu bekennen, gibt es ebenso auf der Seite der Helfenden. Eine Frau begleitete zum Beispiel über Jahre ihre Freundin durch die Höhen und Tiefen einer manisch-depressiven Psychose. Nach vielen Wochen einer manischen Episode, in der auch sie als Begleitende durch unzählige dramatische Ereignisse und abrupte Wendungen unter Daueranspannung stand, zog sie sich weitestgehend zurück. Sie fühlte sich ausgebrannt und hatte das Gefühl, ohnehin nichts bewirken zu können. Als ich sie Jahre später fragte, ob sie damals über die Gründe ihres Rückzugs mit der Betroffenen gesprochen habe, verneinte sie dies. Wegen der manischen Überdrehtheit der Freundin sei es nicht möglich gewesen. Außerdem habe sie nicht durch eine Botschaft wie »Ich kann dein Gestört-Sein nicht mehr aushalten« verletzen wollen. Das kann ich nachvollziehen.

Manchmal verbirgt der Wunsch, nicht verletzen zu wollen, jedoch auch den fehlenden Mut, sich zur eigenen Begrenztheit zu bekennen, Abgrenzung zu wagen und dazu zu stehen. Ein sprachloser Rückzug verletzt unter Umständen nicht minder. Um diesen Mut fassen zu können, mag folgende Vergegenwärtigung hilfreich sein: Nicht nur ich bin dem Kranken eine Freundin, sondern er ist auch mir ein Freund. Als solcher ist es ihm ein Anliegen, dass es auch mir gut geht. Darauf kann ich vertrauen (abgesehen von Krankheitsbildern, in denen der Realitätsbezug erheblich gestört ist). Ebenso, wie ich mich ihm zur Verfügung stelle, mich mit seinem Kummer belasten zu dürfen, wird er Verständnis dafür haben, wenn ich trotz aller Bereitschaft eine Atempause nötig habe.

Gelegentlich spitzt die krankheitsbedingt veränderte Situation bestehende Unausgewogenheiten in Freundschaften zu. Das erschwert eine offene Kommunikation umso mehr. Am Anfang der Erkrankung besuchte mich zum Beispiel eine bislang enge Freundin häufig, doch jeweils nur »auf einen Sprung« von etwa zwanzig Minuten, den sie als Zwischenstopp auf dem Weg von oder zu anderen Verabredungen, zur Universität und zu Vernissagen, Kino- und Clubbesuchen erübrigen konnte. Sie war wie auf der Durchreise: innerlich noch im Davor oder schon im Danach, jedoch nicht bei mir. Ich konnte verstehen, dass die anderen Aktivitäten um einiges reizvoller waren als ein Krankenbesuch. Gleichzeitig fühlte ich mich wie ein Tagesordnungspunkt, der abgehakt werden musste, um dem Gebot der freundschaftlichen Begleitung und Hilfe gerecht zu werden. Hinzu kam wegen der langen Zeit der Erkrankung mein Gefühl, kein Recht auf mehr gemeinsame (und sie womöglich langweilende) Zeit zu haben. Dabei hätte es gar kein »Mehr« an Zeit gebraucht, sondern eine andere Qualität. Seltenere Besuche, dafür mit Ruhe, innerer Präsenz und Achtsamkeit, hätten mir besser getan. Ihrem Zeitmanagement ebenso. Doch wir redeten nicht darüber. Schon früher hatten wir Probleme damit, Schwierigkeiten in unserem Umgang anzusprechen und zu klären. Durch dieses Unvermögen spitzte sich die Situation allmählich zu. Nach einigen Wochen riet sie mir, langsam mal in die Gänge zu kommen, bevor man mich endgültig für die Gesellschaft abschriebe. Vor dem Hintergrund ihrer anfangs häufigen, später seltenen Stippvisiten fühlte ich mich zunehmend *von ihr* abgeschrieben – und hörte ihren Satz entsprechend. Es kam zu einem großen Knall, den unsere Freundschaft nicht überstand. Dass dieser Satz in anderer Hinsicht jahrelang in mir arbeiten würde, ahnte ich noch nicht.

Nicht nur Schwierigkeiten im Umgang miteinander sind angesichts der veränderten Situation oft schwerer zu klären, auch das ganz normale Alltagsgespräch wird manchmal als Mienenfeld empfunden: Was kann und darf ich jemandem erzählen, der schwer krank im Bett liegt? Darf ich zum Beispiel davon berichten, wie viel Spaß wir beim Eislaufen hatten oder wie toll der neue Film im Kino ist? Oder besser nicht, weil ihn das traurig macht? Darf ich von meinen Sorgen erzählen oder belaste ich den anderen damit zusätzlich? Aus eigener Erfahrung möchte ich begleitende Menschen dazu ermuntern, dem Kranken von ihrem Leben, ihren Erlebnissen und Plänen, aber auch von ihren Sorgen und Problemen zum Beispiel auf der Arbeitsstelle zu berichten. Ich habe es vielfach selbst erlebt, dass diese Themen mit dem Verweis, man wolle mich damit nicht belasten, denn es seien »Peanuts« im Vergleich zu meinen Problemen, von mir ferngehalten wurden. Das war gut gemeint, doch ich fühlte mich ausgeschlossen. Da mich meine Einschränkungen oft genug schon an gemeinsamen Aktivitäten hinderten, hatte ich den Wunsch, wenigstens über Erzählungen, kleine Videos oder Fotos am Leben meiner Freunde weiter teilzuhaben und – wenn auch begrenzt – für ihre Sorgen da sein zu können. Wenn es mir zu viel wurde oder ich das Gefühl hatte, heute ertrage ich die Schilderungen einer abenteuerlichen Kanutour nicht so gut, dann habe ich es gesagt. Ansonsten eröffneten mir diese Berichte jedoch Räume, die ich aufgrund meiner Einschränkungen nicht (mehr) betreten oder erleben konnte.

Das Bemühen meiner Freunde und Angehörigen, mich zu schützen, wurzelte womöglich im nächsten Punkt: dem Empfinden einer veränderten Augenhöhe.

Die veränderte Augenhöhe

Nach einem Unfall oder bei einer schwerwiegenden Erkrankung dominieren die Beschwerden und ihre medizinische Versorgung, die Einschränkungen und Klagen häufig und manchmal sogar für lange Zeit den Umgang miteinander. Das macht es für die Betroffene und für ihre Familie und Freunde schwierig, das jenseits der Krankheit Vorhandene, das Gesunde im kranken Menschen noch oder wieder wahrzunehmen. Um als Begleitende der Kranken auch von meinen Sorgen zu berichten und sie vielleicht um Rat zu fragen, muss ich ihr zutrauen, dass sie trotz schwerer Krankheit keineswegs nur die Hilfsbedürftige ist, sondern ein Mensch mit vielen Eigenschaften, der Entscheidungen treffen oder beratend helfen kann. Dieses Zutrauen mag insbesondere dann schwierig sein, wenn durch eine ausgeprägte Hilfsbedürftigkeit ein – echtes oder zumindest empfundenes – Gefälle in einer Freundschaft oder Beziehung entsteht.

In einem Kinofilm über die Streif, die schwerste Abfahrtsstrecke der Welt, berichtete die Frau eines verunglückten Skifahrers, dass sich nach seinem dramatischen Unfall die »Augenhöhe« in ihrer Ehe verändert habe und es ein schwieriger Weg sei, zur ursprünglichen zurück zu finden. Spontan konnte ich das nachvollziehen, spürte aber in den Tagen nach dem Kinobesuch, dass dieser Satz mit einem Fragezeichen versehen in mir hängen geblieben war. Das Fragezeichen bezog sich dabei nicht auf das Empfinden jener Frau, sondern auf das Thema der veränderten Augenhöhe an sich. Es ist mir von beiden Seiten bekannt: als Hilfsbedürftige während der Erkrankung und im Genesungsprozess und als Helfende in der Begleitung meines älter werdenden Vaters.

Die »äußere Augenhöhe« kann durch Bettlägerigkeit oder einen Rollstuhl, durch Pflegebedürftigkeit oder gar Bewusstlosigkeit, Demenz, Lähmungen oder Sprachprobleme erheblich verändert sein. Hinzu kommt, dass sich Familienangehörige oder enge Freunde um die Organisation des täglichen Lebens – angefangen bei der Pflege, dem Einkauf von Lebensmitteln und dem Putzen der Wohnung bis hin zu Behördengängen – kümmern, weil es der Kranke vorübergehend oder dauerhaft nicht mehr selbst erledigen kann. Dadurch entsteht ein neues Verhältnis von Geben und Nehmen, von Angewiesen-Sein und Unterstützung, deren Asymmetrie gelegentlich auch dann als veränderte Augenhöhe wahrgenommen wird, wenn der Kranke weder bettlägerig ist noch einen Rollstuhl benötigt.

Für begleitende Menschen ist es oft schwierig abzuwägen, wann welche Unterstützung dem Heilungsprozess dient und wann sie ihn möglicherweise hemmt. Letzteres ist dann der Fall, wenn das Empfinden einer veränderten Augenhöhe – sowohl beim Helfenden als auch aus der Perspektive des Kranken – nicht (mehr) den Tatsachen entspricht. Zum Beispiel ließ sich ein Bekannter, der nach einem Schlaganfall an einer halbseitigen Lähmung litt, trotz Besserung weiterhin von seiner Ehefrau bedienen. Er ging an einem Vierpunktstock und verweigerte die Beteiligung am häuslichen Geschehen sowie am Gelingen des selbstständig geführten Geschäfts. Als ich die Eheleute einmal besuchte, übte ich mit meinem Bekannten zu gehen. Meine unterstützende Hilfe bestand dabei vor allem in kontinuierlichem Ermutigen und langsamem Neben-ihm-her-Laufen. Nach wenigen Tagen konnte er kurze Strecken sogar ganz ohne Hilfsmittel bewältigen. Zudem stellte sich heraus, dass er insgesamt erheblich fitter war, als er es sich selbst und auch seine Ehefrau ihm zugetraut hatte. Diese freute sich und war gleichzeitig wütend, weil ihr Mann sich plötzlich anstrengte, »bloß weil eine junge Frau im Haus war«. Sie fühlte sich ausgenutzt und von ihm aus Bequemlichkeit allein gelassen. Wie viele Angehörige hatte sie nicht einschätzen können, welche Fähigkeiten noch oder wieder vorhanden waren und an welcher Stelle lediglich die Bequemlichkeit des Umsorgt-Werdens genossen wurde. Immerhin wurde ihr klar, dass sie durch ihre umfängliche Hilfe und Nachsicht ebenfalls einen Anteil an der Festigung des »Gefälles« hatte, das einen realistischen Blick auf die aktuellen Fähigkeiten und Probleme ihres Mannes verstellte.

> Häufig gibt es lange Phasen, in denen eine Diskrepanz zwischen den vorgestellten und den realen Fähigkeiten besteht, und zwar sowohl aus der Sicht des Kranken als auch aus jener des Helfenden. Als Kranker stellt man sich manches viel einfacher vor und kann es am Ende noch gar nicht (wieder), während man bei anderen Dingen, vor denen man sich regelrecht gefürchtet hat, von sich selbst überrascht ist, weil es viel besser geht als erwartet.

Insbesondere nach langen Krankheitsphasen nehmen Angehörige oder Freunde dem Kranken lieber etwas zu viel als zu wenig ab. Dies geschieht in dem Bemühen, Gefahren zu umgehen, da er zum Beispiel stürzen oder sich beim Teekochen verbrühen könnte. Vielfach wollen sie ihn auch deshalb entlasten, weil er durch die Zeit in Krankenhaus und Reha ohnehin schon so vielen Belastungen ausgesetzt war, dass er sich erholen und »erstmal gesund werden« soll. Doch so gut dies gemeint ist: Es hält den anderen in der Rolle des Kranken. Von beiden Seiten wird viel Fingerspitzengefühl benötigt, um die realen Fähigkeiten des Kranken wahrzunehmen. Denn erst durch die achtsame Abwägung von Fähigkeiten, Schwierigkeiten und Hilfebedarf können sich erstere weiterentwickeln.

Eine realistische, das heißt umfassendere Sicht auf die Situation des Kranken zu entwickeln bedeutet, ihn in seinen Schwierigkeiten anzunehmen und ihn darin, aber ebenso in seinen Fähigkeiten ernst zu nehmen und ihn soweit wie möglich in den Alltag einzubinden.

Das heißt, zum Beispiel, mal zu sagen: »Bitte trockne du das Geschirr ab. Es wäre eine große Hilfe für mich, auch wenn ich weiß, dass es für dich anstrengender ist als für mich.« Wenn ich unsicher bin, was dem Anderen (wieder) möglich ist, kann ich nachfragen: »Ich weiß nicht genau, wie es dir heute geht und ob du XY machen könntest, aber ich könnte deine Unterstützung gebrauchen. Was meinst du?«

Die Schwierigkeit des Abwägens, wann helfend eingegriffen werden müsste, mag noch größer sein, wenn Dritte dabei sind und die Gefahr besteht, den anderen durch zu viel oder zu wenig Hilfe bloßzustellen oder zu entwürdigen. Das erlebte ich in der Begleitung meines Vaters. Während er den Alltag auch jenseits der 87 gut allein bewältigte, brauchte er zum Beispiel Unterstützung bei Arztbesuchen. Oft wusste ich nicht, ob mein Vater alle Informationen aufgenommen hatte oder nur nickte, weil er schnell wieder nach Hause wollte. Ich stand dann vor der Entscheidung, ihn im Arztgespräch zu fragen, ob er alles verstanden hatte – und ihn dadurch womöglich bloßzustellen. Oder es zu lassen und zu riskieren, dass er Untersuchungen oder Behandlungen zustimmte, die er gar nicht wollte. Ich wollte ihm seine Würde lassen und gleichzeitig dafür sorgen, dass alles in seinem Sinne geschah. Schließlich vereinbarten wir, jeweils wenige Tage vor einem anstehenden Arztbesuch zu besprechen, welche Fragen geklärt werden sollten und welchen Untersuchungen oder Behandlungen er auf keinen Fall zustimmen würde. Diese notierte ich auf einem Zettel, an dem ich mich in der Sprechstunde orientierte. Ich überließ das Gespräch meinem Vater und griff nur ein, wenn die Angebote des Arztes deutlich von dem zuvor Besprochenen abwichen.

Genau abzuwägen, wann welche Hilfe nötig ist, kann im fortschreitenden Genesungsprozess eine größere Herausforderung sein als in der akuten Krankheitsphase, weil sich Fähigkeiten und Einschränkungen immer wieder verändern. Bezüglich meiner eigenen Einschränkungen habe ich die besten Erfahrungen damit gemacht, von mir aus anzusprechen, welche Unterstützung ich wann brauche. Doch das musste ich erst lernen. Zum Beispiel bin ich in einer unruhigen und lauten Umgebung bis heute schnell überfordert. In so einer Situation verstärken sich die Koordinations- und Gleichgewichtsstörungen, auch die Wortfindungs- und Konzentrationsstörungen nehmen zu. Die Überforderung sieht man mir an: Ich werde blass und wirke innerhalb weniger Minuten völlig erschöpft. Anfangs wurde diese Situation von außen oft als »Kreislaufproblem« falsch eingeschätzt. Zu erschöpft, um mein Problem zu erklären, sollte ich mich hinsetzen und etwas trinken. Dadurch blieb ich in der lauten und unruhigen Umgebung, was meine Erschöpfung weiter verstärkte. Erst als ich begann, den anderen *vorher und von mir aus* zu erklären, was möglicherweise auftreten kann und welche Unterstützung mir hilft, kam es zu einer Entlastung für beide Seiten. Allerdings musste ich diese Hinweise über die Jahre immer wieder anpassen, da sich meine Fähigkeiten weiterentwickelten und ich jetzt weniger oder eine andere Unterstützung brauche als früher.

Um auf die Augenhöhe zurückzukommen: Den Kranken so gut wie möglich wahrzunehmen und ihm gerecht zu werden, bedeutet auch, neben der äußeren die »innere Augenhöhe« zu beachten und mich von dieser leiten zu lassen. Dabei beziehe ich mich auf das, was jenseits der Krankheit oder der Einschränkungen an Fähigkeiten, Eigenschaften, Talenten oder (Ab-)Neigungen in dem Betroffenen vorhanden ist, das heißt, was sein Wesen, sein »So-Sein« ausmacht.

Das Ansprechen auf der Ebene der »inneren Augenhöhe« tut gut. Eine Psychologiestudentin berichtete mir von einer sie auch nach Jahren noch berührenden Situation. In einem ambulanten Reha-Zentrum betreute sie eine junge Frau, die nach einem Schlaganfall schwere Beeinträchtigungen zurückbehalten hatte. Sie brauchte zum Beispiel Begleitung bei der Benutzung einer Toilette, weil sie nicht mehr wusste, wie man die Hose öffnet und wieder schließt. Trotzdem war ihr Wissen, das sie vor dem Schlaganfall als Theologin erworben hatte, vorhanden. Während der Osterzeit stellte ihr die Praktikantin aus eigenem religiösen Interesse mehrere Fragen zum Thema Ostern und zur Auferstehung. In diesen Gesprächen blühte die junge Frau auf, sie wurde lebendig, ihre Augen leuchteten. Es tat ihr sichtbar wohl, nach langer Zeit mal wieder als Fachfrau befragt und nicht nur als Patientin wahrgenommen zu werden.

Ich genoss ebenfalls jene Momente, in denen Freunde oder Angehörige meinen Rat als Ärztin suchten. Doch auch im allgemeinen Umgang empfand ich es als wohltuend und hilfreich, wenn die mich begleitenden Menschen zwar auf meine Einschränkungen Rücksicht nahmen, mir aber trotzdem normal begegneten. Die Normalität half mir, das Unnormale dieser Lebensphase auszuhalten. Meine Angehörigen und Freunde unterstützten mich nach Kräften, aber sie schufen mir keinen unnötigen Schonraum. Es tat gut zu spüren, dass sie mich auch in meinen nicht-krankheitsbedingten Schwächen oder Unzulänglichkeiten ernst nahmen und zum Beispiel den Stapel zu spülenden Geschirrs ironisch kommentierten, anstatt mir in der Annahme zu begegnen, ich sei noch immer so krank, dass ich noch nicht einmal abwaschen könne.

Ein Bekannter, der an Multipler Sklerose erkrankt ist, erzählte Ähnliches. Während einer depressiven Phase, in der er erheblich mit der Krankheit haderte, rasierte er sich und hinterließ das Waschbecken voller Haare. Seine Frau holte ihn von der Couch zurück ins Bad und sagte, er könne gleich wieder in seiner Trübsal versinken, aber zuvor beseitige er bitte diese Schweinerei, denn das könne er trotz seiner Krankheit. Eine harte Ansage, aber er fand sie gut. Ebenso wie mir tat es ihm wohl, in seinem »So-Sein« angesprochen, ernst genommen und – in diesem Falle für seine Unachtsamkeit – kritisiert zu werden. So kurios es klingt: Nach Wochen oder gar Monaten, die von Rücksichtnahme und Verständnis geprägt waren, kann es regelrecht erfrischend sein, wenn man mal wieder zurechtgewiesen wird – es fühlt sich so normal an. Und bei allem Zugeständnis, dass kranke oder eingeschränkte Menschen gelegentlich oder oft ein Mehr an Rücksichtnahme brauchen, darf sich dieses nicht auf das Dulden von Verhaltensweisen ausdehnen, die lediglich der Bequemlichkeit oder Nachlässigkeit geschuldet sind.

> Derjenige, der krank ist, ist immer mehr als seine Krankheit oder seine Einschränkungen. Heilung erfolgt auch über das Wahrnehmen des Gesunden, das trotz der Krankheit in jedem Menschen ist. Indem ich dem Kranken ermögliche, dieses in ihm Lebendige und dem Leben Zugewandte wahrzunehmen und zu stärken, unterstütze ich ihn im Heilungsprozess und werde ihm in umfassenderer Weise gerecht.

Um noch einmal auf die veränderte Augenhöhe zurückzukommen: Gelegentlich geschieht es, dass Angehörige versuchen, die wahrgenommene Asymmetrie in der Augenhöhe darüber auszugleichen, dass sie ihre eigenen Freizeitaktivitäten fast bis auf Null reduzieren, weil der Partner seine bisherigen nicht mehr ausüben kann und man sich solidarisch zeigen möchte. Das ist gut gemeint, hat aber Schattenseiten. Mir erzählte eine Frau, deren Mann einen Schlaganfall erlitten hatte, dass sie praktisch nichts anderes mehr mache, als arbeiten zu gehen und danach

Zeit mit ihrem Mann zu verbringen; weder Treffen mit ihren Freundinnen noch Sportstudio noch Fahrradtouren noch irgendetwas anderes sei drin. Und zwar nicht etwa, weil ihr Mann ständig Unterstützung bräuchte, sondern weil sie ihren Mann – der sie seinerseits zu diesen Aktivitäten ermunterte – nicht traurig oder gar eifersüchtig machen wolle. Allerdings spürte sie wegen des Verzichts zunehmend einen solchen inneren Druck, dass sie schon mehrfach auf der Arbeitsstelle »so sehr ausgerastet [sei], dass ich Gegenstände quer durch den Raum geworfen habe«. Ihrem Mann gegenüber äußerte sie sich zu diesem Druck nicht, »damit er nicht denkt, ich mache ihm Vorwürfe wegen seiner Krankheit«. Nach mehreren Monaten wurde der Druck so groß, dass sie psychosomatische Beschwerden entwickelte. Durch die therapeutische Hilfe, in die sie nun einwilligte, gelang es ihr, ihre Freizeitaktivitäten wieder aufzunehmen. Sie stellte gleichermaßen erstaunt wie erfreut fest, wie gut ihr daraus resultierendes Wohlbefinden auch ihrer Ehe tat, statt diese, wie befürchtet, zu beeinträchtigen.

Berühren und sich berühren lassen

Zum Abschluss möchte ich noch kurz auf einen Punkt eingehen, dessen Bedeutung für kranke Menschen mir lange Zeit nicht klar war. Ich kann nur vermuten, dass mir einerseits meine »Sozialisation zur Ärztin« im Weg stand, in deren Rahmen Berührungen an sich und deren Qualität nie thematisiert wurden, und andererseits gewiss auch meine eigene Scheu, die ich nach meiner Erkrankung lange Zeit gegenüber körperlichem Kontakt spürte.

Im vorherigen Kapitel ging es darum, wie sich die Beziehung zu sich selbst und zum eigenen Körper bei Krankheit verändern kann. Das nur selten bewusste »Leib-Sein« spielt indes auch im Umgang miteinander eine große Rolle, nehmen wir doch darüber körperliche Fühlung zueinander auf, erfahren Nähe und erleben Zärtlichkeit, grenzen uns durch Bewegungen ab und gestalten über die Körperhaltung, Stimmlage, Mimik und Gestik unsere Gespräche mit. Die Haut ist zudem nicht nur unser größtes Organ, sondern gleichermaßen unsere Grenze und Kontaktfläche zur Umwelt.

Nach einem Unfall oder bei einer schweren Erkrankung sind beide Seiten – der kranke Mensch und seine Angehörigen und Freunde – mit einem zunächst noch unvertrauten körperlichen »So-Sein« konfrontiert, das sich fremd anfühlen kann. Nicht selten ändert sich (dadurch) die Art und Weise der körperlichen Begegnungen: Pflegende und unterstützende Berührungen kommen hinzu, zärtliche nehmen oft ab. Manchmal wird erotische Nähe gar nicht mehr gewagt, weil man unsicher ist oder ungewohnte Gerüche, Schmerzen oder Ausschlag zurückschrecken lassen. Doch auch das Gegenteil ist möglich: schier überfließende Zärtlichkeit angesichts der Verwundungen des geliebten Menschen. Und natürlich gibt es eine weitere Form von Berührung, die wir jenseits von Krankheit aus Krisenzeiten kennen: freundschaftlicher Beistand durch körperliche Nähe.

Ich selbst habe pflegende Berührungen bei früheren Erkrankungen – nach der Enzephalitis brauchte ich »nur« Unterstützung – ambivalent erlebt. Einerseits war ich dankbar für das frische Gefühl auf der Haut und den Duft von Pflegeprodukten. Andererseits empfand ich Scham, dass mein Partner mich waschen musste, weil ich es nicht selbst tun konnte. Dabei ging es – wie ich es auch schon als Pflegende auf der Intensivstation erlebt hatte – nicht um das körperliche Nacktsein, sondern um den Punkt, mich mit meiner aktuellen Unfähigkeit sogar bei basalen Dingen jemandem zumuten zu müssen. Dieses Gefühl war umso stärker, je stärker mein Partner zum Beispiel aus beruflichen Gründen unter Zeitdruck stand oder schlicht ungehalten war, weil ihn mein Zustand ebenfalls belastet hat.

Trotz dieser eigenen Erfahrungen hatte ich mir früher nie Gedanken darüber gemacht, dass auch pflegende Berührungen – jenseits des Zwecks der Körperpflege – in erster Linie und auf einer ganz basalen Ebene Kontakte zwischen zwei menschlichen Körpern sind, die darüber miteinander kommunizieren, Botschaften vermitteln, Gefühle und Reaktionen auslösen. Scheinbar dieselbe Berührung kann dabei ganz unterschiedliche Qualitäten haben – ruhig, behutsam, grob, flüchtig, hektisch, nachlässig, gedankenlos, angespannt – und wird entsprechend Wohlbefinden oder Trost, Freude oder Anspannung, vielleicht auch Traurigkeit oder eben Scham hervorrufen. Jill Taylor (2008, S. 154f.) schrieb nach ihrer Hirnblutung: »Ich brauchte Menschen, die Verantwortung für die Art von Energie übernahmen, die sie mir brachten.« Dasselbe gilt für die Qualität der körperlichen Kontakte, die ich aufnehme, und zwar nicht nur in Bezug auf die Art und Weise, wie ich jemanden anfasse, sondern auch im Hinblick auf die Weichheit der Handtücher, die ich benutze, den Duft und die Hautverträglichkeit der Seife, die Temperatur des Wassers und so weiter. Manchmal mag man bestrebt sein, aufgrund der Intimität bei der Körperpflege eine betont sachliche Atmosphäre zu schaffen, um die vielleicht beidseits vorhandene Unsicherheit zu begrenzen. Doch selbst dann bleibt es eine (körperliche) Begegnung zwischen zwei Menschen, die beide Seiten gestalten.

Ähnliches gilt, wenn es sich um schwerste Krankheitszustände handelt und man als begleitender Mensch aufgrund der Bewusstlosigkeit, der vielen Verbände oder auch wegen körperlicher Schmerzen gar nicht weiß, wo und wie man den anderen anfassen könnte. Gelegentlich wird die Unsicherheit so groß, dass man Berührungen gar nicht mehr wagt. Und doch schreibt Jill Taylor:

> »*Ich brauchte die Nähe von Menschen, die keine Scheu vor mir hatten.* Ich war auf Freundlichkeit angewiesen. Es war für mich wichtig, dass man mich berührte, mir den Arm streichelte oder mir sanft das Gesicht abwischte, wenn ich sabberte« (Taylor, 2008, S. 154, Hervorhebung im Original).

Ruhige, bergende, sanfte Berührungen als basaler zwischenmenschlicher Kontakt dürften umso wichtiger sein, je weniger eine andere Form der Kommunikation möglich ist. Die Art und Weise kann dabei ganz unterschiedlich sein, je nachdem, was der kranke Mensch wünscht und womit sich der Angehörige oder Freund wohlfühlt: Die eigene Hand behutsam oder – wenn gewünscht – etwas fester auf eine unverletzte Körperstelle auflegen, eine sanfte Handmassage, ein beruhigendes Im-Arm-Halten oder – wenn es möglich ist – sich einfach ins Bett oder auf die Couch daneben legen und da sein.

Im Jahre 2007 wurde in einer onkologischen Fachzeitschrift eine Studie (Pohl et al., 2007) publiziert, in der man herausgefunden hatte, dass es zu messbaren Veränderungen in verschieden Parametern des Wohlbefindens – wie zum Beispiel besserer Schlaf, weniger Angst, mehr innere Ruhe – kommt, wenn man schwer an Krebs erkrankten Patienten dreimal pro Woche für fünf Minuten ruhig die Hände auflegt. Es ist zu vermuten, dass größeres Wohlbefinden mindestens einer verbesserten Lebensqualität, wenn nicht gar Heilungsprozessen dient. Dreimal fünf Minuten pro Woche – was verschenken wir an Heilungspotenzial, wenn wir die Wirkung von ruhigen und absichtslosen Berührungen ignorieren?

Einen kranken Angehörigen fünf Minuten in Ruhe zu berühren, scheint auf den ersten Blick nicht unmöglich. Doch die hohe, an anderer Stelle schon besprochene Belastung der begleitenden Menschen kann es dennoch schwierig machen. Zum einen zeitlich, weil man zusätzlich zu der oft unendlich scheinenden Anzahl der zu organisierenden Dinge keine Möglichkeit für »ruhige Berührungsinseln« sieht. Und zum anderen, weil man sich als begleitender Mensch manchmal schlicht zu angespannt fühlt, um in ruhiger Präsenz für den anderen da zu sein und ihn zu berühren. Beide Seiten sind durch die neue Lebenssituation oft verletzlicher und dünnhäutiger als gewöhnlich. Damit trotzdem auch Gutes »unter die Haut gehen« kann, möchte ich nochmals dazu ermuntern, sich zur eigenen Entlastung so viel Unterstützung wie möglich zu holen. Wenn ich als Begleitende gut für mich sorge, kann ich besser auf entspannte und damit wohltuende Weise für meinen kranken Partner oder eine Freundin da sein und sie entsprechend berühren.

Dünnhäutiger und verletzlicher zu sein als gewöhnlich, kann sich auch auf den Bereich erotischer Begegnungen erstrecken. Ganz unabhängig von Krankheit ist der Bereich der Sexualität für viele Menschen ohnehin mit Scham besetzt und das Sprechen über Vorlieben und Wünsche kaum oder gar nicht möglich. Die emotionale Erschütterung durch eine schwere Krankheit macht es oft nicht einfacher – für beide Seiten.

In dieser Hinsicht hatte ich am stärksten mit Schamgefühlen zu tun, und zwar ab dem Zeitpunkt, an dem ich *emotional* zu erfassen begann, was mit mir los ist. Ich fühlte mich unattraktiv und schämte mich für meine ungelenken Bewegungen so sehr, dass ich mich eine Weile Männern gar nicht mehr nähern wollte. Erst die E-Mail eines Freundes gab mir Trost und die Ermutigung, meinen Blick auf mich selbst in diesem Bereich allmählich zu ändern:

> »Ich habe mich entschieden, Dich nicht als Kranke zu behandeln. Du bist eine anregende Gesprächspartnerin und eine attraktive Frau. Und so möchte ich mich auch zu Dir verhalten. Dass Du nicht alles tun kannst, was Du willst, weiß ich. Einschränkung nennst Du es. Vielleicht ist der Ausdruck richtig, weil Schranken im Gegensatz zu Grenzen unendlich viele Möglichkeiten lassen. […] [D]ann nehme ich Dich lieber in den Arm, wie man eine attraktive Frau in den Arm nimmt und nicht wie eine Kranke.«

Dieser Freund half mir, meinen eigenen Blick auf mich sanfter werden zu lassen, liebevoller, zärtlicher. Nicht nur der eigene Blick, auch Blicke von anderen können streicheln, schneiden oder verletzen und sind damit Berührungen. Vom gütigen, liebenden Blick spricht Fulbert Steffensky (2003) und zitiert das Gedicht »Scham« der chilenischen Dichterin Gabriela Mistral (1889–1957), das mit den Worten beginnt »Wenn du mich anblickst, werd' ich schön, / schön wie das Riedgras unterm Tau«

Sich selbst trotz und mit Einschränkungen schön zu finden und statt sich verstecken zu wollen (auch) körperliche Begegnungen zu wagen, braucht Vertrauen in sich selbst und in den anderen. Vertrauen vor allem auch in das Wissen, wie viel einem selbst und dem oder der anderen die eigenen gesundheitlichen Einschränkungen ausmachen. Ken Wilber (1996) schreibt zum Beispiel in Bezug auf die Frage seiner Frau, ob es ihm sehr viel ausmache, dass ihr wegen der Krebserkrankung eine Brust amputiert wurde, nein, und das sei sogar die Wahrheit:

> »Treyas sexuelle Anziehungskraft für mich hatte, würde ich sagen, etwa 10 Prozent eingebüßt; das simple taktile Empfinden, die Symmetrie zweier Brüste ist einfach besser als eine. Aber die verbleibenden 90 Prozent waren so durch und durch positiv, dass die fehlenden 10 Prozent nicht allzu schwer wogen. Treya wusste das, und sie wusste, dass ich es ehrlich meinte, und ich glaube, das war nicht unwichtig für ihre Bemühungen, mit sich ins Reine zu kommen. Diese 90 Prozent – das war immer noch die schönste und attraktivste Frau, die ich je gekannt hatte« (ebd., S. 354f.)

Ken Wilber war in der Lage, mit seiner Frau offen darüber zu sprechen, welchen Einfluss ihre krankheitsbedingten körperlichen Veränderungen auf sein Empfinden hatten. Auch der Freund, der mir die oben zitierte E-Mail schickte, hatte deutlich gemacht, dass für ihn meine Einschränkungen keine Relevanz hatten. Doch gewiss kann auch das Gegenteil der Fall sein, nämlich dass die körperlichen Veränderungen die sexuelle Anziehungskraft deutlich verringern und man gar nicht weiß, wie man das ansprechen soll, ohne den kranken Menschen vor den Kopf zu stoßen. Und manchmal fällt es schwer, sich überhaupt selbst einzugestehen, dass man so empfindet, weil man ja weiß, dass der Partner oder die Partnerin nichts für ihre Erkrankung kann, und man sich schämt, weil man trotzdem weniger Lust als früher spürt. Diese Punkte machen das Sprechen über erotisches Zusammensein nicht einfacher. Der erste Schritt aus diesem Dilemma ist das ehrliche Zugeständnis *an sich selbst,* dass das eigene Empfinden derzeit so ist wie es ist. Gefühle oder Empfindungen sind da, sie sind nicht richtig oder falsch, sondern stellen sich ein und zeigen an, wie es mir in und mit einer Situation geht. Als Zweites muss ich mich fragen, ob ich mein Bedürfnis nach sexueller Lust ignorieren kann oder ob ich mit meinem Partner darüber sprechen möchte und ob ich mir das zutraue. Traue ich mir zu, behutsam und liebevoll zu meiner Partnerschaft und gleichzeitig zu meinem Empfinden zu stehen? Was würde ich mir wünschen? Welche Möglichkeiten körperlicher Nähe kann ich mir weiterhin vorstellen, welche können wir vielleicht neu dazu nehmen? Ken Wilber schreibt, dass es Begleitenden oft schon hilft zu wissen,

> »dass schlichtes Schmusen sowieso, das heißt unabhängig von Krankheit und Gesundheit, der beste ›Sex‹ ist, den man sich nur denken kann – und

> zudem jederzeit erlaubt. Treya und ich waren Meisterschmuser, und das reichte uns sehr, sehr weit« (ebd., S. 355).

Wenn es dennoch nicht oder irgendwann nicht mehr reicht und man nicht weiß, wie man damit umgehen kann, ohne den Partner zu verletzen, kann man auch zu diesem Thema professionelle Hilfe und Beratung zum Beispiel bei Psychoonkologen oder Sexualtherapeuten finden.

7 Psychologische Begleitung

Nicht nur Angehörige und Freunde helfen, sondern auch Ärzte, Psychologen sowie Therapeuten verschiedenster Qualifikationen. Zusätzlich zu ihren jeweils spezifischen Arbeitsbereichen begleiten sie den Betroffenen in seinem Krankheitserleben und in dem Prozess, einen Umgang mit der neuen Lebenssituation zu lernen. Doch auch professionelle Helfer sind psychologisch oft ungeschult, sodass die Unterstützung der Krankheitsverarbeitung in der Regel »nach Gefühl« erfolgt.

Und selbst wenn sie psychologisch geschult sind, ist ihnen die Komplexität dieser Prozesse kaum vertraut. Die Aussage einer Psychologin, »ein bisschen Krankheitsverarbeitung schon hinzukriegen«, sowie das Eingeständnis eines anderen Psychologen, keine Ahnung davon zu haben, wie man eine schwere Lebenszäsur akzeptieren lernen könnte, machen dies deutlich.

An verschiedenen Stellen dieses Buches habe ich mein Erleben der gut gemeinten, aber selten als hilfreich empfundenen psychologischen Unterstützung beschrieben. Im Folgenden soll es um ein paar grundsätzliche Aspekte zu diesem Thema gehen.

In die Kritik einer undurchdachten Begleitung durch den Krankheitsverarbeitungsprozess schließe ich mich selbst ein: Als ich noch als Ärztin arbeitete, entsprach mein Umgang mit den Patienten dem, was ich hier kritisch hinterfrage.

Floskeln geben keinen Halt

Ich muss gestehen, dass es für mich ein gewaltiger Schock war, als Patientin plötzlich die Diskrepanz zu spüren, die sich eher regelmäßig als selten auftat zwischen den gut gemeinten Hinweisen und Ermunterungen meiner Ärzte und Therapeuten – und dem, wie sich diese auf der Patientenseite *anfühlten*. Ich hörte mich selbst in ihren Äußerungen und war erschrocken darüber, wie gedankenlos ich als Ärztin Sätze »gut gemeint« hatte. Statt darauf zu achten, ob sie mit dem konkreten Patienten, der mir in diesem Moment gegenübersaß, überhaupt etwas zu tun hatten, war ich oft in eher allgemein gehaltene Formulierungen ausgewichen. Wenn mir als Patientin letztere gesagt wurden, spürte ich es sofort. Solche Sätze gaben mir weder Halt noch Trost oder gar Hoffnung, im Gegenteil. Sie wirkten, als seien sie schon viel zu oft benutzt worden und dadurch irgendwie ausgelaugt: als ob dem gut Gemeinten als Form inzwischen das Gute als Inhalt fehlte.

Einer der Gründe, warum eine Begleitung allem Bemühen zum Trotz oft an dem Kranken vorbeigeht, mag in der Schwierigkeit oder fehlenden Bereitschaft liegen, sich auf den jeweils ganz individuellen Umgang eines Patienten mit seiner Erkrankung einzustellen.

Der Psychologe im Reha-Zentrum sagte mir einmal, dass er die Stunden mit mir als ebenso lehrreich wie anstrengend empfinde, da er mir nicht mit denselben Floskeln kommen könne, mit denen sich andere Patienten beruhigen ließen. Hinter dem, was er zugespitzt als »Floskeln« bezeichnete, verbargen sich offenbar seine Annahmen, was einem Patienten bei der Krankheitsverarbeitung helfen könnte.

Derartige Annahmen entspringen in erster Linie einer bestimmten Lehrmeinung, oft auch bisherigen Erfahrungen mit anderen Patienten oder Berichten von Kollegen. Sie bestimmen den Umgang mit dem Patienten ebenso mit wie die daraus resultierenden Erwartungen und Vorstellungen, wie der Krankheitsverarbeitungsprozess zu laufen habe. In zweiter Linie und gewiss nicht weniger stark werden sie von gesellschaftlich und kulturell tradierten Normen und Bewertungen beeinflusst. Als solche oft nicht bewusst, sind sie wie eine dritte Kraft in der Beziehung zwischen Patienten und Psychologen wirksam.

Wie groß die Differenz zwischen dem bewusst Gesagten und dem unbewusst Empfundenen sein kann, habe ich erlebt, als ich persönlich mit dem Thema Behinderung konfrontiert war. Das, was ich *meinte* darüber zu denken – »das Leben ist auch mit Behinderung lebenswert« –, erwies sich als von außen übernommener Gemeinplatz. In der eigenen Not konnte er dem nun wirksam werdenden Druck aus Vorurteilen, Angst und Abwehr nicht ansatzweise standhalten.

Dasselbe galt für die »Floskeln« meines Psychologen, gegen die ich mich regelmäßig und nicht immer höflich wehrte. Sie wirkten erlernt, dahergesagt oder wie eine übergezogene Jacke, die der aktuellen Witterung unangemessen war und nach der trotzdem gegriffen wurde, weil sie vielleicht irgendwann mal bei Regen geschützt hatte. Mir halfen seine Worte nicht. Welche seiner Formulierungen er als Floskeln empfand, weiß ich nicht. Für mich waren es jene Äußerungen, die zur – beidseitigen? – Beruhigung auf Allgemeinplätze auswichen oder auf Nachfrage leer blieben. In meinem Tagebuch findet sich folgende Notiz, die die Spannung zwischen seinen Aussagen und meiner Intoleranz ihnen gegenüber einfing:

> »Heute sagte der Psychologe, ich müsse meine Einschränkungen einfach akzeptieren. Ich: Was bedeutet das denn? Er: Das bedeutet, dass Sie das annehmen müssen. Ich: Danke, übersetzen kann ich das allein. Aber wie gelingt das? Er: Das weiß ich leider nicht.«

Den Satz »Sie müssen das einfach akzeptieren« hörte ich sowohl von Psychologen und Ärzten als auch im Privatbereich über viele Jahre immer wieder. Das Wörtchen »einfach« regte mich dabei mehr und mehr auf. Zwar wird es im heutigen Sprachgebrauch entgegen seiner eigentlichen Bedeutung oft nur als Floskel oder Füllwort benutzt, als Patientin »hörte« ich es jedoch in seinem ursprünglichen Sinne: »Jetzt machen Sie doch einfach mal, so schwer kann das doch nicht sein!«

> Durch das kleine Wort »einfach« kann eine an sich richtige Aufforderung zur Phrase werden oder doch so gehört werden, denn es transportiert (auch) eine Erwartungshaltung.

Deshalb empfand ich derartige Formulierungen, insbesondere von Psychologen, die mit chronisch kranken Menschen arbeiteten, als die unangenehmsten. Ich nahm ihnen übel, mich *in dieser Art* zu etwas aufzufordern, das ihnen in seiner Komplexität offensichtlich unbekannt war. Einen Umgang mit einer schmerzhaften Lebenszäsur zu finden, ist sicherlich alles mögliche – »einfach« ist es nicht.

> Um der »Floskelfalle« auszuweichen, halte ich es für sinnvoll, wenn nicht sogar notwendig, dass ein Therapeut die für die Krankheitsverarbeitung

relevanten existenziellen Themen wie zum Beispiel den Umgang mit Behinderung, Verletzlichkeit oder Endlichkeit nicht nur reflektiert, sondern sich ihnen auch innerlich nähert. Das heißt, dass er sich ihnen emotional öffnet, sie spürt und sich fragt, was diese für ihn selbst bedeuten und welche Möglichkeiten es für eine echte Beruhigung gäbe. Dadurch könnte sich der Therapeut bei diesen Themen in sich selbst verankern und auf schwierigem Terrain Halt finden, anstatt sich durch Allgemeinplätze oder Lehrgebäude innerlich zu schützen – und den Patienten in seiner konkreten Not allein zu lassen.

In Offenheit zuhören

Dem Patienten in *konzeptioneller* Offenheit zuzuhören, mag fast zu selbstverständlich erscheinen, als dass es angesprochen werden müsste. Leider ist oft das Gegenteil der Fall. Es gibt viele Gründe, die wie riesige Brocken den Kommunikationsweg zwischen Patient und professionell Begleitendem verstellen können. Stellvertretend möchte ich auf die schwierige Balance eingehen, die bei der Begleitung zwischen einem Lehrkonzept und dem »Mitmensch-Sein« gefunden werden muss. Neben der spürbaren Angst vor dem Schmerz des Patienten, auf die ich später zurückkomme, hat mich dieses Thema am stärksten beschäftigt.

In der ambulanten Reha erwähnte ich einmal dem behandelnden Arzt gegenüber, wie traurig es mich mache zu erleben, dass mein Vater mit seinen 77 Jahren im Kopf erheblich fitter sei als ich. Er könne sich trotz seines Alters besser konzentrieren und habe keine Schwierigkeiten mit wechselnden Themen, während ich diese Fähigkeiten nicht mehr hätte oder zumindest zurzeit nicht hätte. Der Arzt – mit psychoanalytischer Ausbildung – fragte mich, warum ich denn mit meinem Vater konkurrieren müsse, und forderte mich auf, darüber nachzudenken. Aus der Perspektive der Psychoanalyse mag diese Frage berechtigt sein, doch ich fühlte mich völlig missverstanden. Nicht die Konkurrenz zum Vater war mein Thema, sondern die Trauer um meine verlorenen Fähigkeiten. Der Arzt hatte auf meine Trauer entsprechend (s)einem Lehrkonzept reagiert. Aus der mitmenschlichen Perspektive betrachtet, hätte es ihn wohl kaum verwundert, dass eine 30jährige Frau darüber trauert, im Kopf neuerdings schlechter beieinander zu sein als ein 77-Jähriger.

Ein ähnliches Beispiel erlebte ich als Ärztin in der Psychiatrie. Auf unserer geschlossenen Station gab es eine junge Frau, die, noch keine zwanzig Jahre alt, an einer Schizophrenie litt. Während sich ihre Halluzinationen durch die Medikamente schnell besserten, blieb ihre Stimmung auch nach Wochen unverändert schlecht. Dosiserhöhungen eines Antidepressivums brachten ebenso wenig Erfolg wie ein Wechsel der Medikamente. Als nach einer Visite der Oberarzt eine weitere Dosissteigerung anregte, fiel ihm ein älterer Pfleger ins Wort: Sei es nicht verständlich, dass es einem jungen Mädchen Kummer bereite, in der geschlossenen Psychiatrie zu sein, während seine Freundinnen gemeinsam einkaufen gingen oder Jungs träfen? Der Oberarzt stutzte und gestand ein, sich darüber keine Gedanken gemacht zu haben.

Es braucht viel Achtsamkeit, um als Begleitender auch in der Hektik des (Reha-)Klinikalltags Mitmenschlichkeit nicht den Normwerten, der begrenzten Zeit und den Lehrmeinungen zum Opfer fallen zu lassen. Auf Konzepte zu vertrauen, mag wie ein Geländer Halt geben. Mitfühlende Menschlichkeit ersetzen diese nicht.

Da das Krankheitserleben durch und durch individuell ist, entzieht sich dessen Begleitung ohnehin allgemeingültigen Konzepten. Zu diesem Fazit kommt auch Professor Fritz A. Muthny (1997) in seinem rückblickenden Aufsatz über 30 Jahre Copingforsching am Beispiel der Krankheitsverarbeitung.

Um einen Patienten auf eine Weise zu begleiten, die ihm gerecht wird, ist es deshalb unumgänglich, ihm in größter Offenheit zu begegnen. Wenn sich der Therapeut, wie oben angeregt, bei existenziellen Themen in sich selbst verankern könnte, gäbe ihm das (mehr) Mut, vom festgezurrten Glauben an die Wirksamkeit verschiedener Lehrkonzepte abzulassen und sich dem Weg und den Themen des einzelnen Patienten mit offenem Herzen und offenem Geist zuzuwenden. Das hieße, mitunter Wege zu gehen oder Entscheidungen zu treffen, die als weder evidenzbasiert noch leitliniengerecht womöglich gerechtfertigt werden müssten, aber der Einzigartigkeit des Patienten entsprächen. Diesem würden so der Raum und die Freiheit gegeben, seine Antworten auf die ihn quälende Situation zu finden. Patient und Psychologe würden zu gemeinsam Suchenden danach, welcher der vielen möglichen Wege sich als richtig für diesen Patienten erweist.

Bei manchen Erkrankten mag die Anregung, den eigenen Weg zu suchen, auf Widerstand stoßen. Als ich vor einigen Jahren erneut bei einer Reha war, unterhielten wir uns beim Abendessen über den Aufnahmefragebogen. Ein Tischnachbar erklärte unumwunden, er habe auf die Frage, was er selbst dafür tun würde, damit es ihm besser ginge, geschrieben: »Gar nichts.« Nach einigen Tagen regte er sich lautstark und äußerst erbost darüber auf, dass er sich als »Hausaufgabe« des Psychologen Gedanken darüber machen solle, was er selbst tun könne. Das sei nicht seine, sondern dessen Aufgabe, erklärte er.

In der Überzeugung, der Psychologe habe das doch studiert und werde schon wissen, was richtig ist, übergeben manche Patienten diesem die Verantwortung. Ihre Vorstellungen und Erwartungen entspringen dem zustimmenden Empfinden einer Hierarchie zwischen dem Psychologen und ihnen als Patienten, während sich jene des Therapeuten eher aus Lehrmeinungen ableiten. Hier tut nachdrückliche Ermutigung des Patienten not, das trotz der Krankheit vorhandene Gesunde in sich selbst zu entdecken und mit dem inneren Heiler in Kontakt zu gehen. Aus der Verbindung des inneren Heilers des Patienten mit dem Psychologen als äußerem Heiler wandelt sich die therapeutische Führung in eine Begleitung. Auf diese Weise vermag der Patient seinen Genesungsweg auch dann weiterzugehen, wenn die professionelle psychologische Begleitung endet.

Doch nicht nur der Patient kann von der gemeinsamen Suche profitieren, sondern auch der Therapeut. Im Gegensatz zur »studierten Kompetenz« gibt es eine »erlittene Kompetenz« im Umgang mit Krankheit. Diese Patientenkompetenz ebenso ernst zu nehmen wie die erlernten Konzepte, wirkt gegenseitig befruchtend. Durch Schilderungen der Innenperspektive wird dem Psychologen oder auch dem Arzt ein sonst verschlossener Kosmos eröffnet, der seine studierte Kompetenz um Aspekte bereichert, die sich nicht in Büchern finden lassen. Mein Co-Autor Torsten Passie stellte nach unseren Interviews zum Beispiel fest, dass ihm erst durch die Gespräche klar geworden sei, wie mühsam und kleinschrittig sich der *innere* Genesungsweg gestalten könne. Obgleich ihm diese winzigen inneren Schritte durch seine psychotherapeutische Tätigkeit vertraut seien, wäre ihm nicht bewusst gewesen, dass dasselbe auch für den Bewältigungsprozess von lebensverändernden Krankheiten gelte. In diesen Fällen nehme man als Arzt oder begleitender Psychologe von außen oft nur die relativ groben Bewegungen wie Progression, Stagnation oder Regression wahr, oder ein Oszillieren zwischen ihnen. Diesen stünden jedoch unzählige winzig kleine und (deshalb) oft unsichtbare innere Bewegungen gegenüber, was eigentlich eine Binsenweisheit sei. Und doch mache es einen fundamentalen Unterschied, um diesen Punkt theoretisch zu wissen oder ihn sich anhand von persönlichen Schilderungen gelegentlich auch zu vergegenwärtigen: Während Veränderungen von außen eher im Zentimeterbereich wahrgenommen werden, bewege sich der Patient innerlich oft im Millimeter-, wenn nicht sogar Mikrometerbereich. Und dies ganz und gar nicht gradlinig: Es geht nach vorn und zurück und hin und her, es geht mal hier, mal dort zur Seite, es geht über Felsbrocken und durch Schluchten, auf Umwege und in Sackgassen, und dies mit wechselnden, komplex verwobenen Themen in unzähligen Schleifen, mit unterschiedlichem Tempo und mit verschiedensten Gefühlszuständen, deren Bewältigung ihrerseits Kraft braucht. Jeder Patient gestalte offenkundig seinen ganz persönlichen Heilungsprozess als eine Art dynamisches Mosaik. Als professionell Begleitender könne man dem Patienten nur durch Offenheit gerecht werden, die von Konzepten gestützt, aber nicht bestimmt werden dürfe.

Dem Erkrankten die nötige Zeit geben

> Einen Umgang mit einer neuen Lebenssituation zu finden braucht Zeit. Wie viel Zeit benötigt wird, das heißt, in welchem Tempo sich der Betroffene auf die Lebensveränderungen emotional einstellen kann, ist individuell sehr verschieden, und zwar nicht nur von Patient zu Patient, sondern häufig auch bei demselben Patienten zu unterschiedlichen Zeitpunkten im Heilungsverlauf.

Ich tat mich – zunächst weil ich auf Heilung hoffte, später wegen der emotionalen Erschütterung – sehr schwer damit. Als einen der problematischsten Punkte der psychologischen Begleitung empfand ich deshalb die – reale oder zumindest vermittelte – Erwartung an mich, in einem bestimmten Tempo einen Umgang mit der Krankheit finden zu müssen. Diese Erwartung drückte sich vor allem in der wiederholten Aufforderung aus, mich beruflich umzuorientieren sowie die Krankheit als Chance zu sehen. Obgleich das therapeutische Anliegen, mich so schnell und so gut wie möglich nach vorn zu bringen, für mich nachvollziehbar war, hat es mich oft belastet und überfordert. Ich hatte das Gefühl, etwas leisten zu müssen, was ich (noch) nicht konnte und wofür mir zu diesem Zeitpunkt sowohl die Kompetenzen als auch realistische Ausgangsbedingungen fehlten. Das möchte ich am Beispiel der Aufforderung, mich umzuorientieren, illustrieren, denn ich empfand sie in verschiedener Hinsicht als problematisch.

Im Kapitel 3 »Krankheitsverarbeitung« habe ich beschrieben, dass mir erst die Hoffnung auf Heilung, später die Trauer den Weg verstellte. Für mich kam die Aufforderung, mich beruflich umzuorientieren, viel zu früh. Die Schwierigkeit für die Psychologen, insbesondere in Reha-Zentren, mag darin liegen, dass sie dem Patienten in dessen zeitlich begrenzter Reha-Zeit etwas anbieten wollen, das ihm eine Perspektive ermöglicht und ihn wieder fit für das Arbeitsleben macht. Hinzu treten die oben erwähnten Vorstellungen des Psychologen, wie die Begleitung zu gestalten sei. Vernachlässigt wird der Punkt, dass zu diesem Zeitpunkt die Hoffnung auf Heilung oft noch sehr ausgeprägt ist oder wenigstens auf eine so weitgehende Besserung, dass der bisherige Beruf weiter ausgeübt werden kann. Die Frage nach einer Umorientierung stellt sich dem Betroffenen deshalb noch nicht – entsprechend wenig wird er sich darauf einlassen können.

Nach meinem Empfinden setzt diese Aufforderung den dritten Schritt vor den ersten: Nicht sich umzuorientieren, sondern die veränderte Situation zunächst wirklich zu erfassen, sie auszuhalten und – möglicherweise – um das Verlorene zu trauern, wäre für viele Patienten wichtig. Ich habe es in der schon erwähnten Weiterbildung für Frauen mit Behinderungen erlebt, wie schmerzhaft es den Betroffenen langfristig auf die Füße fallen kann, wenn wichtige Schritte übersprungen werden. Kurzfristig mag es entlasten, den Blick sobald wie möglich in die (entferntere) Zukunft zu richten. Ein langfristig tragfähiger Boden dürfte sich aber erst dann entwickeln, wenn sich die emotionale Erschütterung etwas beruhigt hat und begonnen wurde, innerlich zu einem neuen Gleichgewicht zu finden.

Die größte Schwierigkeit bestand für mich allerdings darin, dass mir für die Umorientierung schlicht Anhalts- oder Ausgangspunkte fehlten, sowohl in sachlicher als auch in emotionaler Hinsicht. Von dem Psychologen in der Reha wurde ich ermahnt, meine Zukunftspläne nicht an dem zu orientieren, was ich einmal konnte, denn das sei unrealistisch. An dem, was ich aktuell konnte, wollte ich mich aber nicht orientieren, denn ich arbeitete hart daran, dass sich mein Zustand besserte. Was ich in einem Jahr oder noch später können würde, war jedoch völlig ungewiss. Bezüglich meiner Fähigkeiten hatte ich also keinerlei Referenzpunkte, die mir einen sicheren Anhaltspunkt für eine Neuorientierung gegeben und mir ermöglicht hätten, Anker in die Zukunft zu werfen.

Hinzu kam das Gefühl, durch den überwältigenden Schmerz den Boden unter den Füßen verloren zu haben. Im freien Fall der existenziellen Not fehlte mir ein haltgebender *Ausgangspunkt,* von dem aus ich eine neue Perspektive hätte entwickeln können. Und so war die Aufforderung zwar gut gemeint. Da sich der Psychologe jedoch die eben genannten Schwierigkeiten nicht vergegenwärtigt hatte, nahm sie keinen Bezug auf meine konkrete Situation, sondern entsprang vermutlich lediglich seinen Vorstellungen, was von mir als Patientin jetzt zu leisten sei oder was allgemein helfen könnte.

Nach meiner Erfahrung wäre es hilfreicher, erst einmal zu prüfen, ob sich der Patient zu dem konkreten Zeitpunkt und bei den gegebenen Bedingungen überhaupt beruflich umorientieren *könnte* – oder ob dieser Schritt nicht doch nur meinen wie auch immer begründeten Vorstellungen als begleitende Psychologin entspricht. Vielleicht steht es eher an, gemeinsam mit dem Patienten nach Wegen zu suchen, zunächst die Ungewissheit bezüglich einer (beruflichen) Tätigkeit aushalten zu lernen und dieses Aushalten als Leistung zu würdigen, die vom Patienten erbracht wird. Es kostet erheblich mehr Kraft, als man sich als begleitender Mensch vorstellen kann. Nebenbei bemerkt: Es kostet auch den Begleitenden Kraft, das Aushalten-Müssen des Patienten aushalten zu können und ruhig zu begleiten, anstatt in Angebote auszuweichen, die zum aktuellen Zeitpunkt unrealistisch sind.

Die Aufforderung, sich umzuorientieren, scheint mir Parallelen zu jener zum positiven Denken zu haben. Beide ermutigen dazu – wenngleich in bester Absicht –, emotional Belastendes zu überspringen und sich mit dem Blick nach vorn abzulenken, anstatt bei den aktuell anstehenden inneren Themen zu verweilen, um ihren Gehalt und ihr Potenzial auszuloten. Dieses Verweilen bräuchte Zeit – und die aus ihm resultierenden Verarbeitungsprozesse erst recht. Dem stehen zeitlich begrenzte Kostenzusagen der Krankenkasse und ein daraus resultierendes Bemühen entgegen, den Patienten in möglichst kurzer Zeit wieder arbeitsfähig zu machen – in welcher Tätigkeit auch immer. Natürlich gibt es Patienten, denen dieses Überspringen entgegenkommt, weil es ihrem generellen Umgang mit emotional schwierigen Situationen entspricht. Ob es ihnen auch guttut, ist nicht gewiss.

Zu der Aufforderung, sich umzuorientieren, mag nicht zuletzt das Bedürfnis beitragen, therapeutisch etwas *machen* zu können. Ich möchte dennoch die Frage stellen, ob es langfristig gesehen nicht hilfreicher wäre, den Patienten zunächst ruhig dabei zu begleiten, erst einmal wahrnehmen zu lernen, *was ist*, selbst wenn am Ende der Reha »nur« die Fähigkeit stünde, die Veränderungen im Leben aushalten zu können. Hilfreicher wäre dies meiner Ansicht nach deshalb, weil es sich später nicht selten in Form von Depressionen oder psychosomatischen Beschwerden Bahn bricht, wenn wichtige Schritte in Verarbeitungsprozessen übersprungen werden. Am Ende nützt es doch niemandem, wenn das therapeutische Handeln zu große Zugeständnisse an die Schnelligkeit unserer Zeit macht – sei es vom Therapeuten selbst ausgehend oder durch ökonomische Zwänge bedingt. Allerdings binden letztere Ärzten und Psychologen sicher schon oft genug die Hände, sodass diese ihre Patienten nicht so begleiten können, wie sie es für sinnvoll hielten.

Zusätzlich steht dem naheliegenden Wunsch nach Verweilen und »mehr Zeit« das Problem gegenüber, dass die Fortsetzung der psychologischen Begleitung nach dem Ende der Reha oft nicht gewährleistet ist. Besonders in ländlichen Regionen sind monatelange Wartezeiten bei niedergelassenen Psychologen eher die Regel als die Ausnahme. Und so war die vermittelte Erwartung an mich, die Dinge in einem bestimmten Tempo verarbeiten zu sollen, gewiss auch dem Bemühen geschuldet, mir in meiner Reha-Zeit maximale Fortschritte zu ermöglichen, weil ich »draußen« womöglich lange Zeit auf eine ähnliche Unterstützung verzichten müsste.

Dabei wäre Zeit zu geben und sich nehmen zu können für alle Heilungsprozesse ein Segen. Vor einiger Zeit hörte ich von einer Existenzanalytikerin eine schöne, bildhafte Beschreibung für die unterschiedlichen Herangehensweisen an einen Verarbeitungsprozess: Am Ufer eines Sees oder Meeres stehend, kann ich einen Stein mit großer Kraft möglichst weit hinauswerfen. Er hüpft vielleicht einige Male an der Oberfläche, bevor er in der Dunkelheit des tiefen Wassers versinkt. Oder ich werfe den Stein mit wenig Kraft nur ein oder zwei Meter weit, sodass er im seichten und lichtdurchfluteten Wasser zu liegen kommt und bei stärkerer Strömung von den Wellen bewegt werden kann. Übertragen auf die Begleitung eines Verarbeitungsprozesses bedeutet dies: Ich kann als Therapeutin einen Patienten so anleiten, dass er möglichst schnell möglichst weit kommt. Die wesentlichen Themen werden nur punktuell und oberflächlich berührt, bevor das Schwere und Belastende in den dunkleren Tiefen versinkt, in denen weder ich mich auskenne noch der Patient. Die Angst wird uns beide davon abhalten, uns diesen Tiefen zu nähern.

Nehme ich mir dagegen Zeit, mich mit dem Patienten langsam den relevanten Themen zu nähern, bleibt uns genügend Licht, um die Situation zu überblicken und uns gemäß unseren Fähigkeiten erst allmählich ins tiefere Wasser zu wagen. Durch das langsamere Annähern gewinnen sowohl der Therapeut als auch der Patient die Sicherheit, in diesem Gewässer schwimmen und sogar tauchen zu können.

Keine Angst vor dem Schmerz haben

Oben hatte ich erwähnt, dass ein zu starker Glaube an die Wirksamkeit verschiedener Konzepte oft den Blick auf den Patienten verstellt. Ebenso häufig dienen Konzepte als Schutz vor der Unsicherheit, wie mit der jeweiligen Situation sonst umzugehen sei. Auf das – vermeintlich – sichere Parkett der Konzepte auszuweichen, soll jedoch nicht nur die Unsicherheit kaschieren, sondern dient auch dazu, sich vor den Gefühlen des Patienten zu schützen.

Als Patientin spürte ich dieses Ausweichen, das meist als diagnostische Einordnung, Relativierung oder, wie beschrieben, durch Floskeln getarnt wurde. Es rief in mir eine Art Fürsorgepflicht meinem Therapeuten gegenüber hervor, ihn ebenso wie meine Angehörigen und Freunde vor (zu) schmerzhaften Themen zu schützen. Ich wurde zum Beispiel einmal von einem Psychologen gefragt, ob es denn »wirklich sein müsse«, den Schmerz in seiner Intensität zu spüren. Von einer anderen Patientin hörte ich, dass ihr Psychologe Stressflecken bekäme, sobald sie weine. Sie habe deshalb aufgehört, schmerzhafte Themen anzusprechen, sie wolle ihm diese Situation nicht nochmal zumuten. Und eine Verhaltenstherapeutin äußerte mir gegenüber, dass sie ihre Patienten zwar weinen lasse, »aber nur kurz, um die Gefühle nicht zu groß werden zu lassen«.

Bei allem Respekt gegenüber den diesen Äußerungen – möglicherweise – zugrunde liegenden Lehrkonzepten: Wenn der Patient noch nicht einmal in der psychologischen Begleitung einen Ort findet, an dem er die in ihm tobenden Gefühle authentisch zeigen kann und an dem diese Platz und Begleitung finden – ja, wo soll er denn mit all dem hin?

Zweifellos ist es nicht einfach, Bodenlosigkeit, Schmerz, Angst oder Verzweiflung ruhig zu begleiten. Vor allem dann, wenn existenzielle Themen wie Brüchigkeit, Krankheit, Vergänglichkeit, Sterben, Tod oder Behinderung weder in der therapeutischen Ausbildung noch im eigenen Leben des Therapeuten bislang eine Rolle gespielt haben. Keine noch so gute Kenntnis von Konzepten hat die Kraft, die eigene (unbewusste) Angst vor der schmerzhaften Berührung durch diese Themen zu beruhigen, um dem Patienten in der Begegnung mit seinen »Schmerzmonstern« mit Offenheit beistehen zu können.

Aus früheren Zeiten und heute noch aus anderen Kulturen, in denen statt hochspezialisierter Ärzte und Psychologen Medizinmänner und -frauen den Kranken zur Seite standen und stehen, kennt man den Begriff der Initiationskrankheit. Von einigen Völkern, in denen der Schamanismus kulturell verankert ist, wird berichtet, dass Schamanen vor Beginn ihrer Tätigkeit eine schwere Krankheit oder eine durch andere Ursachen ausgelöste lebensbedrohliche Krise ereilt und sie oft über Monate um ihr Leben kämpfen. In der Krankheitslehre verschiedener schamanischer Traditionen wird – hier stark verallgemeinernd dargestellt – angenommen, Krankheit werde durch Schuld gegenüber den Ahnen oder Göttern, durch den Verlust eines Teils der Seele, durch Verhexung oder durch die Besetzung mit einem krankmachenden Geist verursacht. In der Bewältigung der Initiationskrankheit bzw. -krise lernt der angehende Schamane, die Geister der Ahnen zu beruhigen, in die »Unterwelt«[2] zu reisen und mit den Geistern der Krankheit und des Schmerzes umzugehen und sie zu beherrschen.

> »Wer einmal – durch einen Unfall oder eine schwere Krankheit – fast gestorben wäre oder ein seelisches oder geistiges Trauma solchen Ausmaßes erlitten hat, dass es ihn in den Bannkreis des Todes schleuderte, weiß um das innere Wirken der Krise. [...] Schamanentum beinhaltet mehr als nur das Ausführen vorgeschriebener heiliger Handlungen. Es ist eine innige, mystische Begegnung mit den Bereichen von Leben und Tod sowie mit den Kräften, die diese Reiche zusammenschmelzen. [...] Das Reich der Krankheiten ist ihnen offenbart worden, und jetzt können sie die Leidenden durch den Bereich der Krankheit und selbst des Todes führen« (Halifax, 1984, S. 13f. & 24).

Ohne Initiationskrankheit/-krise und deren Heilung wurde oder wird ein Schamane vielfach bis heute nicht als Heilkundiger anerkannt.

Als ich vor einigen Jahren auf einem internationalen Schamanenkongress auf Schamanen aus verschiedenen Ländern traf, fiel mir auf, dass viele von ihnen Schutzschilder, Bannsprüche und Rituale verwendeten, um nicht von den Geistern der Krankheit oder der Dunkelheit getroffen zu werden. Das erinnerte mich an das Verhalten unserer Ärzte und Psychologen, die sich mittels verschiedener Hilfsmittel ebenfalls innerlich wappnen und schützen. Lediglich ein Schamane aus Guatemala sagte, seine Aufgabe bestünde nicht darin, sich gegen diese Geister zu schützen, sondern mit ihnen umzugehen und sie in ihre Schranken zu weisen. Rituale oder Bannsprüche seien auch für Laien leicht erlernbar, doch die innere Kraft, die es ermögliche, sich sicher zwischen den Geistern der Dunkelheit, in der Unterwelt und den Untiefen der eigenen Seele bewegen zu können, habe nur ein Schamane. Diese Kraft befähige ihn, andere Menschen, die aus der Dunkelheit oder Krankheit nicht mehr aus eigener Kraft herausfänden, zu begleiten und zu heilen.

---

2 In vielen Kulturen, in denen der Schamanismus bis heute beheimatet ist, gibt es ein Drei-Welten-Modell: Die Oberwelt mit den Geistern der Ahnen und den Göttern, die Mittelwelt, die im Wesentlichen unserer Welt entspricht, und die Unterwelt mit den Geistern der Dunkelheit, des Schmerzes und der Krankheit.

Obgleich die von mir so bezeichneten »Schmerzmonster« sicher nicht dem Geisterverständnis der Schamanen entsprechen, zeigen sich doch Parallelen: In jedem von uns gibt es einen »dunklen Wald«, in dem unbefriedete, ängstigende Kreaturen hausen, wie zum Beispiel die »Schmerzmonster«. Als Therapeut muss ich mich in meinem eigenen »Wald« gut auskennen und auch bei Dunkelheit sicher darin bewegen können. Täte ich es nicht und würde versuchen, einen Patienten in seinen inneren »Wald« zu begleiten, würde ich in seinem »Wald« *meiner* Angst begegnen. Jedes Knacken eines Astes, jedes aufgescheuchte Monster würde mich ängstigen und einen Fluchtimpuls auslösen. Ich könnte meinen Klienten nur bis zu jener Tiefe in seinen »Wald« begleiten, in der ich mich in meinem eigenen auskenne. Zum Schutz vor der ängstigenden Dunkelheit des »Waldes« des Patienten bräuchte ich Konzepte, die mich wie eine Rüstung umgeben und schützen. Doch würde ich als Patient die Unterstützung von einem trotz der Rüstung furchtsamen Begleiter wünschen, während ich den Schmerzmonstern innerlich nackt und ungeschützt begegnen muss?

Viel zu oft verhindert nicht nur der Glaube an Lehrkonzepte, sondern auch der Schutz vor der eigenen Angst eine authentische und offene Begleitung des Patienten. Die oben angeregte Annäherung des Therapeuten an als schwierig empfundene oder angstbesetzte Themen gilt damit nicht nur für »große« Themen wie Endlichkeit oder Behinderung, die wegen der fehlenden eigenen Erfahrung schwer fassbar sein mögen. Sie gilt vor allem für den eigenen »dunklen Wald« des Therapeuten, um im Jung'schen Sinne (s. u.) als Mensch wirksam werden zu können.

Begegnung mit dem »Verwundbaren im Heiler«

Im Kapitel 5 über die »Hilfe von innen« habe ich die Archetypenlehre von C. G. Jung als einen Erklärungsversuch für das Auftauchen meines inneren Heilers herangezogen. Der innere Heiler war Gegenpol und Gegenbewegung zu dem damals mein Leben bestimmenden Kranken, Verwundeten, Eingeschränkten. Ungeachtet dessen trug ich das Potenzial der Heilen und Heilenden in mir.

Spiegelbildlich gilt das für die begleitenden Ärzte, Psychologen und Therapeuten: Nach außen leben und gestalten sie das Potenzial des Heilers und tragen gleichzeitig jenes des Verwundeten in sich. Meinem Eindruck als Patientin und meinen Erfahrungen als Ärztin nach zeigen sich Ärzte und Psychologen einem

Erkrankten gegenüber jedoch fast ausschließlich als Heilende und betrachten sich selbst als heil.

Obgleich ich diese Trennung »ich, die gesunde Heilerin/du, der kranke Patient« als Ärztin ebenfalls lebte, fühlte sie sich aus meiner Sicht als Patientin nicht immer gut an. Natürlich gab es Zeiten, vor allem in den ersten Jahren, in denen ich die Begleitung eines Arztes in seiner Rolle als Arzt und als Fels in der Brandung brauchte. Dasselbe galt für meine Ergo- und Physiotherapeuten und den Neuropsychologen. Ich brauchte sie als kompetente Fachleute und Heiler bei der Frage, welche therapeutischen Maßnahmen sinnvoll wären, um meinen Genesungsprozess so gut wie möglich voranzubringen. Ich brauchte ihre Überzeugung, dass es Möglichkeiten dafür gibt. Ich brauchte ihre Hilfe, um die Krankheitsfolgen zu begrenzen und damit anfänglich umzugehen; letzteres auch deshalb, weil mein eigener innerer Heiler noch nicht aufgetaucht war.

Ganz anders empfand ich es bei der langfristigen psychologischen Unterstützung zum Umgang mit der Erkrankung. Besonders Anregungen oder Aufforderungen, die leicht als konzeptorientiert erkennbar waren, ließen mich die Trennung zwischen »mir, der Patientin/dir, dem Heiler« spüren. Die Rollen wirkten als Abgrenzung und Hierarchisierung, in der Begegnung mit der Psychologin in der stationären Reha sogar als Machtinstrument. Sie ließen mich innerlich allein. Besonders als mir der Schmerz den Atem nahm und den Boden unter den Füßen wegzog, hätte ich mir eine authentisch-menschliche statt einer überwiegend auf Konzepten und Masken basierenden Begleitung gewünscht. Die existenzielle Not, die aus der Bodenlosigkeit einer lebensverändernden Krankheit resultieren kann, gehört – um mit C. G. Jung (in Jaffé, 1984) zu sprechen – zu den »großen Krisen des Lebens [...], wo es sich um Sein oder Nicht-Sein handelt« (S. 138). In diesen Krisen sei, so Jung, der Arzt oder Psychologe in und »mit seinem ganzen Sein gefordert« (ebd.) und wirke nur dort, wo er keine Maske hat. Der entscheidende Punkt sei, als *Mensch* einem anderen Menschen gegenüberzustehen. In diesem Menschsein wäre die Polarität trotz der (sozialen) Rollen spürbar, das heißt, neben dem Heilen auch das Brüchige oder Verwundete. Nach meinem Empfinden ließe das die Begegnung vollständiger werden.

Besonders in alternativmedizinischen Kreisen kursiert die Behauptung, dass nur ein verwundeter Heiler heilen könne, weil ihm die Einfühlung in den Patienten aufgrund seiner eigenen Erfahrungen besser gelänge. Diese Meinung teile ich nicht. Allein die vielen Variablen, wie zum Beispiel die Art und Schwere der Wunde, das Ausmaß der Verwundung, der Umgang mit ihr oder der daraus resultierende Grad des Geheilt-Seins, lassen eine verallgemeinernde Aussage nicht zu (vgl. Rösing, 2007, S. 139ff.). Verständlich dürfte dieser Einwand werden, wenn man sich Folgendes vergegenwärtigt: Auch von Burnout oder Mobbing betroffene Ärzte oder Psychologen sind verwundete Heiler. Kaum jemand dürfte jedoch auf die Idee kommen, sie in ihrem erschöpften oder verletzten Zustand als bessere Heiler zu betrachten als ihre nichtbetroffenen Kollegen.

Ausgehend von der oben zitierten Aussage einer Patientin, ihr Psychologe bekäme Stressflecken, sobald sie anfange zu weinen, möchte ich als Äquivalent zu meinem inneren Heiler nur einen Aspekt des professionellen »Verwundeten/Heilers« aufgreifen. Sich als Begleitende dem Verwundeten in sich selbst zuzuwenden – oder besser noch: bevor man begleitet –, scheint mir für eine gelingende Unterstützung notwendig zu sein, und zwar deshalb, weil sich »verwundet« nicht nur auf eigene Krankheiten oder biografische Brüche bezieht, sondern auch auf die mitunter schmerzenden Spuren, die die Arbeit mit den Patienten hinterlässt. Tag für Tag Beistand zu leisten, Verarbeitungsprozesse einfühlsam zu begleiten oder manchmal auch Vorwürfe von Patienten einzustecken, kostet Kraft und kann seelenwund machen; ebenso wenn die Arbeit mit den Patienten an eigenen biografischen Themen rührt.

Es kam sicher nicht von ungefähr, dass sich mein innerer Heiler erst während meiner Erkrankung etablierte. In meiner Zeit als Ärztin hatte ich das Heilende nach außen gelebt. Mich heilend nach innen, das heißt mir selbst in heilsamer Fürsorge zuzuwenden, hätte zur Voraussetzung gehabt, das Verwundbare oder Verwundete zu spüren. Zu stark identifiziert mit der Rolle der Ärztin, hatte ich dieses nicht im Blick. Langfristig hätte für mich die Gefahr bestanden, auszubrennen oder immer härter zu werden, um das zwar unbewusste, aber dennoch äußerst wirksame Bild des potenten und unverwundbaren Heilers von und in mir selbst zu (be-)wahren. Dasselbe dürfte für eine Vielzahl von Ärzten und Psychologen gelten.

Statt »Nur der verwundete Heiler heilt« müsste es vielleicht heißen, dass nur derjenige heilen kann, dessen Fähigkeiten nach außen im Gleichgewicht zur Selbstfürsorge stehen, die das Verwundbare auf eine lebendige und gute Weise schützt und Verwundungen – auch durch den Patienten – für die eigene Weiterentwicklung fruchtbar machen kann. Mit sich selbst behutsam und wach umzugehen ermöglicht, die eigenen Grenzen je nach Situation zu öffnen oder zu schließen, selbst zu entscheiden, wann man wie intensiv mitschwingen möchte, und berührbar und offen zu bleiben, anstatt sich mitgefühlsmüde oder ängstlich hinter Konzepten und Floskeln zu verstecken. Diese Selbstfürsorge diente nicht nur dem Psychologen. Sie würde dem Patienten einen Ort geben, an dem er authentisch seinen Schmerz zeigen darf, ohne »Stressflecken« befürchten und auf diese Rücksicht nehmen zu müssen.

Drei Wünsche

Inzwischen erlebe ich seit zwanzig Jahren die Perspektive einer Patientin. Vor meiner Erkrankung hatte ich nicht ansatzweise eine Vorstellung davon, wie stark unbewusste Annahmen – gespeist aus gesellschaftlichen Übereinkünften, Konventionen, persönlichen Erfahrungen, Ängsten und Vorurteilen sowie Lehrmeinungen – die Begleitung von Patienten beeinflussen. Die wichtigsten Punkte dieses Kapitels zusammenfassend, habe ich deshalb drei Wünsche an Menschen, die Patienten und Angehörige bei der Krankheitsverarbeitung professionell begleiten.

Mein erster Wunsch zielt auf die Bereitschaft, sich selbst den in diesen Prozessen auftretenden »großen« Themen wie Endlichkeit, Behinderung oder Brüchigkeit von Lebensentwürfen *innerlich* zu nähern, sie zu spüren, die mit ihnen verbundenen Ängste und Vorurteile in sich zu beruhigen und eine persönliche Haltung zu ihnen zu finden.

Diese Bereitschaft bildete den Boden für meinen zweiten Wunsch: dem Patienten mit Achtsamkeit und Offenheit für *seinen* Weg zu begegnen. Eine Begleitung, die vorrangig auf Lehrkonzepten oder empirischen Studien basiert, wird dem Patienten in der Regel nicht gerecht. Jeder Verarbeitungsprozess ist einzigartig, jede Antwort, die der Patient auf die Anfragen seiner Situation gibt, zutiefst persönlich. Dies gilt vor allem in Bezug auf die Schwere und Tiefe, mit der existenzielle Not empfunden wird. Achtsam zu sein hieße, sich zum Beispiel selbst zu hinterfragen, warum man wann welchem Patienten eine berufliche Umorientierung nahelegt. Nur auf diese Weise kann das konzeptionell enthaltene Wertvolle hilfreich für den konkreten Patienten werden.

Um den eigenen Weg zu finden, braucht der Patient nicht nur eine auf therapeutischer Offenheit basierende Ermutigung dazu, sondern auch Zeit. Sie ihm so gut wie möglich zu geben wäre mein dritter Wunsch – auch wenn mir bewusst ist, dass ökonomische Zwänge professionell Begleitenden vielfach äußerst enge Grenzen setzen. Verarbeitungsprozesse sind jedoch langsame Prozesse, die der charakteristischen Schnelligkeit unserer Zeit zuwiderlaufen. Den Patienten mit Geduld in dessen Tempo zu begleiten und ihn zu bestärken, sein Tempo ernst zu nehmen, kann ihm die Ruhe geben, sein Heilungsmosaik zu gestalten.

Diese drei Aspekte zusammengenommen und bereichert um große Portionen an Menschlichkeit und Mut zur Authentizität, dürften bei Patient und Therapeut das Gefühl entstehen lassen: Es ist machbar.

8 Krankheitsdeutungen

In jedem schweren Krankheitsprozess taucht die Frage nach dem Warum auf. Anfangs in der Regel von Ärzten, deren Deutung der Symptome zu einer Diagnose und einem Therapievorschlag führt. Hinzu kommen Deutungen von Physiotherapeuten und Psychologen, von Angehörigen und Freunden, manchmal auch von Gutachtern oder Mitpatienten. Nicht zuletzt fragt man sich oft selbst: Warum bin ich krank geworden? Warum habe ich *diese* Krankheit? Vielleicht auch: Was will mir die Krankheit sagen?

Gedeutet wird, um das Krankheitsgeschehen verstehend einzuordnen und Handlungsmöglichkeiten daraus abzuleiten. Die Krankheitsdeutungen kann man dabei grob unterscheiden in kausale oder ursachenorientierte – Warum ist der Patient krank geworden? Was habe ich so sehr verdrängt, dass es mich krank gemacht hat? – und in zweck- oder zielorientierte – Die Krankheit weist mich darauf hin, dass ich XY ändern muss. Oder: Der Patient soll durch die Krankheit XY lernen.

Viele Faktoren spielen in die Krankheitsdeutung hinein: Ausbildung und Weltbild, aktuelles Befinden, Art der Erkrankung, Zeitpunkt im Krankheitsverlauf, aber auch die Persönlichkeit, Werte, religiöse Überzeugungen, Ängste und so fort. Sie bestimmen in jeweils wechselnden Anteilen die Deutung der Krankheit zu einem bestimmten Zeitpunkt.

Meine eigene Deutung entsprach lange Zeit der medizinischen Diagnose. Ich suchte nach einer Erklärung, die mir in der Unfassbarkeit der Erkrankung Halt gab und mir half zu ertragen, dass manche Lebensereignisse ungefragt und scheinbar zufällig über einen Menschen hereinbrechen. Zugleich erhoffte ich mir eine Orientierung für den weiteren Weg.

Erst sehr viel später stellte ich mir die Frage, wie sich meine Erkrankung in meine Biografie einordnen ließe. Die daraus resultierenden Deutungen gaben mir das Gefühl, meine neue Lebenssituation stärker selbst gestalten zu können: Wenn ich an manchen verbliebenen Einschränkungen nur (noch) begrenzt etwas ändern konnte, könnte ich vielleicht etwas anderes in meinem Leben verändern, das mir bisher nicht gutgetan hatte. Auch das würde zum Heilungsgeschehen oder zumindest zu stärkerem Wohlbefinden beitragen, so hoffte ich.

> Allgemein wird Hoffnung eher zu Deutungen führen, die Handlungsspielräume eröffnen. Das Gegenteil zeigt sich in pessimistischen Deutungen. In der Art der Deutung wird somit auch die Haltung zur Krankheit, vielleicht sogar zum Leben offenbar.

Meine Angehörigen und Freunde stellten (sich) ebenfalls Fragen nach der Ursache oder dem Grund meiner Erkrankung. Die von ihnen als Antwort gegebenen Deutungen spiegelten ihr Weltbild, ihre Ängste oder persönlichen Beziehungen zu mir wider. Besonders in den ersten zwei Jahren nach der Erkrankung war ich mit etlichen Krankheitsdeutungen konfrontiert. Manche konnte ich nachvollziehen, andere empfand ich als übergriffig, entwürdigend und anmaßend.

Die verschiedenen Deutungen meiner Erkrankung werden mir nachfolgend als Beispiele dienen, um die Vielfalt der Deutungsmöglichkeiten zu skizzieren.

Medizinische Deutungen

Die Diagnosestellung war in meinem Fall schwierig. Aufgrund der schweren Grippesymptome und einer Mitreaktion des Herzens wurden die Koordinations- und Aufmerksamkeitsstörungen und meine Gangunsicherheit anfangs auf einen »krankheitsbedingt labilen Kreislauf« geschoben. Erst als dieser nach ein paar Wochen stabiler wurde, die anderen Symptome jedoch weiter bestanden, wurde ein Neurologe hinzugezogen. Er überwies mich mit der Verdachtsdiagnose einer Enzephalitis ins Krankhaus.

Ich konnte diese Deutung der Symptome zwar nachvollziehen, doch es fiel mir schwer. Eine Enzephalitis gehörte damals für mich zu jenen Krankheiten, die nur die *anderen* bekommen. Es war eine Art magisches Denken, als Ärztin gegen schwerwiegende Krankheiten gefeit zu sein. Auch die Ursache der Erkrankung blieb für mich lange Zeit rein medizinisch: Ich war krank geworden, weil ich eine Infektion mit Grippeviren hatte, die auch das Gehirn betraf.

Im Krankenhaus wurde die Diagnose bestätigt. Doch schon dort wurde ich auch mit anderen Deutungen konfrontiert. Meine Gangunsicherheit, erklärte mir die Physiotherapeutin, käme daher, dass meine »Fersen zu klein« seien. Später war in der stationären Reha-Klinik eine andere Physiotherapeutin der Meinung, nicht die Fersen, sondern meine Zehen wären das Problem: Sie wären zu kurz. Daher käme die Gangunsicherheit. Diese Deutungen hatten für mich keine Relevanz. Ich konnte sie mit etwas Verwunderung hinnehmen, doch sie berührten mich nicht.

Medizinische Diagnosen sind auf langjähriger Erfahrung und Beobachtung basierende Vereinbarungen zur Deutung einer bestimmten Kombination von Krankheitssymptomen. Abhängig von der Diagnose gibt es verschiedene Therapieansätze. Man könnte meinen, dass dies Fehldiagnosen und -behandlungen verhindert. Doch auch Ärzte und Therapeuten denken oft nur in einer bestimmten Perspektive, die scheuklappenartig den Blick nach rechts oder links einschränken kann. Diese Perspektive bestimmt die Gewichtung der einzelnen Symptome und damit ihre Deutung.

Psychologische Deutungen

Noch stärker als bei Ärzten fließt bei Psychologen der persönliche Eindruck in die Deutung der Symptome ein. Während der stationären Reha wurde ich zeitweise von einer Psychologin betreut, die mich flüchtig privat aus Kinderzeiten kannte. Meine Schilderung biografisch relevanter Ereignisse und ihre Erinnerungen stimmten nicht überein. Ihr flüchtiger Eindruck schien ihr jedoch vertrauenswürdiger zu sein als das, was ich berichtete. Schon bald deutete sie meine Beschwerden als psychosomatisch. Deshalb verzichtete sie sogar auf eine vollständige neuropsychologische Untersuchung und regte stattdessen eine Psychoanalyse an.

Wenn sie mich nach meiner Sicht der Dinge fragte, wies sie meine Antwort in der Regel zurück. So fragte sie mich zum Beispiel, warum ich krank geworden sei. Ich äußerte die Vermutung, dass übermäßiger Stress und zu viele Infekte in den vergangenen Jahren mich und mein Immunsystem erschöpft hätten. Sie entgegnete, meine Einschätzung sei verständlich, aber unzutreffend. Richtig wäre ihre Deutung. Dieser möge ich folgen. In einem Tagebucheintrag heißt es:

»M. [die Psychologin] war heute sehr wütend auf mich. Sie sagte, sie würde schon eine ganze Weile versuchen, mich in eine bestimmte Richtung zu zerren. Sie zerre und zerre und ich würde einfach nicht mitgehen. Das fände sie nicht in Ordnung. Ich kann nicht mitgehen, nicht mit ihr.«

Zu diesen Erfahrungen möchte ich die Psychoanalytikerin Luise Reddeman zitieren. Sie schreibt:

> »Auch als PsychotherapeutInnen sind wir ständig davon bedroht, dass unser Narzissmus ›explodiert‹, dass wir zu schnell sind, weil wir mehr zu wissen glauben als unsere PatientInnen. Kommen wir mit unserem Wissen nicht an, könnte uns das aggressiv machen, und wir könnten es den PatientInnen anlasten, statt uns zu fragen, ob wir mit dem, was wir vorhaben, nicht mehr beim Patienten und dessen Möglichkeiten sind« (Reddemann, 2008, S. 111).

Ich fühlte mich in eine Ecke gedrängt, vor der sie mit ausgebreiteten Armen stand und verhinderte, dass ich herauskäme, so sehr ich mich auch bemühte. Im Rückblick empfinde ich vor allem Empörung über das Machtgebaren, mit dem sie mir begegnete. Mir war zwar auch damals bewusst, dass seelische Probleme Symptome hervorrufen oder verstärken können. Doch noch war ich mit der Gesamtsituation emotional überfordert und verspürte eher das Bedürfnis nach Schutz – auch wegen ihrer unbeirrbaren Dominanz. Ich wollte und konnte mich ihr nicht öffnen, sondern wurde einsilbig und verweigerte mich regelrecht.

Dadurch war eine Situation entstanden, vor der bereits Sigmund Freud, der Begründer der Psychoanalyse, gewarnt hatte: Therapeuten würden einen »schweren Fehler« begehen, wenn sie im Bestreben, den Patienten schnellstmöglich voranzubringen, diesem »[i]hre Deutungen an den Kopf werfen, sobald Sie sie gefunden haben. Sie erzielen damit bei ihm Äußerungen von Widerstand, Ablehnung, Entrüstung« (Freud, 1926, S. 70).

Der abschließende Arztbrief berücksichtigte die Deutung der Psychologin und sprach von unklaren Ursachen meiner Beschwerden. Ich hätte zwar gern eine handfeste Diagnose als Orientierung für den weiteren Genesungsweg gehabt, konnte die vorsichtige Formulierung jedoch aufgrund der Erlebnisse dort in der Klinik nachvollziehen. Allerdings platzte mir zu Hause der Kragen, als ich im Abschlussbericht der Psychologin eine »fremdanamnestisch erhobene« Essstörung vorfand, die ihr als »Beleg« für eine psychosomatische Ursache diente. Meine Angehörigen hatten in einem Gespräch mit ihr von Bauchbeschwerden berichtet, die die Folge häufiger Antibiotika-Einnahmen (und nach einer Aufbaukur mit Darmbakterien verschwunden) waren. – Es mag sein, dass sie als Psychoanalytikerin Symptome anders gewichtete. Deshalb möchte ich ihre Verdachtsdiagnose nicht grundsätzlich infrage stellen. Infrage stelle ich jedoch die Art und Weise ihres Umgangs mit mir und ihre Versuche, mit der sie mich und andere von ihrer Deutung überzeugen wollte. Bis heute habe ich keine Erklärung für ihr Verhalten.

Obgleich sich die Deutung der Psychologin für mich nicht stimmig anfühlte, arbeitete sie in mir, und das in zweierlei Hinsicht. Zum einen ganz konkret mit der Frage: Was könnte an dieser Deutung dran sein? Die als entwürdigend empfundenen Erlebnisse in den Therapiestunden bildeten eine große Hürde, mich dieser Deutung zu nähern und nach ihrer Relevanz zu fragen. Trotzdem bemühte ich mich darum. Denn wenn die Annahme der Psychologin richtig wäre, gäbe mir das die Möglichkeit, durch die Lösung der zugrundeliegenden Probleme gesund zu werden. Eine andere Perspektive auf die Stunden mit ihr wurde erst nach einigen Jahren relevant: Ich wollte mich in meinem Widerstand ihr gegenüber verstehen. War es tatsächlich ein Widerstand gegen die Deutung? Oder gegen die Art und Weise ihres Umgangs mit mir? Was sagte meine Abgrenzung über mich selbst aus – und verstehe ich mich darin?

Doch zunächst ging es für mich um die Frage, ob die Sichtweise der Psychologin auf meine Symptome der Schlüssel zu meinem Genesungsweg sein könnte. Damals war ich bereits in der ambulanten Reha. Als ich gerade beschlossen hatte, ungeachtet meiner Zweifel ihrer Deutung zu folgen, gab es ein Gespräch mit dem Chefarzt und dem Neuropsychologen. Sie erklärten mir, dass die wiederholte neuropsychologische Testung leider deutlich zeige, dass ich durch eine Enzephalitis eine Hirnschädigung erlitten hätte. Diese Erklärung löste bei mir ein Gefühlschaos aus. Meine intuitive Abgrenzung gegenüber der Psychologin schien also richtig gewesen zu sein, ungeachtet meines späten Entschlusses, ihre Deutung als eine Möglichkeit ernst zu nehmen. Gleichzeitig war mein Handlungsspielraum kleiner geworden, ich konnte nicht mehr allein durch Innenarbeit gesund werden. Statt nach unbewussten Problemen zu fahnden, stand ich nun vor der Aufgabe, neben Hirnleistungstraining, Physio- und Ergotherapie einen emotionalen Umgang mit den Folgen der Erkrankung finden zu müssen.

Professionelle Begleitung hätte mir dabei gutgetan. Doch es dauerte lange, bis ich wieder Vertrauen zu Psychologen fassen konnte. Ich hatte Angst, erneut nicht gesehen und angehört zu werden, sondern mich nur ein weiteres Mal in einem

Korsett aus Deutungen wiederzufinden. Erst nach einigen Jahren wagte ich einen neuen Versuch. Zwei Psychotherapeuten halfen mir mit viel Geduld, mich ihrer behutsamen Begleitung anzuvertrauen. Sie gaben mir Zeit zum Nachdenken und Nachspüren des Gesagten, ohne es vorschnell zu deuten. In der Offenheit ihrer Fragen entstand ein Raum, den ich vorsichtig erkunden konnte. Für mich noch ungewohnt, fragten sie immer wieder nach, warum diese oder jene Sichtweise für mich stimmig sei und was diese Stimmigkeit ausmache. Gelegentlich äußerten sie ihre Sichtweise, aber nur als ein *Angebot* zum Nachdenken. Sie respektierten es sofort, wenn ich sagte, ich könne mit dieser Deutung (noch) nichts anfangen. Die Arbeit mit ihnen gab mir das Vertrauen in die Psychologen zurück.

> Die wichtigste Erkenntnis aus diesen Erfahrungen ist für mich, wie extrem verletzlich man während einer schweren Erkrankung sein kann. Und wie verletzend Deutungen sein können, wenn sie nicht mehr nur Angebote aus einer bestimmten Perspektive sind, sondern auf entwürdigende Weise Deutungshoheit beanspruchen.

Psychologisierende Deutungen

> Neben psychologischen Deutungen, die einer bestimmten Schule oder Therapierichtung entspringen, gibt es psychologisierende Deutungen. Oft aus der esoterischen Richtung kommend, werden dabei körperliche Symptome nahezu ausschließlich als Ausdruck der Seele verstanden.

Eine Heilpraktikerin erklärte mir etwa, zur Entzündung meines Gehirns sei es gekommen, weil meine Seele nicht mehr selbst die »Chefin in der Schaltzentrale« gewesen sei. Deshalb hätten die Viren das »Machtzentrum entern« können. Meine Aufgabe sei es, die »Herrschaft zurückzuerobern«.

Später fand ich ähnliche Krankheitsdeutungen in den Büchern des ebenso umstrittenen wie populären Arztes, Psychotherapeuten und Esoterikers Rüdiger Dahlke (vgl. Dahlke, 1996): Die Nase würde laufen, weil man seelisch »verschnupft« sei, Husten sei Aggressionsabbau, Magenprobleme entstünden, weil etwas auf den Magen geschlagen habe, eine Erkältung oder gar eine Grippe bekäme man, weil das innere Feuer, mit dem man für eine Sache brenne, erloschen sei. Aufgabe des Kranken sei es, die zugrundeliegenden Themen als Lernaufgaben zuzulassen, sie zu lösen und darüber gesund zu werden.

Derartigen Deutungen stehe ich ambivalent gegenüber. Es steht für mich außer Frage, dass sich seelische Nöte oder verdrängte Themen über den Körper äußern können. Andererseits bin ich überzeugt, dass insbesondere schwere Erkrankungen komplexe Ursachen haben. Viren allein werden ebenso wenig eine Grippe auslösen wie fehlende Konfliktfähigkeit oder ein »Erlöschen des inneren Feuers«.

Die in den Deutungen von Dahlke aufgegriffene bildhafte Sprache des Volksmundes entspricht dennoch dem Erleben des Menschen viel mehr als die abstrakte und oft als kalt empfundene Sprache der Ärzte. Mit der Formulierung »Etwas ist mir an die Nieren gegangen« werden zum Beispiel Gefühle wie Verunsicherung, Kränkung oder Erschütterung verbunden. Schon beim Hören entsteht eine Idee davon, wie es in dem Betroffenen aussehen könnte. Die ärztliche Diagnose einer Nierenbeckenentzündung wirkt dagegen mechanistisch und dem Menschen entfremdet.

Bei beiden Deutungsweisen besteht jedoch die Gefahr der Simplifizierung, wenn sie für sich allein stehen bleiben. Bei der ersten Variante wird unter Umständen eine bakterielle Infektion »verpsychologisiert«, bei der zweiten eine möglicherweise seelische Beteiligung ignoriert.

Symptome oder Krankheiten als Lernaufgabe zu deuten, gibt dem Betroffenen einen Handlungsspielraum und ein hohes Maß an Eigenverantwortung (zurück). Auf der anderen Seite suggeriert es eine persönliche Machbarkeit von Gesundheit, was, wenn diese sich nicht einstellt, zu Enttäuschung, Überforderung, Versagens- und Schuldgefühlen führen kann. Außerdem werden soziale, gesellschaftliche oder kulturell bedingte Faktoren außer Acht gelassen, die erheblichen Anteil am Krankheits- und Heilungsgeschehen haben können.

Nachdem ich mehrfach in den Büchern von Dahlke gelesen hatte, fragte ich mich bei jedem Infekt: Wo bin ich schon wieder Konflikten ausgewichen? Was hat mich innerlich kalt gelassen? Was zum Teufel habe ich jetzt wieder übersehen? Obwohl ich redlich um Innenarbeit bemüht war – mal mit Unterstützung von Psychologen, mal allein – änderte sich absolut nichts an meiner Infektanfälligkeit. Der daraus gezogene Schluss »Wahrscheinlich grabe ich immer noch nicht tief genug oder an den falschen Stellen« lastete zunehmend auf meiner Seele. Erst die bewusste Entscheidung, diese Lesart von Symptomen als nur eine von vielen zu sehen, nahm mir die Schuldgefühle.

Nach meinem Empfinden unterstellt diese Art der Krankheitsdeutung ein zu großes Maß an Machbarkeit. Obgleich Gesundheit nicht machbar ist, wird dies dem Kranken suggeriert: Er könne seine Gesundheit (wieder) herstellen, indem er seine Lernaufgaben macht. Das geforderte Credo »Wenn ich nur will, kann ich alles« empfinde ich wegen der unterstellten Allmacht als anmaßend und lebensfern.

Nicht jedem gelingt es, seiner Eigenverantwortung im Genesungsprozess nachzukommen. Handlungsspielräume zu nutzen oder eigene Entscheidungen zu treffen, mag einen großen Anteil am Heilungsgeschehen haben. Wie groß der Anteil wirklich ist, dürfte von vielen Faktoren abhängig sein. Mit der Überbetonung der Eigenverantwortung werden jedoch die anderen Faktoren vernachlässigt und dem Kranken eine Last auf die Schultern gelegt, die er zusätzlich zum Krankheitsgeschehen womöglich kaum tragen kann. Ob dies dem Heilungsprozess dient, scheint fraglich.

Heute empfinde ich derartige Deutungen als Wegweiser, in welche Richtung es *auch* gehen könnte. Sie sind für mich eher Hinweis als Tatsache, eher Einladung als Gewissheit. Ich entscheide mich meistens dafür, sie ernst, aber nicht zu ernst zu nehmen und die anderen Deutungsmöglichkeiten mit ihren jeweiligen Angeboten nicht aus den Augen zu verlieren.

Deutungen aus der Alternativmedizin

Während sich die eben besprochenen psychologisierenden Deutungen auf eine (ausschließlich) seelische Krankheitsursache beziehen, gibt es im Bereich der Alternativmedizin zahlreiche andere Konzepte.

Eines vorweg: Viele schwer und chronisch kranke Menschen suchen Hilfe bei Anbietern von alternativen Heilmethoden – oft erfolgreich, ebenso oft ohne Erfolg. Meine eigenen Erfahrungen sind durchwachsen, sie halten sich in gut und schlecht die Waage. Sie widersprechen allerdings der verbreiteten (Selbst-)Etikettierung, mittels derer diesen Methoden pauschal Ganzheitlichkeit und größere Menschenfreundlichkeit zugeschrieben wird. Ich erlebte Heilpraktiker, die Symptome ebenso monokausal deuteten wie viele Ärzte. Ich erlebte Anwender von traditioneller chinesischer Medizin, die mir bei der Befunderhebung über den Mund fuhren und nur ein einziges Symptom als wichtig erachteten. Ich wurde von einer Geistheilerin abgekanzelt, die mir – paradoxerweise – erklären wollte, dass Krankheiten ausschließlich auf der körperlichen Ebene stattfänden und ein Zusammenhang mit emotionalen Themen ein Irrglaube sei. Auf der anderen Seite machte ich gute und heilsame Erfahrungen bei einer Osteopathin, bei einer Neo-Schamanin und mit einer Qi-Gong-Lehrerin.

Viele der alternativmedizinischen Verfahren basieren auf Konzepten, die den Erkenntnissen der Naturwissenschaften widersprechen oder zumindest abseits von ihnen liegen. Krankheiten werden unter anderem als Folge oder Ausdruck von Energieblockaden, unguten Schwingungen, Störfeldern durch Wasseradern, Energiepunkten in der Erde oder amalgamhaltigen Zahnfüllungen gedeutet. In der spirituellen Medizin, zu der unter anderem das Heilen durch Handauflegen gehört, wird Krankheit durch fehlende oder fehlgeleitete Hinwendung zu Gott oder zur »geistigen Welt«[3] verursacht oder kann als Buße beziehungsweise Ausgleich für Fehlverhalten in früheren Leben gelten. In schamanischen Heiltraditionen entsteht Krankheit wiederum durch eine Besetzung des Menschen durch »geistige Wesenheiten«, durch »Seelenraub«, Strafe der Ahnen oder fehlende Achtung gegenüber der als beseelt empfundenen Natur.

Da ich mich häufig – vielleicht zu früh – von den oft als abenteuerlich empfundenen Deutungen abschrecken ließ, spielten alternativmedizinische Verfahren in meinem Genesungsprozess nur eine untergeordnete Rolle. Dass ich mich später einige Jahre in der Geistheilerszene umsah, hatte einen anderen Grund: Ich hatte einmal mehr aus Spaß einer Freundin die Hände auf ihren schmerzhaft blockierten Nacken gelegt, was zu einer raschen und nachhaltigen Linderung führte. Später eher als Schwank in einer Kaffeerunde erzählt, wandten sich bald weitere Hilfesuchende an mich. Da ich zwar sah, *dass* etwas passierte, aber nicht wusste, *was*, interessierte ich mich eine Weile für die sogenannte »Geistheilung«.

Ich ging dabei sehr naiv vor, adaptierte schnell das übliche Vokabular wie »Energieübertragung« oder »-blockade«, ohne mir über die Fragwürdigkeit der Konzepte Gedanken zu machen. Als ich nach einiger Zeit immer stärker hinterfragte und keine mich zufriedenstellenden Antworten fand, wandte ich mich wieder ab. Auch, weil Schein und Sein in dieser Szene für mich oft zu sehr aus-

3 Zur geistigen Welt gehören sogenannte geistige, das heißt nicht-materielle Wesenheiten wie z. B. Engel, »aufgestiegene Meister«, gute und böse Geister im weitesten Sinne des Wortes, Seelen der Ahnen, Naturgeister und Geister des Ortes, aber auch Heilige wie Jesus oder der Prophet Mohammed.

einanderfielen. Ich erlebte Heiler und Heilerinnen, die von Demut redeten und vor Arroganz kaum laufen konnten; oder jene Heilerin, die mich massiv unter Druck setzte, dass ich eine eigene Praxis als Heilerin eröffnen müsse, weil sie eine entsprechende »kosmische Vision« gehabt habe. Rückfragen waren nicht erwünscht, Widerspruch schon gar nicht. Diese Erfahrungen ließen mich gegenüber alternativmedizinischen Angeboten vielleicht zu kritisch werden. Allerdings kenne ich viele Menschen, die auf Homöopathie oder Akupunktur schwören. Es ist wohl eine sehr persönliche Entscheidung, wie und in welchem Maße man sich auf derartige Angebote einlässt.

Trotz meiner eher durchwachsenen Erfahrungen möchte ich anhand eines persönlichen Beispiels zeigen, warum anders gelagerte Heilmethoden manchmal eine große Wirksamkeit entfalten können. Etwa zehn Jahre, nachdem ich krank geworden war, suchte ich eine Neo-Schamanin auf. Ich hatte irgendwo gelesen, der »Raub eines Teils der Seele« könne den Menschen so stark schwächen, dass er krank werde. Da ich neugierig war, wie wohl eine Behandlung mit »Seelenrückholung« abliefe, machte ich einen Termin bei einer Frau, von der ich ein berührendes Interview gelesen hatte. Ihr Raum war voller Ritualgegenstände wie Trommeln, Rasseln, Klangschalen, Traumfänger, ohne jedoch überladen oder kitschig zu wirken. Nachdem wir uns etwa anderthalb Stunden unterhalten hatten, sagte sie, sie würde nun eine schamanische Reise in die »andere Welt« unternehmen und Ausschau halten, ob sich dort ein Anteil meiner Seele befände. Sollte sie ihn finden, brächte sie ihn zu mir zurück.

Ich legte mich auf eine bequeme Matratze, während sie mit Räucherwerk durch den Raum ging und die »Geister des Ortes« einlud. Danach begann sie, die Trommel in wechselnden Rhythmen zu schlagen, und sang. Ich tauchte in ein überaus angenehmes Bad aus Klängen, Rhythmen, Düften und eigenen inneren Bildern ein: Ich »sah« scheinbar uralte, weise erscheinende Menschen, die mit mir sprachen, ich sah Blüten, Schmetterlinge und verschiedene Pflanzen. Fast schien es, als ob auch sie mit mir sprächen. Am Ende spürte ich kurz die Berührung der Schamanin am Kopf und dann herrschte Stille. Im folgenden Gespräch sagte sie, sie habe nicht vermocht, meinen Seelenanteil zurückzuholen, aber gesehen, dass ich dies selbst tun würde. Dafür sei ich jedoch »auf Ebenen unterwegs gewesen«, zu denen sie noch keinen Zutritt hätte.

In den nächsten Monaten spürte ich den Nachklang dieses Besuchs. Allein das Ansprechen der verschiedenen Sinne durch Düfte und Klänge hatte ich als sehr angenehm empfunden. Noch sehr viel stärker wirkte langfristig jedoch die Vorstellung, in eine ganze Kosmologie eingebunden zu sein, in der alles beseelt ist und eine Bedeutung hat. Ich spürte, dass ich einer gewissen Faszination erlag und es mich stärkte, an meine Fähigkeit zu glauben, mir selbst meinen Seelenanteil zurückholen zu können.

Unabhängig davon, was man von den Theorien oder Konzepten der verschiedenen Verfahren halten mag, bin ich zutiefst überzeugt, dass sie oft schon deshalb helfen, weil uns eine Art »Märchenzauber« ergreift, der in uns wirkt und für neue Deutungen zur Verfügung steht (ob sie zusätzlich in anderer Weise wirken, vermag ich nicht zu beurteilen).

Ted Kaptchuk (2002), ein Placebo-Forscher der Harvard-Universität, hat festgestellt, dass wir viele Heilungsmöglichkeiten verschenken, weil wir die Kraft von kulturell verankerten Ritualen, Symbolen und Narrativen ignorieren, die zu den jeweiligen Deutungen von Krankheit und Heilung führen. In jedem von uns steckt ein Schatz an kulturellem Wissen, den wir seit unseren Kindertagen unter anderem durch Märchen, Erzählungen oder Legenden angesammelt haben. Es wäre gut, diesen Schatz für Heilungsprozesse nutzbar zu machen, zum Beispiel über Rituale, die verschiedene Sinne ansprechen.

Ich konnte mit der Kosmologie der Schamanen etwas anfangen, ein anderer ist vielleicht stärker berührt von der Annahme Natur = sanft = gut und nutzt deshalb Naturheilverfahren. Wieder ein anderer fühlt sich von fernöstlichen Heilweisen angesprochen und geht zu Anbietern von »Prana-Healing«, einer weiteren Form des energetischen Arbeitens über die Hände. Jedes dieser Angebote bringt entsprechend seiner zugrundeliegenden Konzepte Krankheitsdeutungen hervor, die Hinweise zum Handeln liefern können. Dies haben sie mit allen anderen Perspektiven auf Krankheit gemein.

Bislang ging es um Krankheitsdeutungen, die von professioneller (oder kommerzieller) Seite an mich als Kranke herangetragen wurden. Im Folgenden soll es um Deutungen durch Freude und Angehörige gehen. Sie waren manchmal hilfreich, manchmal abenteuerlich, mitunter auch verletzend.

Deutungen von Angehörigen und Freunden

Meine Angehörigen und engen Freunde folgten zunächst der Deutung der Ärzte. Für sie war die Ursache eine Infektion mit Grippeviren. Erst als es mir etwas besser ging, äußerten sie Fragen. So wollten sie zum Beispiel wissen, ob ich auch deshalb krank geworden sein könnte, weil ich mich zu sehr überfordert hätte und dabei zu rücksichtslos mit meiner Gesundheit umgegangen sei. Es waren vorsichtig deutende Fragen aus echter Besorgnis heraus.

Schwieriger waren die Lesarten anderer Freunde. Schon gleich zu Beginn wussten sie genau, warum ich krank geworden war. Etliche – möglicherweise aus der Unbegreiflichkeit der Situation resultierende – Deutungen empfand ich als übergriffig und sonderbar: Eine Freundin vermutete Pilze im Darm und empfahl eine zuckerfreie Diät. Sie hatte selbst Bauchprobleme. Ihre Deutung konnte ich hinnehmen, ohne ihr Gewicht beizumessen. Zwei enge Freunde meines Partners behaupteten dagegen, ich sei krank geworden, weil ich mich dem Leben nicht stellen wollte. Wegen des langwierigen Genesungsweges sei es »so ein Bauchgefühl«, es fielen Formulierungen wie »ist doch eindeutig« und »sie will es nur nicht wahrhaben«. Ich war zu krank zur Gegenwehr und diese Deutungen taten mir weh. Wieder ein anderer Freund stellte fest, dass bei mir »Sonne und Mond« im Ungleichgewicht gewesen wären. Ich müsse mich mehr um die »Mondseite« kümmern, dann würde ich gesund werden. Was genau er damit meinte und ob er es mir überhaupt erklärte, weiß ich nicht mehr. Mir klang es damals zu esoterisch, ich konnte nichts damit anfangen. Eine angehende Psychologin schlug mir wiederum vor, möglichst schnell ein Kind zu bekommen. Dann wäre ich *gezwungen*, mich zu konzentrieren, und könnte durch das Kind auf dem Arm die Gangstörung effektiver trainieren. Obschon mein Freundeskreis überwiegend akademisch geprägt war, mangelte es also von dieser Seite nicht an Deutungen und Hinweisen, die absonderlich erscheinen.

Zugegeben, es mag für medizinische Laien schwer begreiflich sein, dass eine Grippe langfristig gesundheitliche Probleme hervorrufen kann. Grippeviren können zudem jeden erwischen. Ohne dass sie sich dessen bewusst waren, machte es meinen Freunden vermutlich Angst, dass einer so häufigen und von Laien selten ernst genommenen Erkrankung schwerwiegende Einschränkungen folgen können. Außerdem kennt jeder Konzentrationsstörungen bei Erschöpfung oder Müdigkeit. Sogar Gangunsicherheit mag einigen vertraut sein, etwa nach dem Genuss von zu viel Alkohol. Vielleicht brauchten sie diese anderen Deutungen, um ihre Angst abzuwehren, dass es sie selbst treffen könnte. Anders kann ich mir nicht erklären, dass ihre Erklärungen die Virusinfektion ignorierten.

Für mich war das Phänomen, dass sich im Angesicht von Krankheit jeder zum »Gesundheitsexperten« entwickelt und ungefragt Deutungen äußert, ausgesprochen unangenehm. Wies ich ihre Interpretationen oder daraus resultierende Therapievorschläge zurück, unterstellte man mir, ich »wolle wohl nicht gesund« werden. Dass mein Genesungswunsch nichts mit ihren Lesarten meiner Symptome zu tun hatte, wurde geflissentlich ignoriert.

Von anderen Betroffenen hörte ich ähnliches. Woran mag es liegen, dass Freunde oder Angehörige manchmal auf kaum nachvollziehbare Weise deuten?

Grundsätzlich dürften Freunde und Angehörige in der Absicht handeln, mit ihren Deutungen dem Kranken einen aus ihrer Sicht richtigen Blick auf das Krankheitsgeschehen zu ermöglichen. Davon erhoffen sie neue Handlungsspielräume, die zur Gesundung beitragen. Diese Absicht ist nachvollziehbar.

Nicht selten fehlen allerdings die dafür notwendige Informationssammlung sowie die Einfühlung in den Kranken. Wird aus Selbstschutz oder Nachlässigkeit darauf verzichtet, führt das zu Deutungen, die weder mit dem kranken Menschen noch mit seiner Not etwas zu tun haben.

Hinzu kommt, dass Außenstehende die Komplexität der Krankheitsentstehung und des Heilungsprozesses oft nicht erfassen können, sondern von ihr überfordert sind. Womöglich werden Deutungen umso stärker übergestülpt, je bedrohlicher die Erkrankung eines Freundes und je ungewisser die Ursache ist – vielleicht um sich selbst zu versichern: Weil ich anders handele, kann mir das nicht passieren.

Wenn etwa Menschen an Krebs erkranken, gibt es zahlreiche Deutungen von außen: Sie hat geraucht, sie hat getrunken. Sie hat ihre Probleme »in sich hineingefressen« und wird deshalb von innen »aufgefressen«. Sie hat ein schlechtes Karma. Sie hat gesündigt, sie wird von Gott geprüft oder bestraft und so fort. Auch in der Literatur finden sich entwürdigende und fragwürdige Deutungen von Krebserkrankungen. So heißt es zum Beispiel in dem populären Buch *Krankheit als Weg* von Thorwald Dethlefsen und Rüdiger Dahlke (1983): »Die Menschen haben Krebs, weil sie Krebs sind« (S. 324). Obschon diese Deutung nicht ansatzweise belegt ist, werden an Krebs erkrankte Menschen mit Eigenschaften wie bösartig, heimtückisch und zerstörerisch assoziiert. Die Notwendigkeit, sich als Nichtbetroffener gegen sie wie auch gegen die Erkrankung zu schützen, scheint naheliegend. Doch die Attribute, die wir Krebserkrankungen und den von ihnen betroffenen Menschen zuweisen, bestimmen unseren Umgang mit ihnen.

Nehmen wir das Beispiel der »hineingefressenen Probleme«. Es enthält eine Schuldzuweisung: Wärst du mit deinen Problemen anders umgegangen, hättest du keinen Krebs bekommen. Diametral gegenüber der Schuldzuweisung steht die Entlastung des Deutenden selbst: Weil er mit seinen Problemen anders umgeht, ist er – vermeintlich – vor Krebs geschützt. Die in der Deutung liegende Anmaßung und Ungerechtigkeit gegenüber dem Kranken bleibt ihm verborgen.

> Deutungen wie diesen scheint eine Art magisches Denken zugrunde zu liegen: Ich bin geschützt, wenn ich die Erkrankung eines Freundes durch einen von mir gesetzten Rahmen, also eine Deutung begrenze. Durch diesen Rahmen erhält sie eine Fassung. Für Außenstehende wird sie dadurch weniger bedrohlich und emotional beherrschbar.

Für mich als Kranke war es dagegen mühsam und zeitweise äußerst kraftraubend, mich zusätzlich zu den gesundheitlichen Problemen mit den verschiedenen unerbetenen Deutungen von Freunden auseinandersetzen zu müssen. Viele empfand ich als Zumutung, um nicht zu sagen als gewalttätig. Ich hätte mir mehr Behutsamkeit, Distanz und Demut gewünscht. Demut vor allem in dem Sinn, mir den eigenen Erklärungsbedarf nicht als gut gemeinte Deutung aufzudrücken oder die fehlenden Kenntnisse durch »Küchenpsychologie« zu ersetzen.

> Aus dem Bauch heraus zu deuten und sich die Mühe einer echten Annäherung an die Situation eines Kranken und das Nachdenken über seine Krankheit zu sparen, dürfte dem Erkrankten in den seltensten Fällen gerecht werden. Die Deutungen dienen dann vor allem dem Deutenden und seinem Wunsch, sich selbst zu beruhigen und »etwas dazu sagen zu können«.

Diese Erfahrungen lassen mich vorsichtig sein, wenn ich mit Erkrankungen von Freunden konfrontiert bin. Natürlich schießen auch mir Deutungen durch den Kopf. Ich versuche aber, mich zurückzuhalten. Denn es sind lediglich *meine* Interpretationen eines Krankheitsgeschehens. Womöglich haben sie mehr mit mir selbst zu tun als mit dem Kranken. Deshalb frage ich nach, ob der Betroffene überhaupt wissen möchte, was ich mir für Gedanken gemacht habe.

Eigene Deutungen

Eingangs hatte ich erwähnt, dass meine eigene Deutung für einige Jahre der medizinischen Diagnose entsprach: Ich hatte durch eine Infektion mit Grippeviren eine Enzephalitis erlitten, die womöglich durch eine große Überforderung in den vorausgegangenen Jahren und eine Erschöpfung meines Immunsystems begünstigt worden war. Inzwischen weiß ich, dass ich – seit der Kindheit, so lässt meine Krankheitsgeschichte vermuten – eine Immunschwäche habe. Auch aus diesem Grund scheint mir diese Deutung weiterhin plausibel.

Erst während der intensiven Phase der Krankheitsverarbeitung kamen andere Aspekte hinzu. Ich wollte mir anschauen, wie sich die Krankheit in meinen bisherigen Lebenslauf einfügte. Ich wollte wissen, welche biografischen Faktoren womöglich zur Entstehung der Krankheit beigetragen hatten. War ich krank geworden, weil ich mir Sachen abverlangte, die mir nicht entsprachen? Weil ich mir (Über-)Lebensstrategien angewöhnt hatte, die mir auf Dauer nicht guttaten? Biografisch gesehen neige ich im Rückblick am ehesten zu einer ethologischen Krankheitsdeutung, wie sie der Zürcher Psychiatrieprofessor Christian Scharfetter (2000) beschrieben hat. *Ethologisch* leitet sich dabei von dem Begriff »Ethos« ab, dieser bedeutet Verhalten, Gewohnheit, Brauch oder Konvention. Neben den bewussten Entscheidungen, die wir für unsere Lebensweise treffen, halten uns nicht selten verinnerlichte und oft unbewusst gebliebene Gebote oder Konventionen, erstarrte Weltbilder oder die Überhöhung von Leistung von dem ab, was uns entsprechen würde. Getrennt vom dem, was uns im Innersten wichtig wäre, »funktionieren« wir eher als dass wir leben. Die daraus resultierende Haltung sich selbst und dem Leben gegenüber kann krank machen und womöglich hat das auch bei mir eine Rolle gespielt. Zumindest dürfte beispielsweise die von klein auf verinnerlichte Überhöhung von Leistung für meine Gesundheit nicht besonders zuträglich gewesen sein. Am Ende war ich der permanenten Überforderung, die aus ihr resultierte, nicht mehr gewachsen.

In der Psychologie und Psychosomatik werden Krankheiten gelegentlich als »inadäquate Lösungsversuche« gedeutet. Diese Lesart geht auf den Psychoanalytiker Sigmund Freud zurück. Demnach wird der Patient krank, weil er nicht in der Lage ist, unbewusste Konflikte auf konstruktive Weise zu lösen.

Bis heute ist diese Deutung – auch im Privatbereich – erstaunlich verbreitet. Auf sie wird zurückgegriffen, wenn Heilungsprozesse verzögert ablaufen, wenn Angehörige und Freunde die Geduld verlieren oder wenn sie die Wege des Kranken nicht (mehr) nachvollziehen können. Die dabei mitschwingende Unterstellung »Die hat ja was von ihrer Krankheit, die will doch gar nicht gesund werden« kann verletzen. Dies umso mehr, je weniger behutsam sie angebracht wird und je weniger sie begründet werden kann.

Gegenüber dieser negativ gefärbten Deutung vertrat der Psychosomatikprofessor Dieter Beck (1985) die These, körperliche Krankheiten seien manchmal ein Selbstheilungsversuch bei seelischer Not. Beck sah die Erkrankung als unbewussten *kreativen* Versuch einer Selbstreparatur. In der Ruhe der Krankheit könne der Betroffene wieder zu sich kommen und sich seelisch um- oder neu strukturieren. Laut Beck misslingt dieser Versuch allerdings häufiger, als dass er gelingt. Sein Ausgang sei von vielen Faktoren abhängig. Ob meine Erkrankung ein unbewusster Selbstheilungsversuch war, kann ich nicht wissen. Tatsächlich fühle ich mich durch den Prozess der Krankheitsverarbeitung innerlich heiler. Und doch habe ich Behinderungen zurückbehalten, die mich in meiner Lebensführung erheblich einschränken. Becks Sichtweise bleibt nur eine Deutungsmöglichkeit unter vielen.

»Sieh doch deine Krankheit als Chance!«

Ich weiß nicht, wie oft ich diesen Satz gehört habe. Besonders in Phasen der Trauer sollte er meine Aufmerksamkeit auf das Potenzial des Krankheitsgeschehens lenken. Anfangs löste er jedoch Druck und Schuldgefühle, später vor allem Abwehr aus. Diese bezog und bezieht sich bis heute in erster Linie auf die mitschwingende Erwartung, in der Krankheit eine Chance sehen zu *müssen*. Gewiss mag es Konstellationen geben, in denen eine Krankheit zum Beispiel den letzten Impuls für eine schon lange überlegte Kündigung oder Trennung vom Partner gibt. In der Regel zielt die Aufforderung jedoch auf *von außen* als wichtig erachtete Lebensveränderungen, die konkrete Dinge wie eine Kündigung ebenso betreffen können wie die – reale oder vermeintliche – Notwendigkeit, sich seelischen Nöten zuzuwenden und sie zu beruhigen. Letzteres wird nicht selten mit der Vermutung verbunden, ungelöste Probleme seien die Ursache der Erkrankung.

> Bei psychosomatischen Erkrankungen liegt in der tiefgehenden Innenarbeit häufig eine Genesungschance. Zudem weisen Erkenntnisse aus der Psychoneuroimmunologie auf den engen Zusammenhang zwischen Psyche und Immunsystem und damit auf die Bedeutung von seelischen Prozessen auf das Krankheits- und Heilungsgeschehen hin. Sie zeigen aber auch, dass die Verflechtung von Psyche, Hormon- und Immunsystem sehr komplex und individuell äußerst verschieden ist (vgl. Schubert, 2015). Vor diesem Hintergrund scheint die pauschale Aufforderung, die – vielleicht – in der Krankheit liegende Chance zu sehen und zu nutzen, eher unangemessen.

Das erste Mal forderte mich die Psychologin in der stationären Reha auf, meine Erkrankung als Chance zu sehen. Gesundheitlich ging es mir damals ziemlich schlecht. Das beständige Ausgleichen der Koordinations- und Gleichgewichtsstörungen forderte ebenso Kraft wie die schlechte Konzentration und Aufmerksamkeit. Zusätzlich ängstigten mich diese Symptome. Ich konnte in meinem Zustand keine »Chance« erkennen, sondern empfand diese Aufforderung als Überforderung, um nicht zu sagen als Zumutung. Es kam mir vor, als würde mich die Psychologin mit einem Fahrrad auf die Autobahn schicken. Etwa zeitgleich erklärte sie meinen Angehörigen, dass ich womöglich »für immer ein Pflegefall« bleiben würde. Wir waren eher irritiert als schockiert, weil ich selbst damals kein Pflegefall war. Diese Einschätzung verwirrte mich nur noch mehr: Die Perspektive »Pflegefall« könnte eine *Chance* sein? Ich konnte nichts damit anfangen und fühlte mich, statt ermutigt, unter Druck gesetzt, eine Chance sehen zu müssen. Später hatte ich Schuldgefühle, weil ich immer noch keine sah. Damals war mir nicht klar, dass es neben unserer belasteten Therapeutin-Patientin-Beziehung, die zeitweise eher einem Machtkampf ähnelte, eine bedeutende Rolle spielte, dass ich meine Erkrankung emotional noch längst nicht als Tatsache akzeptiert hatte. Meine Annahme, ich würde bald wieder gesund und alles würde wie früher sein, verstellte mir den Weg zu diesem Konzept.

Erst nach zwei, drei Jahren näherte ich mich ihm. Hinter mir lagen etliche Monate des Rebellierens, des Leugnens, schließlich der Trauer und beginnenden Akzeptanz. Insbesondere die Akzeptanz schuf den Boden, um Aspekte des Krankheitsgeschehens als *Chance* ansehen zu können. Doch schon die Formulierung machte mir Schwierigkeiten: Das Wort »Chance« schien mir zu groß, zu plakativ. Chancen sind Gegebenheiten oder Konstellationen, die für den Betreffenden zu etwas Gutem führen können, sodass es widersinnig wäre, sie nicht zu ergreifen. Gleichzeitig sind Chancen keine Garantien, man kann an ihnen auch scheitern. In Kapitel 11 beschreibe ich ausführlicher, wie ich oft bereits an Alltagsanforderungen scheiterte. Würde ich die in der Krankheit liegende Chance womöglich auch vergeigen? Davor hatte ich Angst. Andererseits: Worin lag diese Chance überhaupt?

Zuerst sah ich das Konzept weiterhin im Kontext der Krankheitsentstehung: »Schau dir deine Probleme an und du wirst gesund werden. Darin liegt die Chance.« Dieser Lesart begegnete ich noch immer mit Abwehr. Später fand ich in dem Buch *Mut und Gnade* von Ken Wilber (1996) einen anderen Zugang: »Schau dir die Probleme oder persönliche Schwierigkeiten nicht an, weil sie dich krank gemacht haben, sondern weil du sie sowieso lösen und dich ändern wolltest.« Das fühlte sich besser an. Schließlich formulierte ich es in »Krankheit als Möglichkeit« um. Den Begriff der *Möglichkeit* empfand ich als offener und mit weniger Anspruch und Implikationen verbunden. Eine »Möglichkeit« nicht zu nutzen, fühlte sich weniger unsinnig an als eine »Chance« verstreichen zu lassen. Diese Umformulierung nahm mir den Druck, brachte mich aber nicht weiter. Die »Krankheit« als Möglichkeit ließ sich für mich nicht greifen, sie blieb trotz der vielen Einschränkungen abstrakt. Ich fand noch immer keinen Zugang. Zumindest keinen bewussten. Unbewusst war ich längst mittendrin. Denn der tiefgreifende Prozess der Krankheitsverarbeitung hatte mich vollständig auf mich selbst zurückgeworfen. Ich kam nicht umhin, meine Werte, Einstellungen, Haltungen und Lebensweisen genau unter die Lupe zu nehmen, sie zu hinterfragen und mich durch diesen Prozess weiterzuentwickeln. Und so hatte ich die Möglichkeit zur Veränderung längst ergriffen, bevor mir klar wurde, dass ich schon lange genau das tat, was ich als Konzept vehement abgelehnt hatte.

Aufgrund meiner eigenen Erfahrungen scheinen mir in Bezug auf das Konzept »Krankheit als Chance« drei Dinge wichtig.

Erstens: Die *Aufforderung von außen* »Sieh doch deine Erkrankung als Chance!« wird in den seltensten Fällen Früchte tragen. Und zwar nicht deshalb, weil der Kranke keine Chance sehen *möchte*, sondern weil die damit verbundene Erwartungshaltung oft als unangemessen und als Zumutung empfunden wird. Hilfreicher ist es meines Erachtens, dem Kranken im Sinne einer Information, eines Angebots oder einer Anregung von Menschen zu berichten, die ihre Erkrankungen für sich als Chance nutzen konnten. Erfahrungsberichte gibt es genug. Indes dürfte es mindestens genauso viele Menschen geben, die dies nicht vermocht oder gewollt und mit Abwehr auf dieses Konzept reagiert haben. Dahinter einen fehlenden Genesungswunsch zu vermuten, ist nach meinem Empfinden unangebracht. Möglicherweise passt dieser Zugang einfach nicht zu dem kranken Menschen, überfordert ihn oder bleibt ihm fremd.

Ich vermute zudem, dass es erheblich mehr kranke Menschen gibt, die aufgrund ihrer Erkrankung bewusst etwas in ihrem Leben verändern, ohne diese Veränderungen in den Kontext des Konzepts »Krankheit als Chance« zu stellen. Ich persönlich konnte erst im Rückblick feststellen, dass ich die in der Krankheit liegenden Möglichkeiten für innere Veränderung nicht nur wahrgenommen, sondern sogar intensiv genutzt hatte, obwohl mir das Konzept bis heute Bauchweh bereitet.

Zweitens: Damit ein kranker Mensch mit der Idee der Krankheit als Chance oder Möglichkeit – vielleicht – etwas anfangen kann, ist die Beachtung des Zeitpunkts wichtig. Als ich von der Psychologin mit diesem Konzept konfrontiert wurde, war ich innerlich noch längst nicht bereit. Ich brauchte viele Monate, um die Wucht der Erkrankung und ihre zerstörerische Kraft zu begreifen. Ich brauchte Zeit zum Trauern, zum Hadern, zum emotionalen Verarbeiten. In dieser Zeit konnten derartige Appelle nicht fruchten, es standen zunächst andere Aufgaben an. Erst die beginnende Akzeptanz ermöglichte mir einen Zugang zu diesem Konzept.

Drittens: Bevor Außenstehende mit dieser Idee an den Kranken herantreten, sollten sie sich nach ihren Beweggründen fragen. Manche Erkrankungen sind so schwerwiegend, dass sie dem Betroffenen kaum Gestaltungsspielräume lassen. Hinzu kommt, dass angesichts schwerer Krankheit bei Begleitenden nicht selten und völlig verständlich der Gedanke aufblitzen dürfte: »Ein Glück, dass ich das nicht habe!« Wer gibt mir jedoch vor diesem Hintergrund das Recht, die Aufforderung zu erteilen, eine *Chance* in der Krankheit zu sehen? Begleitenden Angehörigen, Freunden und Therapeuten möchte ich deshalb ans Herz legen, bedachtsam mit diesem Konzept umzugehen.

9 Scham- und Schuldgefühle

Während oder in der Folge eines Krankheitsprozesses treten nicht selten Schamgefühle auf. Über sie wird wenig gesprochen; sie sind schwierig, schmerzhaft und sogar als Gesprächsthema oft schambesetzt. Ähnliches gilt für Schuldgefühle: Es kann als äußerst bedrückend empfunden werden, aufgrund von gesundheitlichen Einschränkungen anderen etwas schuldig bleiben zu müssen und sich deshalb schuldig zu fühlen. Beiden Gefühlszuständen ist gemeinsam, dass sie von Bewertungen abhängen – sowohl von den eigenen als auch von jenen des privaten oder therapeutischen Umfeldes.

Schamgefühle

Meine Schamgefühle verschwieg ich lange. Trotz der Überzeugung, mich für krankheitsbedingte Besonderheiten oder Einschränkungen nicht schämen zu müssen, waren diese Gefühle da. Manchmal schämte ich mich sogar für sie. Sie waren mir so unangenehm, dass ich nicht über sie sprechen konnte.

Es ist deshalb nicht leicht, einen Einstieg in dieses Thema zu finden. Die Erinnerungen an Situationen, in denen ich mich schämte, sind schmerzhaft. Insbesondere an jene, in denen ich mich durch andere Menschen beschämt fühlte oder auf Unverständnis stieß, was meine eigene Ablehnung dieser Gefühle nur zementierte.

Zum besseren Verständnis sei eine Bemerkung zu Scham und Schamgefühlen aus der existenzanalytischen Perspektive (vgl. Längle, 2011, S. 78ff.) vorangestellt: Scham ist zunächst ein Empfinden des Schutzes für sich selbst, für die eigene Würde, die eigenen Grenzen und die eigene Intimität. Scham entsteht aus dem Selbstwertgefühl: Ich empfinde meinen eigenen Wert und möchte diesen schützen. Schamgefühle treten auf, wenn die Grenzen meiner Scham verletzt werden, sie sind ein Zeichen eines (drohenden) Selbstwertverlustes bzw. einer Selbstwertverletzung. Ich schäme mich, wenn ich in einer Weise gesehen werde, in der ich nicht gesehen werden möchte; sei es, weil ich etwas verbergen möchte, mit dem ich selbst noch keinen Umgang gefunden habe, oder weil ich Abwertungen oder gar Spott befürchte.

Im Laufe der Jahre habe ich drei verschiedene Arten des Schamgefühls erlebt, die sich oft überschnitten: Scham vor dem anderen, durch den anderen und für den anderen. Im Folgenden möchte ich versuchen, sie anhand von Beispielen zu illustrieren und endlich auch mir eine Stimme zu geben für das, was in jenen Momenten in mir war und worüber ich weder sprechen konnte noch wollte.

Die Scham vor dem anderen

In der stationären Reha gab es viele Patienten, deren Beeinträchtigungen gravierender waren als meine eigenen. In ihrer Gegenwart fühlte ich mich fast gesund, fast normal. Doch zurück zu Hause und wieder auf den Straßen Berlins unterwegs merkte ich schnell, dass etwas grundlegend anders war als vor der Erkrankung. Ich wurde angestarrt.

Zu jener Zeit lief ich wegen der Gleichgewichtsstörungen unsicher und etwas breitbeinig. Meine Arme waren angespannt, weil ich sie zum Ausbalancieren des gestörten Gleichgewichts brauchte. Einmal bog ich auf dem Weg zum Bäcker um eine Straßenecke und drei junge Frauen mit Kinderwagen kamen mir entgegen. Sie blieben abrupt stehen und starrten mich an. Ich lief weiter, bemüht, mir nichts anmerken zu lassen. Sie starrten weiter und begannen zu tuscheln. Unter ihren Blicken spürte ich meine Gangunsicherheit stärker als gewöhnlich. Ich fühlte mich nackt und ausgeliefert. Am liebsten wäre ich unsichtbar geworden. Später traute ich mich kaum aus der Bäckerei heraus, denn die Frauen standen noch immer an der Ecke und unterhielten sich. Ich lief an ihnen vorbei und schämte mich, anders zu sein – anders als sie, die ich als gesunde junge Frauen wahrnahm, anders als auch ich es vor meiner Erkrankung war. Meine Schamgefühle resultierten zusätzlich aus der Not, durch mein Gangbild etwas von mir selbst noch Abgelehntes preisgegeben zu haben. Es passte (noch) nicht zu mir, es war mir fremd und fühlte sich ungut an. Obwohl ich mich noch nicht mal selbst so sehen konnte, musste ich mich anderen Blicken notgedrungen aussetzen, sobald ich draußen unterwegs war.

Vielleicht schämte ich mich auch für mein »Anders-Sein«, weil es an Kindheitserfahrungen anknüpfte: Wenn ich im Kindergarten frech war oder gar ein anderes Kind gehauen hatte, musste ich mich in die Ecke stellen und mich schämen. In dieser Zeit war ich von der spielenden Gruppe getrennt, ich war wegen eines unerwünschten Verhaltens abgesondert und gehörte nicht dazu. Ich kann nur vermuten, dass diese frühe Erfahrung, sich schämen zu müssen, weil man »anders als erwartet« war, in meine Schamgefühle hineinspielte.

Wenn man keine auffälligen Einschränkungen hat, wird man auf der Straße nur so beachtet wie jeder andere auch. Durch die Gangstörung verlor ich jedoch meine Privatheit. Ich konnte nicht mehr einfach rausgehen, für mich sein und in der Masse untertauchen. Ich konnte nicht mehr selbst entscheiden, ob ich auffallen wollte oder nicht, sondern wusste mich in einem Maße der Öffentlichkeit ausgesetzt, das im absoluten Gegensatz zu dem stand, wie ich mich den Blicken anderer ausgesetzt sehen *mochte*. Ich fühlte mich schutzlos. Viel lieber hätte ich mich in meiner Verletzlichkeit, in meiner Unzulänglichkeit verborgen, ich wollte so nicht gesehen werden. Dennoch musste ich mich den Blicken aussetzen – oder ich musste zu Hause bleiben.

Diese Erfahrung teile ich mit unzähligen anderen Menschen, die sichtbare Einschränkungen haben. Die Sportjournalistin Monika Lierhaus hatte nach einer Komplikation bei einer Gehirnoperation mit großen gesundheitlichen Einschränkungen zu kämpfen. Sie berichtete einer Journalistin der Süddeutschen Zeitung (Herpell, 2014), dass Bekannte die Straßenseite gewechselt hätten, als sie mit ihren damals noch erheblichen Gangstörungen unterwegs war. Sie sagte, sie hätte sich wie ein Monster gefühlt und habe das Haus nicht mehr verlassen wollen. Das kann ich gut nachvollziehen. Mein Schutzbedürfnis ging so weit, dass ich zu Hause zeitweise sogar die Vorhänge zuzog. Damals hatte ich trotz der Gleichgewichtsstörungen manchmal Lust zu tanzen. Ich tanzte, so gut ich es eben konnte, in meiner Küche – bei zugezogenen Vorhängen. Die Angst, meine ungelenken Bewegungen könnten vom Haus gegenüber zufällig fremden Blicken ausgesetzt sein, war zu groß.

Der Wunsch, mich verbergen zu wollen, wurzelte in meiner Angst, Abwertung, Unverständnis oder Spott zu ernten, wenn ich mich zeigte. Diese Angst war nicht unbegründet. Sie beruhte auf einer Beobachtung, die vermutlich jeder von uns schon gemacht hat: Privat und im öffentlichen Raum wird über kranke oder behinderte Menschen noch viel zu oft gespottet oder sie werden direkt beleidigt. Das habe ich auch persönlich erlebt. Als ich einmal etwas einkaufen wollte und zusätzlich zu der Gangstörung auch Mühe hatte, die richtigen Worte zu finden, raunzte mich die Verkäuferin an, ich solle doch bitte erst meinen Rausch ausschlafen, bevor ich einkaufen ginge. Ohnehin schon an den Grenzen meiner Belastbarkeit verließ ich wortlos das Geschäft.

Durch ihre Unwissenheit über meine Krankheit hatte die Verkäuferin das sichtbar Andere als etwas ihr Bekanntes interpretiert. Sie brachte mich zusätzlich in die Situation, nicht nur meine Einschränkungen aushalten zu müssen, sondern auch die aus ihnen resultierenden Reaktionen anderer Menschen. Obwohl mein Gangbild dem einer Betrunkenen kaum ähnelte, wurde es so interpretiert. Für mich war die Situation unerträglich. Im Ton der Verkäuferin hatte Verachtung gelegen. Ich fühlte mich beschämt.

Aus der (auch zeitlichen) Distanz kann ich die Vermutung der Verkäuferin nachvollziehen, selbst wenn das ihre Unhöflichkeit nicht besser macht. Denn trotz meiner eigenen Erfahrungen ertappe ich mich gelegentlich bei dem Gedanken »Der hat wohl zu viel getrunken«, wenn ich einen anderen Menschen mit unsicherem Gang sehe – um mich anschließend aus dieser Vorannahme selbst zurückzuholen und auch andere Möglichkeiten in Betracht zu ziehen. In diesen Momenten bin ich erschrocken, wie automatisiert manche Einordnungen auftauchen und wie sehr man anderen damit Unrecht tun kann, wenn man sich von ihnen leiten lässt. Vielleicht hat dieser Mensch einfach eine schwere Erkrankung.

Ein weiteres Beispiel: Ich war mit einer Freundin im Urlaub, die neben erheblichen Gangstörungen auch eine halbseitige Gesichtslähmung hat. Auf einer Wanderung trafen wir an einer Raststelle auf zwei rüstige Rentnerpärchen. Eine der Frauen musterte meine Freundin und sagte in wohlwollendem Ton, es sei doch sicher schön für sie, dass es jemand auf sich nähme, mit ihr in den Urlaub zu fahren. Ich war ob dieser Unverschämtheit zu perplex, um reagieren zu können. Vielleicht hätte ich ihr entgegen sollen, dass es auch schön sei, dass es jemand auf sich nimmt, mit *ihr* in den Urlaub zu fahren.

Neben direkten Beleidigungen gibt es subtilere, die viele nicht als solche wahrnehmen. Bezeichnungen für Menschen, die mit gesundheitlichen Beeinträchtigungen zu kämpfen haben, sind in den Schimpfwortschatz übergegangen. Das ist beileibe kein neues Phänomen. Auch der Satz »Du bist blöd« hat seine Wurzeln in der »Blödsinnigkeit«, einer veralteten Bezeichnung für geistige Behinderung als »krankheiten des kopfes, die auf der ohnmacht der geistigen kräfte beruhen [sic]« (vgl. Grimm & Grimm, 1971, S. 226). Wer im Bekanntenkreis Jugendliche hat, weiß, dass »Du bist ja behindert!« oder »Du Spast!« gängige Beleidigungen sind. Ebenso ist »Das ist ja voll behindert« eine durchaus übliche

Negativbewertung beliebiger Situationen. Doch nicht nur in der Jugendsprache finden sich diskriminierende Formulierungen. Das Wort »Idiotentest« für die MPU-Untersuchung ist gesellschaftsfähig geworden, es wird sogar in Zeitungsartikeln der Qualitätspresse benutzt.

Zu der durch Sprache transportierten Abwertung tritt jene hinzu, die durch richterliche Urteile und deren mediale Berichterstattung deutlich wird. Wenn Urteile bescheinigen, der Anblick von Rollstuhlfahrern im Speisesaal eines Hotels verursache Ekel und rechtfertige für andere Gäste eine Preisminderung (vgl. Riede, 1995, S. 96), dann prägt auch das unser Bild von beeinträchtigten Menschen und unseren Umgang mit ihnen.

Angesichts dieses – hier nur skizzierten – gesellschaftlichen Klimas bedarf es eines erheblichen Selbstbewusstseins, um bei neu erworbener Behinderung keine Scham zu empfinden. Ich hatte dieses Selbstbewusstsein lange Zeit nicht.

Auch im Privatbereich gab es Situationen, in denen ich mich schämte. In den ersten Jahren (und gelegentlich noch heute) rutscht(e) mir in Gesprächen die Frage des Gegenübers, manchmal auch das gesamte Gesprächsthema weg. Anfangs schämte ich mich dafür. Ich empfand mich aufgrund meiner Konzentrationsschwierigkeiten als unhöflich und diese Unhöflichkeit als Zumutung für andere. Trotz des Wissens, durch die Krankheit keine Wahl mehr zu haben, ob ich längere Zeit aufmerksam sein konnte oder nicht, war es mir sehr unangenehm dem anderen gegenüber.

An diesem Beispiel scheint ein Phänomen auf, das ich bereits vor meinem Studium als Pflegende auf einer Intensivstation erlebte. Manchmal weinten Patienten, wenn sie gewaschen wurden. Auf Nachfrage sagten sie, es wäre für sie überaus beschämend, bei Tätigkeiten, die bislang für sie selbstverständlich waren, nun auf Hilfe angewiesen zu sein. Sich so hilflos anderen Menschen »zumuten« zu müssen, sei für sie äußerst bedrückend.

Scham vor dem anderen kann also auch aus der Empfindung entstehen, durch die gesundheitlichen Beeinträchtigungen für den Partner, die Familie oder Freunde eine Zumutung zu sein, eine Last, auf ihre Hilfe angewiesen zu sein, sie zu beanspruchen, Zeitabläufe zu verzögern und so fort.

Die Sorge, eine Zumutung zu sein, berührt einen weiteren Aspekt der Schamgefühle: die Scham vor sich selbst.

Die Scham vor mir selbst

Eingangs erwähnte ich, dass Schamgefühle auftreten, wenn das Selbstwertgefühl verletzt ist.

Das Selbstwertgefühl ist, etwas verkürzt formuliert, die Fähigkeit, zu sich selbst »Ja!« zu sagen und sich von anderen sehen zu lassen. Es ist das Gefühl, sowohl vor den Blicken der anderen als auch vor dem eigenen Blick bestehen zu können. Der eigene Blick bestimmt das Bild, das man von sich selbst hat.

Wenn man schwer krank wird, verändern sich Fähigkeiten. Manches von dem, was bislang selbstverständlich war, ist nicht mehr oder nur noch sehr eingeschränkt möglich. Je größer die Differenz zwischen dem, was man als Kranker bei sich wahrnimmt, und dem inneren Bild von sich selbst ist, desto schwieriger wird es. Und so können nicht nur die Blicke der anderen Schamgefühle auslösen, sondern ebenso der eigene Blick auf sich selbst.

Meinem eigenen Blick konnte ich nicht ausweichen. Er war immer da und oft viel kritischer als der Blick der anderen. In einem Tagebucheintrag von damals heißt es: Ich schäme mich,

> »dass ich immer wieder auf andere Menschen angewiesen bin, dass ich Hilfe brauche, dass es blöd aussieht, wie ich laufe, dass ich schlecht spreche, dass ich schnell müde werde, dass ich bei Lärm sofort vergesse, was ich sagen wollte, dass ich mich nur dann unterhalten kann, wenn ich nichts anderes nebenbei mache, dass ich im Supermarkt nach zwei Minuten die Orientierung verliere und beim Bäcker die Schokocroissants nur mühsam bestellen kann usw., usw. Ich schäme mich für so vieles, ich ertrage mich nicht …«

Das, was ich bei mir wahrnahm, stimmte mit dem Bild, das ich vor der Erkrankung von mir hatte, nicht im Geringsten überein. Mein Selbstwertgefühl war zutiefst erschüttert.

Einmal kam ich in der Reha von der Ergotherapiestunde zu dem Psychologen. Ich war so erschöpft, dass ich keinen vollständigen Satz mehr zustande brachte, sondern nur in Wortgruppen sprach. Ich wollte dem Psychologen erzählen, was ich gerade gemacht hatte und was daran so anstrengend war – und gleichzeitig wäre ich am liebsten verschwunden, weil ich mein Gestammel, das frei von jeglicher Grammatik war, als sehr beschämend empfand. Ich ertrug meinen Blick auf mich selbst nicht, obgleich mir mit dem Wissen um meine Krankheit der darunterliegende Anspruch, nämlich »so wie früher« grammatikalisch korrekte Sätze zu bilden und flüssig zu sprechen, gleichfalls unpassend erschien.

Als ich dem Psychologen gegenüber äußerte, wie unangenehm mir diese Situation sei, antwortete er, ich bräuchte mich nicht zu schämen, er sei schließlich mein Therapeut. Über diesen Satz habe ich in den letzten Jahren oft nachgedacht, denn er begegnete mir in ähnlicher Form auch im Privaten. Vom Verstand her wusste ich immer, dass ich mich für meine Einschränkungen oder Unfähigkeiten nicht schämen musste. Sie waren krankheitsbedingt. Da Gesundheit nicht verfügbar ist, waren auch meine Möglichkeiten, an ihnen etwas zu ändern, begrenzt. Dennoch habe ich mich geschämt, der Verstand konnte diesem starken Gefühl nicht genug entgegensetzen. Die tröstend oder zumindest entlastend gemeinte Formulierung, ich *bräuchte* mich nicht zu schämen, ignorierte die Diskrepanz zwischen meinem Wissen um die Einschränkungen und der noch fehlenden Fähigkeit, diese auch emotional zu akzeptieren. Das Schamgefühl, der Wunsch, mich auch vor mir selbst verbergen zu wollen, schützte mich vor der noch zu schmerzhaften Konfrontation. Und so ließ mich dieser Satz allein. Er ließ mich verstummen, denn nichts in der Welt hätte mich dazu gebracht, erneut über meine Schamgefühle zu sprechen, wenn ich mich doch nicht zu schämen »bräuchte«. Sätze wie »In deiner/Ihrer Situation würde ich vermutlich ähnlich empfinden« oder »Wie kann ich es dir/Ihnen etwas leichter machen?« hätten mir dagegen geholfen, die Situation besser auszuhalten.

Oft wurde ich mir erst unter dem Blick des anderen meiner selbst stärker bewusst, auch meines Blicks auf mich selbst. Es gab eine Wechselwirkung zwischen dem äußeren Wahrgenommen-Werden und dem inneren Wahrnehmen. In dieser Hinsicht waren die Therapien in der Reha eine große Herausforderung, zielten sie doch auf die Beseitigung der Defizite. Dafür nahmen die Therapeuten meine Schwierigkeiten wahr, kitzelten sie regelrecht heraus, konfrontierten mich damit. Das war ihre Aufgabe. Doch ich nahm mich dadurch selbst viel stärker wahr und bekam oft auch jene Schwierigkeiten wieder in den Blick, die ich verdrängt oder durch Umgehungsstrategien kompensiert hatte. Wenn es etwa in der Krankengymnastik immer wieder hieß: »Nehmen Sie die Stellung Ihres Körpers im Raum wahr! Wo ist Ihr linkes Bein? Spüren Sie hin, was macht die rechte Hand? Nicht mit den Beinen an der Liege festklemmen!« und so fort, kam ich gar nicht umhin, mich und meine Koordinationsschwierigkeiten wahrzunehmen. Ich hasste diese unmittelbaren Konfrontationen mit meinen Einschränkungen, ich wollte mich selbst so nicht sehen.

Mein Bild von mir blieb noch lange jenes von vor der Erkrankung, was mich gelegentlich Situationen falsch einschätzen ließ. In der Reha sollte ich zum Beispiel an einer Sensomotorikgruppe teilnehmen. Von anderen Patienten wusste ich, dass dort oft mit Knete gearbeitet wurde. Ich war über dieses therapeutische Ansinnen etwas empört. 45 Minuten mit Knete spielen? Kann ich locker! – Ich konnte es nicht. Bereits nach 15 Minuten waren meine Koordination und Konzentration so schlecht, dass mich die Therapeutin in den Ruheraum schickte. Beschämt, noch nicht einmal »mit Knete spielen« zu können, ging ich. Ich konnte mir nicht eingestehen, dass meine Einschränkungen deutlich gravierender waren, als ich sie wahrhaben wollte. Mein inneres Bild von mir war noch ein anderes, das einer gesunden jungen Frau.

Sich nicht mehr vor sich selbst zu schämen, ist etwas sehr Wesentliches und Schwieriges, vielleicht sogar das Schwerste. Meine Schamgefühle haben sich verringert, je besser ich die krankheitsbedingten Einschränkungen emotional akzeptieren und integrieren lernte, je stabiler mein Selbstwertgefühl wieder wurde. Durch diesen Prozess konnte ich den eigenen Blick nach und nach verändern, ihn weicher und nachsichtiger werden lassen. Die Blicke der anderen habe ich dagegen nicht in der Hand. Denen war und bin ich ausgesetzt. Dennoch bestimmen meine Gefühle und meine Haltung zu mir selbst meine *Wahrnehmung* der Blicke der anderen.

Meist habe ich heute die Gelassenheit zu sagen: Lass sie starren, es ist so, ich habe Einschränkungen. Ich habe mich mit meinen Einschränkungen zwar nicht angefreundet, aber ich kann sie tolerieren und muss sie – und mich in ihnen – nicht mehr ablehnen. Dennoch gibt es Situationen, in denen mir diese Gelassenheit wegrutscht und ich mich noch immer unsicher und ausgeliefert fühle. Vor einigen Monaten hielt ich mit einem Freund zusammen ein Seminar. Vor Beginn saßen wir mit den Seminarteilnehmern beim Abendessen. Es gab Suppe. In meiner Anspannung und Erschöpfung von der Anreise hatte ich große Schwierigkeiten, den Löffel zum Mund zu führen, meine Bewegungsunsicherheit war deutlich sichtbar. Ich wusste, dass die Ataxie nichts mit meiner Kompetenz für das Seminarthema zu tun hat. Dennoch hatte ich große Sorge, dass die Teilnehmer mich wegen der sichtbaren Behinderung als inkompetent einstufen könnten, bevor ich auch nur einen Satz gesagt hatte.

Es war *mein* Blick auf mich, der die Ängste hervorrief. Sie resultierten aus meiner Beobachtung, dass Bewegungsstörungen merkwürdigerweise oft mit der Annahme einhergehen, die Betroffenen hätten automatisch auch geistige Einschränkungen. Eine Patientin mit Multipler Sklerose, die große Schwierigkeiten bei der Bewegungskoordination hat, empörte sich mir gegenüber mehr als einmal, dass manche Menschen mit ihr reden würden »wie mit einer Bekloppten«. Sie empfand diesen Umgang mit ihr als abwertend und unangemessen und benutzte in Bezug auf Menschen mit geistigen Beeinträchtigungen doch selbst Worte, die die zuvor erwähnte Abwertung transportieren.

Ich persönlich habe das nicht erlebt. Aber offenkundig reichten Erzählungen und Beobachtungen von anderen, in mir eine so starke Befürchtung zu wecken, dass ich meine Einschränkungen lieber verborgen hätte.

Perspektivwechsel

Bisher habe ich das Thema Scham und Schamgefühle aus der Perspektive einer von sichtbaren Einschränkungen Betroffenen behandelt. Doch auch ich bin im Alltag mit anderen Menschen konfrontiert, die offensichtlich krank und manchmal auf Hilfe angewiesen sind und denen ich ein Gegenüber bin. Durch meine Einschränkungen hat sich mein Blick auf andere Menschen mit Behinderung verändert. Das überrascht nicht. Die größte Veränderung liegt dabei in der bewussten Beobachtung und dem Hinterfragen dessen, wie wir diesen Menschen begegnen.

Der über Blicke vermittelte Umgang mit behinderten Menschen ist vielfältig: starrend, unverhohlen, neugierig, gaffend, fliehend. Am häufigsten kann ich im Alltag das oben erwähnte gedankenlose Starren beobachten. Doch auch das Gegenteil. Vor einigen Wochen erlebte ich in der S-Bahn, dass eine Mutter ihrer etwa zehnjährigen Tochter die Augen zuhielt, als ein Mann mit einer Gehbehinderung vorbeikam. Vielleicht hatte sie Sorge, ihre Tochter könnte dieser Anblick erschrecken oder – etwas archaischer – ihr Kind könnte durch das Anschauen mit dem »Krankheitsdämon« in Kontakt treten. Die damit verbundene Abwertung des vorbeilaufenden Mannes nahm sie scheinbar nicht wahr. Ich war empört, muss aber gestehen, dass ich nicht den Mut hatte, die Frau auf ihr Verhalten anzusprechen. Ich habe mich nicht nur für sie, sondern auch für meine Mutlosigkeit geschämt. Im Wegschauen und Ignorieren hatte ich Anteil an der von Abwertung geprägten Situation.

Dieses Beispiel macht den Gegenpol zum unverhohlenen Starren deutlich: das demonstrative Wegschauen. Kinder werden von ihren Eltern zurückgehalten mit der Ermahnung: »Da schaut man nicht hin!« Es ist regelrecht ein Tabu, zu schauen oder gar zu fragen. Nach so einer Ermahnung schauen die Kinder natürlich erst recht, sie schielen an den Eltern vorbei, sie sind neugierig. Einmal fragte mich ein etwa fünfjähriges Kind: »Warum läufst du so komisch?« Die Mutter murmelte erschrocken eine Entschuldigung und wollte das Kind wegziehen. Ich erklärte ihm, dass ich krank gewesen sei und mein Körper beim Laufen noch Schwierigkeiten habe. Mit dieser Erklärung war das Kind zufrieden. Es nickte und ging mit seiner schamroten Mutter davon.

Das Kind hatte unwissentlich ein Tabu gebrochen: Es hatte nicht nur geschaut, sondern sogar gefragt. Die Mutter wollte höflich sein und war durch das Verhalten ihres Kindes beschämt. Vermutlich bereitete ihr das unerlaubte Eindringen in den Privatbereich eines anderen Menschen Unbehagen. Das kann ich nachvollziehen, denn mir wäre es genauso gegangen. Trotzdem fand ich diese spontane Frage in ihrer Unmittelbarkeit eher sympathisch. Denn im Gegensatz zu der oben erwähnten Bemerkung der Verkäuferin hatte das Kind völlig frei von irgendeiner Wertung gefragt. In seiner Frage schwang keine Unterstellung, Ablehnung oder Vermutung mit, sondern kindliche Verwunderung darüber, dass ich anders laufe. Seine Freiheit von irgendwelchen Annahmen gab mir wiederum die Freiheit, so zu antworten, wie es für mich stimmte, und mich nicht rechtfertigen oder gar verteidigen zu müssen.

Das Tabu, über »so etwas« nicht sprechen oder nicht hinschauen zu dürfen, gibt es ebenso im Privatbereich. Vor einigen Jahren traf ich auf einer Geburtstagsfeier eine Frau wieder, die ich aus Kinderzeiten kannte. Sie hatte inzwischen eine deutliche Bewegungsstörung des Kopfes entwickelt. Beim Essen sah ich, dass sie mit der linken Hand aß und fragte sie, ob sie auch Linkshänderin sei. Plötzlich war am Tisch Stille. Alle starrten mich an, als hätte ich etwas Unerhörtes getan. In dieser Stille dröhnte der Vorwurf: »Wie kannst du es wagen, *das* anzusprechen!« Die junge Frau dagegen antwortete entspannt: »Nö, bin ich nicht, aber meine rechte Hand zittert manchmal so sehr, dass ich mit ihr nicht mehr gut essen kann.« Damit war das Thema erledigt, auch wenn der unausgesprochene Vorwurf noch eine ganze Weile wie Nebel über dem Tisch hing.

Ich glaube, dass wir alle entspannter und freier miteinander umgehen könnten, wenn wir weniger »meinen« würden, »was sich gehört«, und uns stattdessen mit Achtsamkeit und Respekt, aber auch mit Offenheit begegneten. Was »man tun sollte«, ist nicht unbedingt das, was den Betroffenen guttut oder was sie selbst wollen. Als Betroffene spürte und spüre ich sehr genau, ob jemand aus Interesse, Besorgnis, kindlicher Neugier oder Voyeurismus nachfragt. Oder – was ebenso unangenehm ist – ob die Frage an mich nur als Alibi dient, um mir danach die eigene Meinung über meine Schwierigkeiten mitzuteilen. Als meine Einschränkungen noch deutlich und häufig sichtbar waren, fand ich es jedenfalls hilfreicher, wenn in einer respektvollen und vor allem nicht wertenden oder voreingenommenen Weise nachgefragt wurde, warum ich unsicher lief oder mich nicht konzentrieren konnte. Ich wusste doch selbst, dass es auffiel. Wenn dann alle so tun, als gäbe es nichts Ungewöhnliches, ist es, als wäre im Zimmer ein rosa Elefant, den alle sehen, und dennoch wagt niemand, von ihm zu sprechen. Dieses betonte Überschweigen verkompliziert die Situation und ist unnötig. Denn das Paradoxe ist, dass der rosa Elefant nur so lange ablenkt und die Gedanken beschäftigt, bis ihn jemand thematisiert. Wenn die anstehenden Fragen beantwortet sind, spielen sie keine Rolle mehr. Doch sie spielen verrückt und lenken ab, wenn sie nicht gestellt werden dürfen. Manchmal ähnelt der Umgang mit Behinderungen jenem mit rosa Elefanten.

Obwohl selbst betroffen, ertappe ich mich gelegentlich bei dem Gedanken »Da schaut man nicht hin!«, wenn mir Menschen mit sichtbaren Einschränkungen begegnen. Das finde ich ebenso verrückt wie irritierend, denn bei fremden Blicken wegen der eigenen Gangstörung ist für mich das »Wie« entscheidend und nicht das »Dass«. Doch in der Gegenperspektive empfinde auch ich es fast als Tabu, zu schauen. Woher mag dieses Tabu kommen? Warum hat es die Kraft, mir trotz Kenntnis der Gegenperspektive Unbehagen zu bereiten?

Zunächst dachte ich, es wäre eine Reaktion auf das frühere Zur-Schau-Stellen von Menschen mit Behinderungen auf Jahrmärkten und Volksfesten. Als eine Art Überkompensation durfte man später gar nicht mehr hinschauen. So wurde es mir als Kind beigebracht. Es beschämte mich, wenn ich dieses Gebot gebrochen und geschaut hatte. Doch diese Erklärung greift zu kurz. Die Beispiele der beschämten Mutter und der Reaktion auf der Geburtstagsfeier scheinen eher darauf hinzuweisen, dass es tatsächlich ein Tabu ist, zu schauen oder gar zu fragen.

> Auf einer stillschweigenden, gesellschaftlich oder kulturell geprägten Übereinkunft fußend, beeinflusst ein Tabu unser Verhalten in verschiedenen Lebensbereichen. Verinnerlichte Haltungen wie »Das gehört sich nicht!«, »Darüber spricht man nicht!«, »Da schaut man nicht hin!« bestimmen unseren Umgang mit tabuisierten Themenbereichen und verhindern ihre kritische Reflexion.

Auf meine Frage bei der Geburtstagsfeier folgte entsetztes, vorwurfsvolles Schweigen. Ich habe mich oft gefragt, was gewesen wäre, wenn ich dieses Schweigen angesprochen hätte. Vermutlich wäre Abwehr die Folge gewesen. Auch Unverständnis, warum ich überhaupt auf die Idee komme, das Gebot des schweigenden Tolerierens zu hinterfragen. Doch auch ich hielt mich an das Tabu.

Die Haltung, etwas nicht anzusprechen oder nicht hinzuschauen, kann verschiedene Wurzeln haben: Zum einen kann ich aus Respekt dem Betroffenen gegenüber so handeln. In der Sorge, mit Fragen oder Blicken seine Würde oder einfach seine Privatsphäre verletzen zu können, halte ich mich zurück. Im persönlichen Kontakt und bei einem entsprechenden Vertrauensverhältnis werde ich jedoch behutsam Fragen stellen können. Ich kann mein Verhalten – ob ich frage oder schaue – der konkreten Situation anpassen, ich habe mir Gedanken zu meinem Verhalten gemacht, ich handle nicht automatisch. Automatisch mit Wegschauen oder Überschweigen zu reagieren, verweist auf die andere Wurzel: Ich habe das Tabu so sehr verinnerlicht, dass ich gar nicht auf die Idee komme, es zu hinterfragen. Das Tabu schützt auch hier zunächst die Betroffenen vor grenzverletzenden, übergriffigen Fragen und vor starrenden Blicken. Es bewahrt davor, dem natürlichen Impuls nachzugeben, etwas Unbekanntes oder eventuell auch Unheimliches so lange unter die Lupe zu nehmen, bis man es einordnen kann.

Wenn ich das Tabu einhalte, suggeriere ich mir selbst, aus Höflichkeit oder Respekt so zu handeln. Dabei übersehe ich, dass das Tabu auch mich schützt: Gefühle wie Abwehr, Ekel oder Verachtung bleiben unter dem Deckmantel der Höflichkeit vor mir selbst verborgen, solange an dem Tabu nicht gekratzt wird. Ich muss diese Gefühle in mir nicht wahrnehmen, mich mit ihnen ebenso wenig auseinandersetzen wie gegebenenfalls mit meiner Scham, *dass* ich Abwehr oder Ekel empfinde. Diese Scham kann aus dem Bewusstsein entstehen, dass ich trotz des Wissens, dass der andere unverschuldet und krankheitsbedingt in dieser Situation ist, nicht gelassen, sondern mit von mir als negativ und abwertend empfundenen Gefühlen reagiere: Abscheu, Ungeduld oder Gereiztheit. Ich schäme mich vielleicht, weil es mir in der Öffentlichkeit unangenehm ist, mich mit meinem kranken oder behinderten Familienmitglied oder Freund zu zeigen. Weil die Leute starren, bin auch ich ihren Blicken ausgesetzt. Ich schäme mich dabei *für* meinen kranken Freund oder Bruder, weil er seinen Speichel nicht halten kann, unkontrollierte Bewegungen macht oder durch sein langsames Gehen andere Menschen aufhält. Weil ich ihn liebe, beschämen mich diese Gefühle zusätzlich auf schmerzhafte Weise.

Das Gefühl, innerlich nicht hundertprozentig zum beeinträchtigten Menschen zu stehen, im Konfliktfall vielleicht nicht vollständig verlässlich für ihn da zu sein, kann Angehörige oder Freunde quälen. Für sie kann es hilfreich sein, sich im geschützten Rahmen anderen Menschen anzuvertrauen und zu spüren, dass sie mit diesem Gefühlschaos nicht allein sind.

Es scheint mir wichtig, nochmals auf das Thema Abwehr zurückzukommen. Der Anblick von Menschen mit gesundheitlichen Beeinträchtigungen konfrontiert mit der Verletzbarkeit des Lebens, mit der Endlichkeit, mit dem Leiden als unausweichlichem Bestandteil unseres Daseins. Älteren Menschen mag er Ängste vor zunehmender Gebrechlichkeit und Hilfsbedürftigkeit ins Bewusstsein rufen, Jüngere vielleicht eher auf die nur vermeintliche Selbstverständlichkeit stabiler Gesundheit hinweisen. Menschen jedes Alters konfrontiert er mit dem Thema Brüchigkeit und Verwundbarkeit. Dass diese Konfrontation Abwehr hervorruft, liegt auf der Hand. Die wenigsten von uns befassen sich aus freien Stücken mit diesen Themen. Erst durch eine meist schmerzhafte Konfrontation mit der eigenen Brüchigkeit zwingen sie uns, sie zur Kenntnis zu nehmen.

Der Anblick von kranken Menschen oder solchen mit sichtbaren Einschränkungen nimmt diese Konfrontation vorweg. Diese Menschen führen uns unsere Verletzlichkeit unmittelbar vor Augen. Nur im Wegschauen kann ich mich davor retten. Doch nicht nur die Brüchigkeit, oft auch die aus ihr gewonnene Stärke, Ausdauer und Lebenstiefe zeigen sich im Anblick dieser Menschen. Sie wahrnehmen und als Trost und Ermunterung für meine eigene Begegnung mit Verletzlichkeit und Brüchigkeit annehmen kann ich nur im respektvollen *Hinschauen*.

Zum Thema Scham möchte ich abschließend an einem letzten Beispiel noch einen mir wesentlichen Aspekt deutlich machen. Vor einigen Wochen saß ich im Oberdeck eines Busses. Bis auf einen Mann zwei Reihen vor mir gab es nur wenige Passagiere. Sie saßen weit entfernt. Der Mann fiel mir durch seine Unruhe auf, er schnitt Grimassen und schien mit Gesten alles um sich herum zu kommentieren. Außerdem stieß er neben unverständlichen Lauten gelegentlich obszöne Worte aus. Obgleich ich hinter seinem Verhalten ein Tourette-Syndrom vermutete, irritierte es mich. Es hatte etwas Unheimliches und mich in seiner Fremdheit und Intensität Ängstigendes. Möglicherweise regte sich in mir der alte archaische Reflex, auf Unbekanntes mit Nervosität und Wachsamkeit zu reagieren, weil es das Überleben sichern kann. Plötzlich wandte sich der Mann mir zu und fragte ruhig und freundlich, wo er aussteigen müsse, er wolle zum Tempelhofer Feld. Ich antwortete ihm, überrascht von seiner Freundlichkeit. Doch im selben Moment, als ich meine Überraschung bemerkte, beschämte sie mich. Meine ängstliche Unruhe hatte auf seine Krankheit reagiert, nicht auf den Menschen, der diese Krankheit hat.

Der beeinträchtigte Mensch ist in seiner Seele nicht betroffen. Ich wünschte, es gelänge mir und anderen, häufiger und stärker auf den Menschen und nicht auf die Krankheit oder Behinderung zu reagieren. Auf beiden Seiten würden die Schamgefühle weniger werden.

Schuld und Schuldgefühle

Eingangs hatte ich erwähnt, dass Schuldgefühle ebenso wie Schamgefühle aus Bewertungen resultieren: Wir haben etwas gemacht, was wir als unzulänglich oder falsch empfinden und wofür wir uns selbst verurteilen (oder von anderen dafür verurteilt werden). Wir fühlen uns schuldig, weil wir realen oder vermeintlichen Verpflichtungen nicht nachgekommen sind oder nicht mehr nachkommen können, weil wir moralische Gebote gebrochen, Fehler gemacht oder Fehlentscheidungen getroffen haben oder weil wir Wichtiges versäumt haben. Ich vermute, dass es gar nicht so selten ist, dass man sich schuldig fühlt, wenn man krank im Bett liegt oder aufgrund der bleibenden Einschränkungen nicht (mehr) »so kann wie früher«.

Man kann sich schuldig fühlen, weil man tatsächlich schuldig geworden ist, wie zum Beispiel nach einem Autounfall, den man unter Alkoholeinfluss verursacht hat. Bei Krankheit können reale oder vermeintliche Versäumnisse Schuldgefühle auslösen: Hätte ich dieses oder jenes gemacht, wäre ich nicht krank geworden. Schuldgefühle erwachsen oft aus dem Bewusstsein, einem »Man sollte«, »Ich muss doch aber« oder »Es gehört sich so« nicht entsprochen zu haben. Sie können dort gut gedeihen, wo Unsicherheiten bezüglich des eigenen Tuns oder Seins auf Forderungen von innen und außen stoßen.

Über viele Jahre kämpfte ich zum Beispiel mit Schuldgefühlen mir selbst gegenüber. War ich schlicht deshalb krank geworden, weil ich nicht gut genug auf mich geachtet hatte? Weil ich immer wieder versäumt hatte, mir Zeiten zur Regeneration zuzugestehen? Oder meine häufigen Infekte lieber mit Antibiotika niederdrückte als im Studium zu fehlen? Ich machte mir deshalb lange Zeit Vorwürfe. Zwar konnte ich nicht ausschließen, dass ich vielleicht auch bei guter Selbstfürsorge so krank geworden wäre. Dennoch waren die Schuldgefühle da. Heute kann ich dazu stehen, mir selbst gegenüber vielleicht manches versäumt zu haben. Ich wusste es damals nicht besser. Meinen früheren Umgang mit mir zu hinterfragen, ihn zu bereuen und es jetzt anders zu machen – das waren wohl die wesentlichsten Schritte, die mir geholfen haben, diese Schuldgefühle in mir zu beruhigen.

Allerdings kenne ich noch weitere Schuldgefühle, und zwar gegenüber jenen Menschen, die aufgrund meines Gesundheitszustandes zusätzliche Aufgaben übernehmen mussten und müssen oder denen ich absagen muss, wenn ich mal wieder krank bin. Anfangs resultierten sie vor allem aus dem Umstand, dass ich für die Bewältigung meines Alltags viel Zeit, Aufmerksamkeit und Kraft von anderen Menschen in Anspruch nehmen musste. Ich fühlte mich schuldig, weil ich etwas beanspruchte und – zumindest nach meinem Empfinden – lange Zeit kaum etwas zurückgeben konnte. Dasselbe Empfinden hatte ich gegenüber jenen Menschen, die nun schon seit vielen Jahren meine Rente finanzieren. Mir war zwar bewusst, dass es einen Wert unserer Gesellschaft ausmacht, dass sich kranke oder behinderte Menschen auf Unterstützung verlassen können, ohne etwas dafür zurückgeben zu müssen. Und doch war es mir unangenehm, so viel zu nehmen und nicht adäquat geben zu können. Es fühlte sich »ungleichgewichtig« an und gelegentlich hadere ich noch immer damit. Denn trotz meiner gesundheitlichen Einschränkungen fühle ich mich auch der Gesellschaft gegenüber verpflichtet, etwas zum gemeinsamen Gelingen beizutragen. Mit dem vorliegenden Buch ist deshalb auch die Hoffnung verbunden, andere Menschen unterstützen und auf ihrem Weg begleiten zu können und auf diese Weise für das Empfangene endlich etwas zurückzugeben.

Mit Schuldgefühlen bin ich heute eher im Privatbereich konfrontiert. Neben den Einschränkungen durch die Enzephalitis durchkreuzen vor allem die häufigen Infekte viel zu oft meine Pläne. Meine Infektanfälligkeit macht Zusagen an andere Menschen zusätzlich schwierig, vor allem während der Wintermonate. Das ist unangenehm für mich, weiß ich doch aus eigener Erfahrung, wie wichtig es ist, sich auf die Hilfe anderer verlassen zu können. Je nach Tagesform kann ich mal leichter, mal schwerer damit umgehen, Menschen, die mir schon seit vielen Jahren helfend zur Seite stehen, immer wieder im Regen stehen lassen zu müssen. Es fühlt sich nicht gut an.

Eine weitere Form von Schuldgefühlen habe ich in Bezug auf die Krankheitsdeutungen bereits angesprochen: Wenn man der psychologisierenden Sichtweise folgt, dass Krankheit eine Lernaufgabe ist, können Schuldgefühle resultieren, wenn man nicht gesund wird. Hat man in diesem Falle seine Aufgaben nicht gut genug erledigt? Ähnliches gilt für die verbreitete Aufforderung, man müsse positiv denken, um gesund zu werden. Im Umkehrschluss bedeutet dies doch, dass man seinen Heilungsprozess behindert, wenn man nicht positiv (genug) denkt. Was aber ist mit jenen Phasen, in denen man um verlorene Fähigkeiten trauert? In denen man wegen vorerst fehlender Perspektiven mutlos oder depressiv ist? Ist man, wenn man diese Gefühle zulässt, dann nicht selbst schuld, wenn sich die Genesung nicht einstellt? Ich meine nein. Mir scheint es sogar ehrlicher und authentischer, wenn man sich dem Diktat, positiv denken zu *müssen*, mit seinen tatsächlichen Gefühlen entgegenstellt. Vielleicht lässt sich diese

Art von Schuldgefühlen am ehesten vermeiden, wenn man sich bewusst macht, dass es lediglich ein *Handlungsangebot* ist, den Heilungsprozess durch positive Gedanken – vielleicht – günstig beeinflussen zu können. Es resultiert aus einer bestimmten Perspektive auf Krankheit und Heilung und hat damit ebenso wenig Anspruch auf Allgemeingültigkeit wie jedes andere.

Je länger ich mit gesundheitlichen Einschränkungen zu tun habe, desto öfter bin ich mit einer (milden) Form von Schuldgefühlen konfrontiert, die mich überrascht. Diese Gefühle melden sich dann, wenn ich, was immer mal wieder vorkommt, Anregungen von Angehörigen oder Freunden, welches alternativmedizinische Heilverfahren ich unbedingt noch ausprobieren sollte, zurückweise. Nicht selten schließen sich dann Diskussionen an, in denen insistiert wird. Mir macht das Druck und eben gelegentlich Schuldgefühle: Müsste ich nicht alles ausschöpfen und genau darauf achten, dass ich nichts versäume? Werde ich schuldig an mir, wenn ich es lasse? Oder darf ich nach vielen Jahren auch mal sagen, nein danke, ich möchte mich lieber dem lebendigen Leben zuwenden als meine Zeit weiter bei verschiedenen Therapeuten zu verbringen? Offenbar gibt es die Erwartung, als Mensch mit gesundheitlichen Problemen müsse man immer weiter versuchen, mittels *therapeutischer* Hilfe gesund zu werden. Ich bemühe mich auch darum, aber inzwischen empfinde ich die Hinwendung zum Leben und zur Lebendigkeit sowie die achtsame Lebensführung als deutlich bessere Heiler, als es jeder Therapeut sein könnte.

Etwas schuldig bleiben vs. schuldig sein

Ich bin schuldig geworden – ich bin etwas schuldig geblieben – ich fühle mich schuldig: drei ähnlich klingende Formulierungen, die jedoch Unterschiedliches bedeuten. Ich möchte ihnen etwas genauer nachgehen, weil mir ihre Unterscheidung sehr geholfen hat, aufkommende Schuldgefühle genauer zu differenzieren – und sie manchmal dadurch direkt ablegen zu können.

Ich vermute, dass Schuldgefühle bei schwerer Krankheit am häufigsten dann auftreten, wenn man das Gefühl hat, jemandem etwas schuldig bleiben zu müssen. Doch auch gesunde Menschen bleiben viele Male am Tag anderen etwas schuldig, und zwar in den unterschiedlichsten Situationen. Wenn zum Beispiel im Arbeitsleben der Bitte eines Kollegen, ihm bei der Vorbereitung eines Meetings zu helfen, nicht entsprochen werden kann, weil eigene Termine eingehalten werden müssen. Oder wenn ich nicht mit meinem Kind spielen kann, weil ich das Abendessen vorbereiten muss. Wir bleiben anderen immer dann etwas schuldig, wenn wir uns für etwas entscheiden – und damit zwangsläufig gegen etwas anderes. Es geht gar nicht anders, wir kommen aus dieser Nummer nicht heraus, denn sie gehört zu den Grundbedingungen unserer Existenz. Während es jedoch als notwendig oder angemessen empfunden wird, eine Bitte um Hilfe zurückzuweisen, weil man bis zum Hals in Arbeit steckt, schleichen sich bei schwerer Krankheit oft Schuldgefühle ein: Ginge es nicht vielleicht doch, wenn ich mich mehr zusammenreißen würde? Müsste ich nicht doch helfen?

Ich musste es bewusst üben, mir selbst zuzugestehen, dass es in Ordnung ist, nein zu sagen, wenn ich mich krankheitsbedingt nicht gut genug fühle. Ich *darf* etwas schuldig bleiben. Das heißt nicht, dass ich diese Situationen als angenehm empfinde, aber sie sind in Ordnung. Ich habe mir die Einschränkungen oder die Infektanfälligkeit nicht ausgesucht. Je mehr ich mir das zugestand, desto weniger Schuldgefühle hatte ich, weil die eigenen Bewertungen meines Tuns nach und nach verschwanden.

Als mir die Unterscheidung, etwas schuldig zu bleiben vs. schuldig zu sein, klarer wurde, gewöhnte ich mir an, bei auftauchenden Schuldgefühlen innezuhalten und mich zu fragen, welche innere Stimme mein aktuelles Handeln gerade bewertet und ob ich diese Bewertung richtig finde oder ob der innere Kritiker nur zu laut herumkrakeelt. Oft war es die mahnende Stimme der »guten Erziehung« zu Fleiß, Hilfsbereitschaft und dem Gebot, sich selbst zurück- und nicht so ernst zu nehmen; manchmal auch die Stimme des Mitgefühls für mein Gegenüber oder auch jene, die mich an meine Verantwortung für das gemeinsame Miteinander erinnerte. Alle diese Tugenden oder Empfindungen sind mir auch heute wichtig. Allerdings nicht als gelerntes moralisches Gebot, sondern als hinterfragte und somit geprüfte Handlungsmaxime. Damit meine ich die Notwendigkeit, ihnen ein persönliches Gesicht oder eine persönliche Ausformung zu geben, die deutlich macht, in welchem Maße und in welcher Gestaltung *ich* diese Tugenden leben will. So verstanden leiten sie mich, geben mir aber die Freiheit, in Abhängigkeit der konkreten Situation zu entscheiden, wie ich handeln möchte. Und manchmal eben auch die Stärke, mich nicht schuldig zu fühlen, wenn ich etwas schuldig bleiben muss.

10 Konfrontiert mit Nicht-Können

Bei und nach schweren Erkrankungen können zuvor als selbstverständlich hingenommene Fähigkeiten in vielen Lebensbereichen eingeschränkt oder ganz verloren sein. Neben den krankheitsbedingten Symptomen wie Schmerz, Übelkeit, Erschöpfung oder Lähmungen muss der betroffene Mensch täglich sein neues Nicht-Können, seine Abhängigkeit und umfängliches Angewiesensein aushalten und damit umgehen lernen.

Manchen Kranken fällt dies leichter, anderen schwerer. Ich gehörte zur zweiten Gruppe. Die Spannung, die sich aus der Diskrepanz dessen ergab, was ich vor und nach Krankheitsbeginn konnte, war manchmal so groß, dass ich am liebsten losgebrüllt oder gar zugeschlagen hätte. Sie auszuhalten und einen Umgang mit ihr zu finden, war eine weitere große Herausforderung in diesem Prozess, der ich mich in abgewandelter Form bis heute immer wieder stellen muss.

Vor meiner Erkrankung war ich sehr leistungsfähig. Bereits während des Medizinstudiums arbeitete ich in einer Forschungsgruppe und parallel zum ohnehin anspruchsvollen Studium an meiner Dissertation. Nebenbei jobbte ich auf einer Intensivstation. Nach einer Forschungsassistenz in der Schweiz begann ich meine klinische Tätigkeit als Ärztin auf einer geschlossenen psychiatrischen Station. All das gab mir das Gefühl, mich auf meinen Kopf, mein Denkvermögen und meine Belastbarkeit verlassen zu können. Ich nahm diese Fähigkeiten als selbstverständlich und mir zugehörig hin. Als ich krank wurde, war nichts davon mehr selbstverständlich, vieles noch nicht einmal mehr möglich.

Die tägliche Konfrontation mit Unfähigkeit

Die Erkrankung riss mich nicht nur aus meinem Alltag mit seinen Gewohnheiten, Vergnügen und Verpflichtungen, sondern nahm mir auch mein Selbstvertrauen. Statt ohne nachzudenken auf meine Fähigkeiten vertrauen zu können, spürte ich unzählige Male am Tag: »Auch das kann ich nicht mehr.« Früher an das Lesen dicker Bücher gewöhnt, bereiteten mir nun bereits kurze Texte Schwierigkeiten. In Gesprächen vergaß ich die Fragen des Gegenübers oder blieb, wenn sie bei einem Spaziergang gestellt wurden, manchmal mitten auf der Straße stehen, weil ich nicht gleichzeitig gehen und nachdenken konnte. Musik zu hören strengte mich so sehr an, dass ich es für lange Zeit ganz bleiben ließ. Sogar meine Brille ließ ich oft weg, weil mich die Kurzsichtigkeit vor zu vielen visuellen Eindrücken schützte.

Etliches, das zuvor automatisiert abgelaufen war, wie zum Beispiel eine Straße zu überqueren, musste ich nun bewusst steuern, was nicht immer gelang: Beim Blick nach links hatte ich oft schon vergessen, ob von rechts ein Auto kam. So stand ich manchmal an der Straße und wechselte zwischen links und rechts hin und her, immer wieder vergessend, was auf der jeweils anderen Seite los war. Ich konnte nicht mehr zwei Tatsachen *gleichzeitig* in der Aufmerksamkeit halten.

> Wenn durch eine Erkrankung zuvor als selbstverständlich erlebte Fähigkeiten nicht mehr zur Verfügung stehen, kostet die Bewältigung des Alltags erheblich mehr Kraft. Denn auch die Routinen des Alltags geben uns Halt und entlasten uns, weil wir gerade nicht darüber nachdenken müssen, wie was zu tun ist. Fallen die dafür nötigen Fähigkeiten weg, brechen mit ihnen nicht nur das Selbstvertrauen – ich kann nicht mehr darauf vertrauen, dass ich XY gut kann –, sondern auch die Sicherheit weg, die wir uns selbst durch unsere Fähigkeiten geben konnten.

Neben Schwierigkeiten, mit denen ich täglich konfrontiert war, gab es andere, die nur selten auftraten und -treten. Letztere irritieren mich noch immer, weil ich sie weder voraussehen noch wegen ihrer Seltenheit einen Umgang mit ihnen finden kann. Bei großer Erschöpfung habe ich manchmal partout keine Idee, wie ich eine mir bekannte Tätigkeit ausführen soll. Ich erinnere mich an einen Abend, an dem ein Freund für mich gekocht hatte. Ich saß nur dabei, unterhielt mich mit ihm und schaute zu. Als wir uns an den gedeckten Tisch setzten, legte er mir auf und ich nahm unsicher Messer und Gabel in die Hände. Ich wusste zwar noch, *dass* man mit ihnen das Fleisch schneiden kann, aber ich hatte keine Idee, *wie* das zu tun wäre. So drehte ich unschlüssig das Besteck in den Händen, legte es ab, nahm es wieder auf, bis dem Freund mein Verhalten auffiel. Es beschämte mich sehr, ihm eingestehen zu müssen, dass ich nicht mehr wusste, wie ich das Fleisch zerteilen könne. Er schnitt es kommentarlos für mich.

Obwohl ich manchmal das Nicht-Können in der Situation selbst entspannter ertragen konnte und kann, hat es gelegentlich längerfristige Auswirkungen. Einmal war ich mit einer Freundin in einem Café. Es war ein ruhiges Café, wo ich unserem Gespräch gut folgen konnte. Dennoch erschöpfte es mich. Als die Kellnerin zum Kassieren kam, war ich nicht mehr in der Lage, den Zahlenwert auf dem Kassenbon mit dem Geld in meinem Portemonnaie abzugleichen. Kurzerhand kippte ich den Inhalt des gesamten Portemonnaies auf den Tisch und bat die Freundin, das passende Geld für mich herauszusuchen. Die Kellnerin schaute irritiert, die Freundin grinste und auch ich nahm es zunächst mit Humor. Erst als ich mich – Wochen später – dabei ertappte, nicht nur dieses, sondern alle Cafés seit jenem Besuch gemieden zu haben, wurde mir klar, wie unangenehm mir meine Unfähigkeit, selbstständig zu zahlen, gewesen war. Zusätzlich war ich verunsichert, was geschehen würde, wenn niemand dabei wäre. Ich traute mich schlicht nicht mehr, in Cafés zu gehen. Dieses Erlebnis hatte mir ein weiteres Stück meines Selbstvertrauens genommen.

Verunsichernde oder frustrierende Situationen können langfristig wirksam sein. Dies auch dann, wenn die Frustration und die Verunsicherung ebenso wie die nachfolgende Vermeidung vielleicht unbewusst blieben. Die auslösende Situation fortan zu meiden, schützt zwar vor erneutem Scheitern, begrenzt aber zugleich jene Lebensbereiche, die trotz der Einschränkungen zur Verfügung stehen könnten. Hier tut die nachdrückliche Ermutigung gut – von außen wie auch sich selbst gegenüber –, nicht aufzugeben, sondern nach Wegen zu suchen, wie es trotzdem gelingen könnte.

Manche meiner Fähigkeiten sind inzwischen zurückgekehrt, andere meist gut kompensiert. Die lang geübte Kompensation lässt mich sogar manchmal glauben, ich hätte die Fähigkeiten wiedererlangt. Umso frustrierender ist es, unerwartet darauf gestoßen zu werden, dass dem nicht so ist. Vor ein paar Jahren war ich mit einer Freundin in einem Ferienhaus, das inmitten von Feldern und kleinen Wäldchen liegt. Da wir während der Zeit der Perseiden dort waren, hofften wir an einem klaren Abend, einige Sternschnuppen zu sehen. Um den Lichtschein des Hauses zu meiden, gingen wir auf einen unebenen und stockdunklen Weg. Bereits nach wenigen Metern bat ich darum, mich bei ihr einhängen zu können. Die in der Dunkelheit fehlende optische Kontrolle hatte meine Ataxie blitzschnell und in gravierendem Maße hervorgeholt. Ihr Ausmaß verwunderte uns beide. Zunächst gingen wir weiter, doch mit jedem Schritt wurde die Gangunsicherheit ausgeprägter und für mich anstrengender. Schließlich kehrten wir um, in der Verwunderung darüber eher scherzend als betroffen. Die Betroffenheit stellte sich später bei mir ein. Bei ebenen Gehwegen, halbwegs guter Verfassung und optischer Kontrolle merke inzwischen oft nur noch ich, dass mein Laufen »unrunder« und damit anstrengender ist als früher. Doch dieses kaum zehn Minuten dauernde Erlebnis hat mir vor Augen geführt, dass die Ataxie nur kompensiert und nicht weg ist. Noch heute muss ich mich überwinden, abends allein das Haus zu verlassen. Ich fühle mich selbst auf kurzen Strecken unsicher, wenn ich ohne Begleitung unterwegs bin.

Manchmal sagten Freunde und Therapeuten, dass wir alle viele Sachen nicht könnten und ich meine neuen Unfähigkeiten deshalb nicht so schwernehmen solle. Das war richtig und ging doch an dem vorbei, was ich erlebte. Ich war mit dem Verlust von Fähigkeiten konfrontiert, die für mich zuvor selbstverständlich waren und die für viele Menschen selbstverständlich sind: auch bei Dunkelheit oder unebenen Wegen allein laufen, selbstständig einkaufen, Freunde treffen, arbeiten gehen, ins Konzert gehen, rennen, tanzen, Kinder betreuen, sich konzentrieren, auf einer Leiter stehen, zur Bank gehen, ... Die Liste ließe sich beliebig fortsetzen. Es ging für mich um den Verlust von Fähigkeiten, die ich einmal *hatte*. Das ähnelt den Veränderungen im Alter und ist doch in wesentlichen Aspekten anders.

Im Gegensatz zum hohen Lebensalter, in dem ebenfalls als selbstverständlich empfundene Fähigkeiten auf oft schmerzliche Weise nachlassen oder verloren gehen, war ich als junge Frau nicht nur deutlich früher damit konfrontiert, sondern auch abrupt. Ich hatte weder die Möglichkeit, mich allmählich emotional darauf einzustellen, noch diese Tatsache als etwas Altersentsprechendes, wenn auch Unangenehmes anzunehmen. Das machte es schwerer. Andererseits hatte ich – auch dies im Gegensatz zum Alter – als junger Mensch die Hoffnung, dass es wieder besser werden könnte. Diese Hoffnung war eine große Hilfe. Ich vermute, dass es großer innerer Stärke bedarf, im Alter den Verlust von Fähigkeiten auszuhalten, wenn liebgewonnene Lebensinhalte endgültig unmöglich werden. Gleichwohl können alte im Gegensatz zu jungen Menschen oft auf ein erfülltes Leben zurückblicken, was ihnen das Aushalten der nachlassenden Kraft erleichtern mag. Ich dagegen war ganz am Anfang meines Berufsweges, ich hatte noch keine Familie gegründet, ich hatte noch sehr viel vor.

Auf eine dritte Weise schwer – vielleicht sogar am schwersten – haben es Menschen, die mit einer fortschreitenden Erkrankung konfrontiert sind. Eine

Freundin muss sich zum Beispiel darauf einstellen, dass sie, wenn kein Wunder geschieht, in einigen Jahren blind sein wird. Ihr Leben wird sich komplett verändern. Erst kürzlich haben wir über ihre Angst davor gesprochen, die mich in ihrer Tiefe und Absolutheit aufwühlt. Während ich auf Besserung hoffen konnte und alte Menschen auf ein erfülltes Leben zurückblicken können, fehlt ihr als noch recht jungem Menschen beides. Diese Perspektive auszuhalten und einen Umgang damit zu finden, erfordert wohl mehr Kraft und Mut, als man sich vorstellen kann.

Was bin ich (noch) wert?

Die anfangs tägliche Erfahrung des neuen Nicht-Könnens verunsicherte mich so stark, dass ich an meinem Wert zu zweifeln begann. Bezugspunkt für diese Zweifel waren meine Leistungs- und selbstständige Lebensfähigkeit vor der Erkrankung, die ich mit meiner aktuellen Situation verglich.

In der Reha wurde ich immer wieder ermahnt, genau das nicht zu tun. Diesen Rat konnte ich in gleichem Maße verstehen und nicht verstehen. Verständlich war mir, dass mich der Vergleich nur deprimieren würde. Zudem wären derartige Vergleiche oft mit wertenden Einordnungen verbunden und insbesondere bei krankheitsbedingten Einschränkungen unangemessen. Dem konnte ich zustimmen. Auf der anderen Seite wurde ich von Ärzten, Psychologen und Therapeuten permanent mit Normwerten verglichen, anhand dieser eingeordnet und bewertet. Die Auswertung der standardisierten neuropsychologischen Testung bescheinigte mir zum Beispiel wiederholt »gravierende Defizite« und bezüglich der Fahrtauglichkeit schaffte ich als 30-Jährige gerade so die Normwerte der 75-Jährigen. Diese Tests prüften meine Fähigkeiten auf eine Weise, bei der mir Umgehungsstrategien nichts nutzten. Ohne diese schnitt ich jedoch so schlecht ab, dass mich die Ergebnisse nicht weniger deprimierten als meine eigenen Vergleiche.

Die eigene Bewertung meiner Situation hatte jedoch nicht nur meine frühere Leistungsfähigkeit als Referenzpunkt, sondern in gleichem Maße und eng damit verbunden das Menschenbild in unserer Gesellschaft. Ob auf der Straße, in der Presse, im Radio oder Fernsehen: Überall springt uns Werbung für Artikel oder Seminare an, mit deren Hilfe wir uns »optimieren« können. Auf das Handy oder die Smartwatch können wir Programme laden, die uns sogar kontinuierlich an die Selbstoptimierung erinnern, auf dass wir noch gesünder, schneller oder schöner werden.

> »Das Problem ist nur: Wenn das Leben in den Dienst der Maximierung des Möglichen gestellt wird, wo bleiben wir dann selbst? [...] Wo bleibt die Fokussierung auf das eigene Wesen, die Reflexion darauf, was mein Wesen ausmacht?« (Maio, 2014, S. 85)

Genau das war nun mein Problem, denn auch ich hatte das Ideal, ständig das Beste erreichen zu wollen, unhinterfragt angestrebt und andere Werte, Lebenseinstellungen oder die Frage, was mich im Innersten ausmacht und mir entspricht, kaum wahrgenommen. Das fiel mir jetzt auf die Füße. Insbesondere, weil für mich *handeln* und *leisten* zu sehr miteinander und mit meinem Selbstwert verknüpft waren: Wenn ich etwas mache, muss es gut sein, sonst taugt es nichts – und dann tauge ich auch nichts. Auf diesen Aspekt gehe ich im folgenden Kapitel ausführlicher ein.

Es quälte mich, im Genesungsprozess nicht genug leisten zu können und nur über begrenzte Handlungsmöglichkeiten zu verfügen – und manchmal sogar ganz ohne dazustehen. Zumindest aus meiner Sicht. Erst sehr viel später wurde mir im Rückblick klar, dass ich damals nicht nur viele Handlungsmöglichkeiten hatte, sondern sie auch täglich wahrnahm. Jede Entscheidung, Therapieangebote zu nutzen, nach Wegen für die Krankheitsbewältigung zu suchen oder Kompensationsstrategien für fehlende Fähigkeiten zu entwickeln, war *Handeln*. Vermutlich hätte es mir damals sehr geholfen, diese Handlungs- und Gestaltungsmöglichkeiten bewusst wahrzunehmen und mich dadurch trotz der Einschränkungen als handlungsfähig zu erleben.

Sich selbst als handlungsfähig zu erleben, spielt in Genesungsprozessen eine überaus wichtige Rolle. Es nimmt das Gefühl des Ausgeliefertseins an die Krankheit oder die Einschränkungen. Das Erleben von Handlungsfähigkeit stärkt, ermutigt und gibt die Gewissheit der eigenen Gestaltungsmöglichkeit des Lebens zurück. Aus diesem Grunde ist es wichtig, kranken Menschen Entscheidungen zu überlassen und sie handeln zu lassen, sobald sie dazu (wieder) in der Lage sind – und ihnen vor allem bewusst zu machen, dass sie wieder Entscheidungen treffen können und täglich treffen.

Leider war ich für Jahre nicht in der Lage, meine Handlungsfähigkeit zu erkennen. Weder ich selbst noch meine Freunde oder Therapeuten nutzten das Potenzial, das das bewusste Erleben eigenständigen Handelns haben kann. Es hätte zum Gegengewicht für das erdrückende Gefühl des Scheiterns an meinen Idealen und an den Anforderungen des Alltags werden können. Ohne Gegengewicht wuchs dieses zeitweise ins Unerträgliche.

Gelegentlich wurde ich auch durch meinen Freundeskreis mit Aussagen konfrontiert, die dem Leistungsideal unserer Gesellschaft entsprachen. Wie schon an anderer Stelle erwähnt, sagte mir – etwa sechs Wochen, nachdem ich krank geworden war – eine damalige Freundin: »Du musst langsam mal in die Gänge kommen, bevor man dich endgültig für die Gesellschaft abschreibt.« Auf ungläubiges Nachfragen wiederholte sie diesen Satz. Ich war noch ganz am Anfang des Genesungsprozesses und voller Gewissheit, dass ich wieder gesund würde. Deshalb schockierte mich diese Aussage zwar, traf mich aber nicht im Herzen. Erst etliche Monate später, als ich allmählich realisierte, wie viele gesundheitliche Einschränkungen bleiben würden, arbeitete der Satz in mir, wühlte mich auf, machte mir Angst. Würde ich wirklich von der Gesellschaft abgeschrieben, wenn ich nichts mehr leisten könnte?

Meine großen Zweifel am eigenen Wert wurden mir anhand der etwa zeitgleichen »Nachwehen« der Ausstellung *Der (im)perfekte Mensch – Vom Recht auf Unvollkommenheit* deutlich. In ihr gab es unter anderem Räume zum Umgang mit behinderten Menschen während der Zeit des Nationalsozialismus und diesem damals als unwürdig bezeichneten Leben. Nach dem Ausstellungsbesuch hatte ich monatelang Albträume, dass ich von der Gestapo abgeholt würde und vergast werden sollte.

Ich konnte diese Albträume nur so deuten, dass ich, obwohl ich ganz anders darüber *dachte*, mein Dasein mit Behinderungen als lebensunwert *empfand*. Weil ich die auch von der Gesellschaft idealisierten Werte – Leistungsfähigkeit, Flexibilität, Belastbarkeit – nicht mehr leben konnte, fürchtete ich tatsächlich, von dieser »abgeschrieben« zu werden. Gequält von Ängsten, Albträumen und dem täglichen Erleben neuen Nicht-Könnens fragte ich mich immer öfter: Was macht meinen Wert aus, was bin ich (noch) wert, wenn ich Behinderungen habe?

Bis zu meiner Erkrankung hatte ich mir keine Gedanken über mein Wert-Sein gemacht. Aufgrund der Leistungsfähigkeit empfand ich mich als wertvolles Mitglied unserer Gesellschaft. Wie beschränkt, kümmerlich und brüchig diese Basis meines Selbstwertgefühls war und auf was für – mich heute erschreckenden – unreflektierten Annahmen sie beruhte, konnte ich erst im Laufe des inneren Prozesses erkennen, der durch die Krankheit ausgelöst wurde. Zudem hatte ich mich wie die meisten Menschen bislang nicht mit dem Thema »Behinderung« auseinandergesetzt. Auch Ärzte tun das in der Regel nicht. Erst als ich selbst betroffen war, merkte ich, wie schwer es sein kann, in unserem gesellschaftlichen Klima bei (neuerworbener) Behinderung aufrecht zu bleiben und sich selbst als *wertvoll* zu empfinden. Gewiss hätte ich schon vor der Erkrankung unterschrieben, dass es keine Wertunterschiede zwischen den Menschen gibt. Doch erst durch die Konfrontation mit meinen eigenen gesundheitlichen Einschränkungen wurde mir bewusst, wie viele unbewusste, gesellschaftlich tradierte sowie auf eigenen Ängsten beruhende Vorurteile, Wertungen und vor allem Abwertungen trotzdem in mir waren. Wenn ich früher Menschen mit Behinderungen sah, spürte ich oft Abwehr, Unsicherheit, auch Angst vor dem Fremden. Ich fand die ungelenken Bewegungen und unverständlichen Laute unschön, manchmal sogar abstoßend. Als ich dann selbst ataktisch lief, musste ich schmerzhaft lernen, was es bedeutet, anders zu sein. Meine eigene Behinderung zwang mich zum kritischen Hinterfragen dessen, was ich *tatsächlich* über behinderte Menschen dachte, was aber durch gesellschaftliche Tabus oder Gebote unbewusst geblieben war.

> Die persönliche Meinung weicht oft von der öffentlichen Maxime – Menschen mit Behinderungen sind genauso viel wert wie gesunde – ab. Sie zeigt sich dort, wo Menschen mit Behinderungen im Privatbereich als »Hirnis« bezeichnet und für unerwünscht erklärt werden. Sie zeigt sich subtil oder offen aggressiv in Ungeduld, Unfreundlichkeit, Abwertung und Ablehnung. Sie zeigt sich im gesellschaftlichen Miteinander in der Schwierigkeit, nach langem krankheitsbedingten Ausfall oder mit Behinderungen beruflich (wieder) Fuß zu fassen, und ist bei fehlender Barrierefreiheit im öffentlichen Raum längst nicht zu Ende.

Die Bereicherung, die wir als Gesellschaft durch einen offeneren und selbstverständlicheren Umgang mit beeinträchtigten Menschen gewinnen könnten, wird viel zu oft zugunsten von Schnelligkeit, unreflektierten Schönheits- und Leistungsidealen und letztlich Bequemlichkeit und Unberührbarkeit verschenkt. Und neben allem anderen, was Menschen mit Behinderungen in ihrem Wesen ausmachen mag, wie Liebenswürdigkeit, Bildung, Ausdauer, Ungeduld, Neugierde, Kreativität, Humor oder Klugheit, gibt es etwas, das Gesunde nicht einschätzen, ja oft nicht einmal wahrnehmen können: die Fähigkeit, dem Leben trotz Einschränkungen auf lebendige und persönliche Weise zu begegnen. In Abhängigkeit davon, wie groß die Einschränkungen sind und wie stark der Betroffene darunter leidet, ist der tägliche Umgang mit ihnen eine Leistung, die *zusätzlich* zum normalen Alltag erbracht werden muss. Das ist anstrengend und trotzdem strahlen viele Menschen mit Beeinträchtigungen oder auch schwerkranke Menschen eine genauso große Lebensfreude aus wie gesunde. Sie zeigen uns, dass es möglich ist, trotz der Einschränkungen ein gelingendes Leben zu gestalten und auszukosten.

Was als gelingend empfunden wird, ist individuell verschieden. Ein schöner, gelungener Moment kann bei schwerer Krankheit bedeuten, mit wachen Augen dem Spiel eines Kindes zugesehen zu haben. Oder es geschafft zu haben, einem Gespräch zu folgen, ohne das Thema zu vergessen. Oder ein paar Absätze für ein Buch geschrieben zu haben. Gelingend kann heißen, Panikattacken selbstständig begrenzen zu können, Angst oder Hoffnungslosigkeit auszuhalten oder es zu schaffen, um Hilfe zu bitten. Und gelingend kann ebenso heißen, trotz schwerer Krankheit eine spannende Vorlesung gehalten oder ein Beet umgestaltet zu haben.

Ein gelingendes Leben setzt sich aus unzähligen kleinen gelingenden Momenten zusammen. Diese Momente erwachsen aus dem, was ein Mensch mag und kann. Das ist bei gesunden Menschen nicht anders. Doch bei Krankheit und Behinderung verändern sich häufig die Referenzpunkte für das, was als gelingend erlebt wird. Das vermeintlich Kleine gerät wieder in den Blick und wird – vielleicht erstmals – zum Wesentlichen.

Nach meinen Erfahrungen ist es wichtig, kranken Menschen durch konkrete Unterstützung den Blick auf das eigene Gelingende, das heißt auf das gut und von ihnen selbst Gemachte und Gestaltete zu ermöglichen. Fällt dies schwer, können Fragen nach dem, was der Erkrankte mag, und Überlegungen, was davon er wie verwirklichen könnte, den Weg dahin ebnen. Unterstützungsangebote von außen sind dabei eine ebenso große Hilfe wie liebevolle Geduld.

Wieder Mut fassen

Eingangs hatte ich angedeutet, dass mir die – anfangs kontinuierliche und bis heute tägliche – Konfrontation mit meinen Einschränkungen mein Selbstvertrauen nahm. Eine Zeitlang traute ich mir kaum noch etwas zu, erlebte ich doch täglich zwei verschiedene Formen des Scheiterns. Zum einen scheiterte ich an zuvor selbstverständlichen Dingen bei der Bewältigung meines Alltags. Dieses Scheitern entsprang den konkreten Einschränkungen und besserte sich in dem Maße, in dem ich ein Gespür für diese bekam und lernte, sie zu kompensieren oder, falls das nicht möglich war, meinen Alltag anders zu gestalten.

Eine andere Art des Scheiterns war etwas hintergründiger, aber nicht weniger spürbar. Obwohl ich täglich bereits an simplen Alltagsdingen scheiterte, baute ich mir Luftschlösser, was ich beruflich machen könnte. Wie an anderer Stelle schon erwähnt, besorgte ich mir zum Beispiel Unterlagen für eine Weiterbildung zur Medizinredakteurin. Den Stress in einer Redaktion ignorierte ich. Es war mein Wunsch, mein medizinisches Wissen wenn schon nicht in der Klinik, dann doch an anderer Stelle sinnvoll zu nutzen. Nur langsam begriff ich, dass dieser Traum eine Seifenblase war, die ich nicht realisieren konnte. Das holte mich schmerzhaft in die Realität zurück. Trotzdem baute ich mir über mehrere Jahre immer neue Luftschlösser, die sich ebenso auflösten. Erst als ich meine Einschränkungen allmählich akzeptierte und dadurch einen realistischeren Blick auf meine Fähigkeiten bekam, wurde diese Art des Scheiterns seltener. Ich konnte meine Vorhaben immer besser dem anpassen, was mir möglich war. Dafür musste ich lernen, mit meinen verringerten Ressourcen – zum Beispiel mit meiner reduzierten Belastbarkeit oder Konzentrationsfähigkeit – umzugehen und mit ihnen zu haushalten. Möglicherweise ist es bei Arbeitslosigkeit ganz ähnlich: Wenn ich vorher viel Geld zur Verfügung hatte und plötzlich auf Hartz-IV-Niveau rutsche, muss ich ebenfalls damit haushalten lernen. Dass dabei Fehlkalkulationen passieren, liegt auf der Hand. Vergleichbar ist der zu lernende Umgang mit den verringerten Ressourcen nach einer Krankheit: Das geplante Vorhaben so gut wie möglich mit den eigenen, aktuell vorhandenen Fähigkeiten abzustimmen, begrenzt die Gefahr, dass man weiterhin ein ums andere Mal an demselben Punkt scheitert.

Scheitern hilft, einen realistischeren Blick auf sich selbst und die eigenen Möglichkeiten zu bekommen – auch wenn es schmerzt. Scheitern bedeutet nicht, dass etwas unmöglich ist, sondern nur, dass es zum aktuellen Zeitpunkt auf dem vorgestellten (und ausprobierten) Weg nicht möglich ist. Aber vielleicht auf einem anderen.

Durch die zunächst tägliche Erfahrung, vieles nicht mehr zu können, geriet ich in einen regelrechten Treibsand aus Insuffizienzgefühlen und Selbstzweifeln. Um aus ihm herauszukommen, musste ich bewusst die Entscheidung treffen, langfristige Pläne oder gar Berufswünsche zunächst vollständig zurückzustellen. Stattdessen übte ich mich in der »Haltung des nächsten Schrittes«. Ich habe sie auf einer Reise in das Hochgebirge des Sinai gelernt: Ich muss in diesem Moment nur den nächsten Schritt machen. Es geht erst mal nur um diesen einen nächsten Schritt.

Obwohl ich die Reiseanforderungen wie Konzentrationsfähigkeit, Tritt- und Gleichgewichtssicherheit nicht erfüllte, hatte ich die Reise im Vertrauen gebucht, dass man mir schon helfen würde, wenn es schwierig wird. Nach mehr als zwei Jahren in Krankenhaus und Reha war ich therapiemüde und hatte von Ärzten,

Neuropsychologen und Krankengymnasten die Nase voll. Mein Vertrauen wurde gerechtfertigt. Zusätzlich zur mich begleitenden Freundin wurde mir vom Reiseleiter vor Ort ein die Wanderungen begleitender Beduine zugewiesen, der mich an die Hand nehmen und mir helfen sollte, falls es nötig wäre. Wenn wir morgens losliefen, zeigten die Beduinen auf eine Bergspitze, zu der wir wandern wollten. Ich sah den Gipfel und bekam Angst: Da hoch? Bei 35 Grad? Mit meiner Koordination? Das schaffe ich nie. Dann rief ich mich zur Ordnung: Du muss jetzt nur den nächsten Schritt machen. Den schaffst du. Wenn du diesen geschafft hast, versuchst du den nächsten. Und wieder den nächsten. Das machst du so lange, wie deine Kraft reicht. Sie reichte bis zum Gipfel. Und selbst wenn ich die Wanderungen von der Koordination und vom Gleichgewicht her oft nur durch den stählernen Griff des Beduinen bewältigen konnte, war ich unglaublich stolz auf mich. Doch ich war nicht nur stolz, es ging mir in der Wüste so gut wie lange nicht. Ich fühlte mich kraftvoll und fast gesund. Durch ihre Stille und Abgeschiedenheit war die Wüste der ideale Ort für mich, der mir mehr Kraft schenkte, als ich auf den Wanderungen verbrauchte.

Zurück im lauten und schnellen Berlin versuchte ich, gestärkt von diesen Erfahrungen, die »Haltung des nächsten Schrittes« auf meinen Alltag zu übertragen. Anfangs war es unvertraut. Ich war nicht gewohnt, mich auf den gegenwärtigen Moment zu konzentrieren und von größeren Plänen oder Vorhaben abzulassen. Inzwischen war in mir zum Beispiel der Wunsch entstanden, das, was ich selbst im Umgang mit Krankheit gelernt hatte, später anderen Menschen zur Verfügung zu stellen. Das wollte ich langfristig erreichen, wusste aber noch nicht wie. Es fiel mir schwer, meine diesbezüglichen Fantasien und Pläne zurückzustellen und mich stattdessen zu fragen, welchen nächsten Schritt ich *heute* dafür tun konnte, um dieses Vorhaben irgendwann zu verwirklichen. Der nächste Schritt konnte dabei die Entscheidung sein, einige Seiten in einem Buch zu lesen, aber ebenso, mir an diesem Tag mehr Ruhe als sonst zu gönnen, weil ich Kopfschmerzen hatte. Es ging ausschließlich um die Frage, was heute als konkreter nächster Schritt ansteht, damit es mir besser geht und ich – vielleicht – irgendwann das große Ziel verwirklichen könnte.

Nach einigen Wochen spürte ich, wie hilfreich und entlastend es war, mich in meinem Wollen zurückzunehmen und mir stattdessen zu sagen: Selbst wenn ich mich heute oder eine Woche oder sogar einen Monat nicht bewegt habe, weil ich keine Kraft hatte, ist das völlig in Ordnung. Ich werde den nächsten Schritt dann machen, wenn er mir möglich ist. Damals war mir nicht bewusst, dass in besonders schwierigen Zeiten der »nächste Schritt« sowohl von außen als auch für mich zwar nicht sichtbar, aber trotzdem vorhanden war. Er bestand in der

Bereitschaft, die Hilflosigkeit, Verzweiflung oder Angst in diesem Moment auszuhalten. Und dann im nächsten. Und im übernächsten.

Die Haltung des nächsten Schrittes hatte zwei Vorteile für mich: Zum einen nahm sie mir den Druck, selbst- oder von anderen gesetzte Ziele erreichen zu *müssen* (und womöglich wieder zu scheitern). Zum anderen ermöglichte sie mir, durch die Ruhe und die Konzentration auf den konkreten Moment meine Fähigkeiten und Schwierigkeiten feiner, das heißt genauer wahrzunehmen. Das war wichtig für die Balance zwischen den Einschränkungen und den – auch gewollten – Belastungen.

> Je weiter man sich nach einer Erkrankung wieder ins Leben wagt, umso stärker ist man mit Situationen konfrontiert, in denen die Einschränkungen – zunächst – wieder deutlich spürbar werden. Die Haltung, sich erst einmal nur auf den konkreten nächsten Schritt zu konzentrieren, ermöglicht, die Grenzen dessen, was aktuell möglich ist, genauer wahrzunehmen und auszuloten und die Gestaltung des Alltags dadurch besser an ihnen orientieren zu können.

Im Folgenden möchte ich meine Probleme beim Einkaufen skizzieren, um an ihnen verschiedene Aspekte deutlich zu machen, die beim Ausloten der Grenzen relevant werden können. Durch meine Koordinations- und Konzentrationsschwierigkeiten war anfangs bereits der Einkauf beim Bäcker an der Ecke mühsam: zweimal fünfzig Meter Wegstrecke, die meine Konzentration forderten, und zehn Sorten Brot, Brötchen, Kuchen und anderes Gebäck, aus denen ich auszuwählen hatte. Auf dem Weg zum Bäcker sagte ich »zwei Brötchen und ein halbes Vollkornbrot« wie ein Mantra vor mich hin, um nicht zu vergessen, was ich kaufen wollte. Gelegentlich war ich so sehr mit diesem Vorhaben befasst, dass ich erst durch quietschende Reifen auf Autos oder Radfahrer aufmerksam wurde, die ich nicht wahrgenommen hatte. Das löschte in der Regel die Einkaufsliste in meinem Kopf und führte mich zunächst wieder nach Hause. Der Möglichkeit, einen Einkaufszettel zu machen, bin ich lange aus Stolz ausgewichen. Es war mir zu unangenehm, »½ Vollkornbrot und zwei Brötchen« *ablesen* zu müssen.

Ein weiteres Problem war, dass ich das Gefühl für das Verhältnis zwischen dem Warenwert und dem Wert des Geldes, das ich dabei hatte, verloren hatte. Besonders unter Stress konnte ich es nur noch schlecht einschätzen. Ich war zum Beispiel unsicher, ob zehn Euro für zwei Brötchen und eine Packung Milch reichten, da ich nur *einen* Schein für *drei* Dinge hatte. Über viele Wochen lernte ich, mir durch Hilfsmittel wie Einkaufszettel oder genügend Geldscheine im Portemonnaie eine gewisse Sicherheit in kleinen Läden zu erarbeiten.

Irgendwann fühlte ich mich sicher genug, um allein in einen Supermarkt zu gehen. Doch dafür reichten meine Fähigkeiten noch nicht aus, wie sich zeigte: Bereits im vorderen Bereich des Marktes ließ meine Konzentration so stark nach, dass ich keine Idee mehr hatte, wie ich mich verhalten sollte oder in Sicherheit bringen könnte. Regale voll mit Waren, Körbe mit Sonderangeboten, andere Leute und herumlaufende Kinder, Musik und die Notizen auf meinem Einkaufszettel verwoben sich zu einem für mich unverständlichen und undurchdringlichen Zeichen- und Klangteppich. Ratlos stand ich zwischen Äpfeln und Kartoffeln, bis mir eine Verkäuferin schließlich Hilfe anbot und mich zum Ausgang brachte. Die bislang erarbeiteten Freiräume innerhalb der Grenzen hatten sich für diesen nächsten Schritt als zu klein erwiesen. Trotz erheblicher Frustration versuchte ich es erneut mit veränderten Bedingungen: ausgeschlafen, am Vormittag, mit kleinem Einkaufszettel. Ich scheiterte wieder. Bis es endlich gelang, waren viele Versuche über etwa anderthalb Jahre nötig.

Mit der Erfahrung des Scheiterns durch krankheitsbedingte Einschränkungen umzugehen, kann auf vielfältige Weise geschehen. Jemand, der versucht, in seiner Entwicklung den Grenzen mindestens nahe zu kommen, wird durch wiederholtes Scheitern mit Insuffizienzgefühlen konfrontiert, muss diese aushalten und darf an ihnen nicht verzweifeln. Demgegenüber wird ein anderer, der sich nur sehr vorsichtig bewegt, das Gefühl bekommen, dass es ihm wieder recht gut geht. Doch das kann trügerisch sein, weil sich das gute Befinden lediglich im geschützten Rahmen der eigenen, womöglich unnötig eng gesetzten Grenzen einstellt.

Wagt man sich dagegen wieder mehr ins Leben, ist man vor die Aufgabe der Feinabstimmung zwischen Fähigkeiten, Einschränkungen und Belastungen gestellt. Dabei geht es vor allem um folgende Fragen: Was kann ich heute schon selbst tun? Wo brauche ich Hilfe? Wer kann mich in welcher Weise unterstützen? Wie kann ich etwas, an dessen Grenze ich bislang gescheitert bin, auf einem anderen Weg zustande bringen? Nicht zuletzt geht es um eine ehrliche Selbstbefragung, ob die »Schrittgröße«, mit der man versucht, die eigenen Grenzen auszudehnen, auch den Fähigkeiten entspricht. Ist der »nächste Schritt« zu weit gesetzt, scheitert man womöglich an Situationen, die man bei kleinerer Schrittlänge durchaus hätte bewältigen können.

Mein Einkaufstraining hatte lange Zeit eine zu große Schrittgröße. Ich musste sie verkleinern, um mich in einem mir zuträglichen Tempo an die vielen Reize zu gewöhnen. Anfangs ging es nur darum, mich im Supermarkt aufhalten zu können, ohne etwas zu kaufen. Als ich mich dabei sicherer fühlte, machte ich den nächsten Schritt: in den Supermarkt gehen und aus den vielen Angeboten nur *eine* Sache heraussuchen, die ich mir vorher auf dem Einkaufszettel notiert hatte. Und dann zwei. Später drei.

In langfristigen Genesungsprozessen muss man mitunter monate- oder gar jahrelang austesten, was geht und was nicht. An vielen Stellen werden die Grenzen mit der Zeit durchlässiger, an anderen rennt man immer wieder gegen die gleichen Wände und holt sich Beulen. Das geschieht so lange, bis man einsieht: Es geht offensichtlich (noch) nicht. Oder zumindest nicht auf diese Weise.

Auch ich holte mir bei meinen ersten Besuchen im Supermarkt immer neue Beulen, denn ich wollte nicht einsehen, dass da (noch) eine Grenze ist. Ich war dickköpfig. Es war mir wichtiger auszutesten, ob und wie diese Grenze durchlässiger werden kann, statt sie zu respektieren. Ob man das Scheitern weiter riskiert oder die Grenzen respektiert, ist allerdings vom Vorhaben abhängig. So dickköpfig wie ich beim Zurückerobern des Supermarktes war, so vorsichtig bin ich beim Autofahren. Auch nach 20 Jahren setze ich mich nicht ans Steuer. Ich weiß, dass meine Konzentration dafür nicht ausreicht. In diesem Falle zu scheitern, wäre nicht nur für mich gefährlich.

Grenzen zu verändern und vielleicht auszudehnen, führt zur Konfrontation mit ihnen. Wie kann es gelingen, eine Art Pufferzone wahrzunehmen, deren Wirksamwerden auf die nahende Grenze aufmerksam macht?

Die Warnsignale meiner Pufferzone zeigen sich meist in Müdigkeit, Erschöpfung, Kopfschmerzen, nachlassender Koordination und Konzentration. Anfangs hatte ich Schwierigkeiten, sie wahrzunehmen, denn es war nicht selten ein Umschlagen innerhalb eines Augenblicks. Bei uns im Viertel fahren zum Beispiel viele Radfahrer auch auf dem Fußweg. Wenn ich allein unterwegs war und mich ein Radfahrer von hinten überholte, konnte der damit verbundene Schreck ausreichen, von jetzt auf gleich von einem für mich halbwegs beherrschbaren in einen für mich unbeherrschbaren Zustand zu geraten. Die Verarbeitung dieses unerwarteten Ereignisses kostete mich so viel Energie, dass diese nicht mehr für die Koordination zur Verfügung stand.

Um meine Pufferzone für diese Situationen kennenzulernen und auszutesten, musste ich zum Beispiel herausfinden, zu welcher Zeit relativ wenige Radler unterwegs waren. Oder lernen, nur dann allein rauszugehen, wenn ich mich wirklich ausgeschlafen fühlte und so über mehr Ressourcen verfügte. Im Verlauf vieler Monate wurde mir die Pufferzone vertrauter. Heute spüre ich sie meist recht schnell. Abhängig von der Situation nehme ich sie sofort ernst oder beachte ihr Auftauchen lediglich als Hinweis. Selten ignoriere ich sie bewusst, um einen nächsten Schritt zu testen und meine Grenzen zu erweitern.

Die (neuen) Fähigkeiten wahrnehmen

Wenn man für Wochen, Monate oder gar Jahre beständig mit Nicht-Können konfrontiert war, können Trauer, Frustration und Verunsicherung den Blick für die gebliebenen oder neu entstandenen Fähigkeiten verstellen.

Krankheitsbedingten Erfordernissen und Begrenzungen gerecht zu werden, sie auszuhalten und kompensieren zu lernen, mag wegen des Ungleichgewichts zwischen aktuellem Nicht-Können und Können den Blick auf das wieder oder neu Gelingende schwierig machen oder gar verhindern. Oft sind Fähigkeiten langsam gewachsen oder wurden von der Massivität der Einschränkungen verdeckt. Der eigene Blick für sie mag anfangs noch ungeübt und misstrauisch, das Vertrauen in sie brüchig sein.

Es fiel mir lange Zeit schwer, das trotz der Einschränkungen *Gesunde* in mir wahrzunehmen. Dieses Gesunde in mir zeigte sich zum Beispiel in der Haltung, trotz zahlreicher unangenehmer Situationen, frustrierender Erfahrungen und beschämender Momente nicht aufzugeben. Dennoch war mir nicht bewusst, dass sich in dieser Haltung *Fähigkeiten* zeigten. Wenn mir Freunde sagten, sie würden bewundern, wie konsequent und tapfer ich meinen Weg ginge, fiel es mir schwer, mich mit ihren Augen zu sehen. Durchhaltekraft, eine gewisse Frustrationstoleranz und Ausdauer waren mir zu vertraut, um sie als Fähigkeiten wahrzunehmen und schätzen zu können. Außerdem war ich misstrauisch: Meinten sie das ernst? Oder wollten sie mich nur aufmuntern? Ich war so sehr verunsichert, dass ich nicht glauben konnte, überhaupt etwas wieder oder noch gut zu können. Außerdem hatte ich Sorge, meine Freunde würden Fähigkeiten in mich »hineinsehen«, die einer genaueren Prüfung nicht standhalten könnten. Und so kostete es mich große Überwindung, wenigstens zu versuchen, mich wieder mit anderen Augen zu sehen. Nur langsam wuchsen mein Vertrauen, dass auch etwas Gelingendes in meinem Leben da wäre, und die Bereitschaft, nach diesem Ausschau zu halten.

Die Blicke von außen nehmen das Gesunde oft anders, stärker oder klarer wahr. Es ist ein ähnliches Prinzip wie in der Psychotherapie, in der der Therapeut anfangs stellvertretend für den Klienten den Glauben an Veränderungen übernimmt, bis ihn der Klient in sich selbst spürt und sich von ihm tragen lassen kann. Wichtig ist für die Begleitung, das Hadern und die Verunsicherung ernst zu nehmen und gleichzeitig den zunächst noch stellvertretenden Blick auf das Gelingende zur Verfügung zu stellen.

In einer Phase, in der ich besonders stark mit dem Gefühl kämpfte, nichts mehr zu können und deshalb für die Gesellschaft nichts mehr wert zu sein, verhalf mir meine Schwester zu einer anderen Perspektive. Ich verbrachte damals viel Zeit damit, für Freunde da zu sein, denen es nicht gut ging. Wenn sie von ihren Problemen erzählten, hörte ich zu, tröstete, war einfach da. Ich nahm das als Selbstverständlichkeit wahr, weil ich ja ohnehin zu Hause war und Zeit hatte. Als ich mich gegenüber meiner Schwester beklagte, dass ich für die Gesellschaft nichts mehr wert sei, weil ich nicht arbeiten könne, entgegnete sie: »Du machst keine bezahlte Arbeit, das stimmt. Aber wenn du anderen zuhörst, für sie da bist und sie auffängst, machst du etwas viel Wichtigeres. Denn das, was du machst, hält eine Gesellschaft zusammen.« Dieser letzte Satz hat mich über Jahre durch die Phasen des Haderns getragen. Er hat mir geholfen, meine Perspektive zu verändern, denn er gab mir das Gefühl, trotz der quälenden Begrenzung durch die Einschränkungen etwas Sinnvolles und Gutes tun zu können.

Dennoch dauerte es viele Monate, bis ich das (wieder) Gelingende stärker wahrnahm als die Enge der Behinderungen. Ich kam mir vor wie ein Tier, das in einem viel zu kleinen Käfig gefangen ist und vergeblich versucht auszubrechen. Obwohl in der Regel ausdauernd und dickköpfig war ich oft entmutigt. In diesen Momenten glaubte ich nicht mehr daran, dass ich jemals wieder frei(er) sein könnte. Später hatte ich sogar Angst – um bei dem Bild zu bleiben –, die nun geöffnete Tür des Käfigs zu durchschreiten und mir das Außengelände zu erobern. Die Erfahrung, mir an den inzwischen vertrauten Gitterstäben schon genug Verletzungen geholt zu haben, hinderte mich zeitweise am Ausdehnen meiner Grenzen. Glücklicherweise dauerten diese Phasen nie lange. Doch sogar die erneute Bereitschaft, mich wieder dem Leben zu stellen und Rückschläge in Kauf zu nehmen, konnte ich lange nicht als *Fähigkeit* wahrnehmen. In mir war eher die verwunderte Frage: Ja, was soll ich denn sonst machen? Es fiel mir nicht nur schwer, frühere Fähigkeiten wieder als solche zu erkennen und wertzuschätzen, sondern mir auch neu erworbene zuzugestehen.

Zum Beispiel war mir das über die Jahre angewachsene und inzwischen recht umfangreiche Wissen über die verschiedenen Aspekte der Krankheitsbewältigung so vertraut geworden, dass ich es nicht mehr als Befähigung, sondern eher als etwas Selbstverständliches wahrnahm. Ich konnte nicht *spüren*, dass sich in mir ein enormer Wissensschatz angesammelt hatte, nutzte ich ihn doch täglich zur Bewältigung und Gestaltung meines Lebens.

Den zunächst stellvertretenden Blick auf diesen Wissensschatz übernahm mein Co-Autor Torsten Passie. In den vielen Interviewstunden, die wir für dieses Buch führten, wurde sein Blick zur Brücke für meinen Blick auf mich selbst. Diese Brücke war und ist nötig, weil mir durch die Berentung die Einbindung in berufliche Zusammenhänge verloren ging. Dadurch fehlen mir Situationen, meine Kompetenzen durch die Rückmeldung von anderen zu spüren und zu erweitern. Meistens kann ich das Gefühl für mein Können innerlich präsent halten, aber manchmal rutscht es mir weg. Dann brauche ich Gespräche mit Menschen, die ihrerseits auf diesen Gebieten kompetent sind, um im inhaltlichen Austausch wieder mit meinem Gefühl für mein Wissen in Verbindung zu kommen. Erst das *Gefühl* dafür hält mich innerlich, das pure Wissen reicht nicht aus. Es ist zu kraftlos, um mir allein Halt zu geben.

> Weil Menschen durch Unfälle oder schwere Erkrankungen häufig aus ihren beruflichen Feedback-Systemen gerissen werden, kann ihnen das Gefühl für das eigene Können verloren gehen. Ohne Rückmeldungen und vor allem ohne Wertschätzung durch andere lässt sich das Empfinden der eigenen Kompetenzen auf Dauer nicht halten oder nur schwer alleine wieder aufbauen. Umso wichtiger ist es, neue Orte oder Zusammenhänge zu finden oder selbst zu schaffen, in denen man durch das Zusammensein mit anderen seine Kompetenzen spüren und erweitern kann.

Die Grundverunsicherung, in die Betroffene nach einer schweren Krankheit geraten können, kann manchmal so ausgeprägt sein, dass sie auch in Bereiche hineinwirkt, die mit der Erkrankung und den seither fehlenden Fähigkeiten gar nichts zu tun haben. Auch heute habe ich noch Angst und zögere, wenn ich mich an Neues heranwagen will oder soll. Wird der Boden diesmal tragen, wenn ich den nächsten Schritt mache? Oder bewege ich mich hier schon wieder auf einem Terrain, das ich nicht bewältigen kann?

Es ist viel Achtsamkeit nötig, um die entstandene Grundverunsicherung von ganz normalen Unsicherheiten wie zum Beispiel jenen im Rahmen einer neuen Tätigkeit zu unterscheiden.

Vor die Aufgabe der genauen Unterscheidung war ich unter anderem zu Beginn der Arbeit an diesem Buch gestellt. Mir war klar, dass die Fähigkeit zu schreiben nichts mit meinen Einschränkungen zu tun hatte. Und doch brachten mich die ersten kräftigen Rüffel meiner Testleser für Tage in große Verunsicherung und Selbstzweifel: Ist dieses Projekt schon wieder zu groß? Soll ich es aufgeben? Kann ich überhaupt noch etwas? Erst das sorgfältige Sortieren der krankheitsbedingten Einschränkungen und des noch zu lernenden Handwerks beim Schreiben ermöglichte mir, die Mängel am Manuskript zu sehen und die berechtigte Kritik anzunehmen, ohne mich deshalb selbst infrage zu stellen.

Es ist oft schwierig, sich nach den Rückschlägen der letzten Jahre nicht unterkriegen zu lassen. Tief durchzuatmen, die Unsicherheit auszuhalten und es erneut zu versuchen, ist das Einzige, was mir dabei wirklich hilft. Sich immer wieder aus den engen Begrenzungen der Einschränkungen zu befreien, erinnert ein bisschen an die Geschichte vom Baron Münchhausen, der sich angeblich selbst am Zopf aus dem Moor gezogen haben soll.

Abschließend noch ein letzter Aspekt: Wenn ich in der Begleitung eines Betroffenen spüre, dass er sehr unter dem Verlust seiner bisherigen Fähigkeiten oder auch Berufstätigkeit leidet, kann ich mit ihm gemeinsam überlegen, welche anderen Möglichkeiten es gäbe. Es scheint fast zu selbstverständlich, als dass es erwähnenswert wäre, dass ich bei diesen Überlegungen und meinen aus ihnen resultierenden Vorschlägen *dem Erkrankten gerecht werden muss*. Das heißt, dass ich mir Gedanken darüber mache, ob meine Vorschläge ihm überhaupt entsprechen könnten. Dies ist nicht immer der Fall. Als ich mich damals nutzlos und als Schmarotzer fühlte, weil ich zwar Rente bekam, aber keine Gegenleistung geben konnte, riet mir ein Freund, ich solle mich doch im Supermarkt um die Ecke bewerben, um dort die Regale aufzufüllen. Dann hätte ich wieder eine Aufgabe und würde auch mal ein Lob dafür bekommen, dass ich die Regale gut aufgefüllt hätte. Das war nett gemeint. Trotzdem wäre es für mich keine Aufgabe gewesen, die mein Selbstwertgefühl in irgendeiner Weise gestärkt hätte. Eine Büchse ordentlich ins Regal zu stellen, bedeutete im Verhältnis zu meiner früheren ärztlichen Tätigkeit eine quälend große Diskrepanz. Es wäre für mich zutiefst deprimierend gewesen, für etwas gelobt zu werden, das so stark an meine Defizite geknüpft ist. Für mich wäre es so gewesen – andere hätten vielleicht anders empfunden. Ich bin dem Rat eines anderen Freundes gefolgt, nämlich das Gefühl, vermeintlich nutzlos zu sein, auszuhalten und mich weiter mit dem Umgang mit Krankheit zu befassen, damit ich zu einem späteren Zeitpunkt in diesem Bereich für andere Menschen nützlich werden könnte. Das würde mir vielleicht Freude machen, wenn ich schon nicht mehr als Ärztin arbeiten könne. Auch wenn ich darauf noch warten müsse. Er verglich es mit einer Saat, die Zeit zum Wachsen und zum Reifen braucht. Das fühlte sich stimmiger an.

Abzuwarten, auszuhalten und reifen zu lassen kann manchmal der passendere Weg sein, als in Aktionismus auszuweichen. Und selbst wenn es von außen anders anmuten mag: Aushalten und Reifen-Lassen sind nicht weniger aktives Tun als beispielsweise Regale einzuräumen, denn es sind Lernprozesse in Geduld, Ausdauer und Frustrationstoleranz. Aus ihnen und durch sie wächst der Halt von innen, der wiederum zur Basis oder wenigstens zur Hilfe werden kann, wenn man sich immer weiter ins Heilsein ausdehnt und ins Leben vorwagt.

11 Ich bin mir fremd geworden

Schwere Erkrankungen oder Unfälle können so gravierende Lebensveränderungen mit sich bringen, dass auch das Selbstverständnis, das heißt das Erleben der eigenen Identität erschüttert wird. Unser Selbstverständnis entspricht und entspringt – kurz gefasst – der Gesamtheit und Kontinuität unseres Selbsterlebens. Es umfasst unsere Fähigkeiten, Eigenschaften und Wesenszüge in ihrer Einzigartigkeit und drückt sich in dem Gefühl »Das bin ich! Das kann ich!« aus. Zusätzlich fließen eigene und fremde Erwartungen ein, wie man sein sollte oder gar müsste, die kulturell, gesellschaftlich, weltanschaulich oder sozial geprägt sind.

Eine kurzzeitige Erschütterung wird meist gut bewältigt. Wohl jeder kennt das Gefühl, »nicht mehr man selbst zu sein«, wenn Fieber, Kopfweh oder Schwäche das gewohnte Selbsterleben beeinträchtigen und man zum Beispiel hochempfindlich auf Reize reagiert, die normalerweise nicht der Rede wert sind. Mit der Genesung kommt das Gefühl für sich selbst zurück.

Bei langen Erkrankungen und bleibenden Beeinträchtigungen ist es ungleich schwerer. Der Betroffene findet sich in einer Lebenssituation wieder, die sich durch und durch fremd anfühlen kann – und er sich selbst in ihr. Eine 27-jährige Frau mit einer Krebserkrankung formuliert es so: »Was mir am meisten fehlt, bin ich. Ich habe mich verloren [...]. Ich erkenne mich nicht wieder. Ich bin mir fremd« (Anonymous, 2015).

Das Empfinden, sich durch eine Erkrankung selbst fremd zu werden, ist auch mir gut bekannt. Vieles, das ich – insbesondere in den ersten Jahren – täglich an und mit mir erlebte, war neu, beängstigend und vollkommen anders als das, wie ich mich bislang erlebt hatte; auch vollkommen anders als das Bild, das ich von mir selbst noch immer in mir trug. Ich nahm dieses innere Bild ernster als das, was ich täglich an mir wahrnahm, und versuchte deshalb, mit mir auf dieselbe Weise umzugehen wie zuvor. Das funktionierte nicht.

Mein inneres Koordinatensystem entsprach nicht mehr der aktuellen Situation und erschwerte deshalb oft genug nicht nur den Umgang mit mir selbst im Alltag, sondern behinderte ebenso den Prozess der Krankheitsverarbeitung. Durch die gewaltige Diskrepanz zwischen meinem inneren Selbstbild und dem aktuellen Selbsterleben hatte ich mein Gespür für mich verloren (das, wie ich im vorherigen Kapitel erwähnt hatte, ohnehin nicht besonders ausgeprägt gewesen war). Außerdem waren viele meiner vertrauten Rollen im Kontakt mit anderen Menschen verloren gegangen. Ohne sie fehlten mir nun »äußere Koordinaten«, die mir für mein Gefühl für mich selbst bislang Orientierungspunkte gegeben und es auf diese Weise mitbestimmt hatten.

Über Jahre hatte ich deshalb – parallel zur Schulung der motorischen Koordinationsfähigkeiten – mit »inneren Koordinationsschwierigkeiten« zu kämpfen: Woran wollte, woran konnte ich mich in mir selbst und in der Außenwelt (weiterhin) orientieren? Auf welche Eigenschaften konnte ich vertrauen, welche Fähigkeiten würden zurückkehren? Von welchen sozialen Rollen müsste ich mich verabschieden und welche kämen hinzu? Wie konnte ich mein Selbstbild wieder in Übereinstimmung bringen mit meinem Selbsterleben, meinem neuen So-Sein?

Bin das wirklich ich?

Als ich krank wurde, trat an die Stelle der bisher unhinterfragt angenommenen Selbstverständlichkeit, im Wesentlichen der Welt der Gesunden anzugehören, die Welt der Schwerkranken und der Hilflosigkeit. Diesmal jedoch nicht aus der Perspektive der Ärztin mit dem Blick *auf* die Welt der Kranken. Als Patientin war ich *in* der Welt der Kranken – und blickte aus dieser heraus auf die Welt der Gesunden und Helfenden.

Dieser radikale Perspektivwechsel stellte meine Welt auf den Kopf. Ich empfand die Situation trotz meiner ständigen Infekte als überaus fremd und fast wie ein Theaterstück, in dem ich längerfristig die Rolle einer Kranken einzunehmen hatte. Sie gefiel mir ganz und gar nicht. Trotzdem schützte mich die Hoffnung auf vollständige Genesung in den ersten anderthalb Jahren vor der Auseinandersetzung mit meinem veränderten So-Sein. So quälend die Konfrontation mit den zahlreichen Einschränkungen auch war – ich begegnete ihnen eher mit der verwunderten Frage: »Bin das wirklich ich?« Erst als klar wurde, dass viele Einschränkungen bleiben würden, und vor allem, als ich berentet wurde, fragte ich mich mit zunehmender Not: »Wer bin ich, wenn ich nur noch *bin* und nichts mehr *tun* kann?«

Bis zur Erkrankung hatte ich mich als belastbar erlebt, als helfend, begleitend, unterstützend, selbstständig handelnd, oft als ungeduldig und fordernd, in jedem Fall als ein Mensch, der schnell im Denken ist, der durchhält und die erforderliche Leistung bringt. Doch ich hatte mich nicht nur so erlebt. Ich hatte es schlicht von mir erwartet, *so zu sein.* Alles andere stimmte für mich nicht. Deshalb verstörte es mich regelrecht, mich nach der Erkrankung so »anders« zu erleben. In einem über Jahre laufenden Prozess lernte ich schließlich, zusätzlich jenes als »meins« zu akzeptieren, was ich an mir *wahrnahm* und was mich inzwischen genauso ausmachte: Auch das – hilfsbedürftig, langsam, wenig belastbar – bin ich.

Dennoch änderte sich mein Selbstkonzept nur langsam. Es war noch lange von zwei fragwürdigen Annahmen geprägt:

1. Tun ist ein Handeln, das nützlich ist und von der Gesellschaft als sinnvoll anerkannt wird.
2. Das, was mich ausmacht, ist das, was ich mache, um nicht zu sagen leiste.

Letztere Annahme drückte sich zum Beispiel in meinen hohen Erwartungen an mich selbst aus. In der Annahme, ich müsste mich nur genug anstrengen, dann wäre die Heilung machbar, übertrug ich meinen bisherigen Leistungsanspruch auf den Genesungsprozess und auf die inneren Prozesse der Krankheitsverarbeitung. Dieser Anspruch brachte jedoch eine permanente innere Bewertung meines Tuns mit sich. Und – weil sie so innig miteinander verwoben waren – auch meines So-Seins. Ich brauchte viele, viele Monate, um zu verstehen, dass meine hohen Erwartungen meinem Verarbeitungsprozess entgegenstanden, weil sie sich an einem *Sein-Sollen* orientierten und nicht an dem, was ich war und was mir deshalb möglich war. Durch das Beurteilen vom Ergebnis her wurde ich mir nicht gerecht. Nicht zuletzt, weil dieser Zugang mein *Bemühen* um Veränderung vollkommen außer Acht ließ.

Vielen Menschen in unserer Gesellschaft scheint das Bemühen um ihr So-sein-Sollen/-Müssen vertrauter zu sein als jenes um ihr So-sein-Dürfen: Ich muss belastbar sein vs. ich darf erschöpft sein. Oder: Ich soll flexibel sein vs. ich darf mir meinen Wunsch nach Stabilität zugestehen. Oder: Ich soll meine Behinderung akzeptieren vs. ich darf mit ihr hadern. Bei Krankheit kann man trotz größter Anstrengung vielen Ansprüchen des

Sein-Sollens – den eigenen ebenso wie jenen des privaten und therapeutischen Umfeldes – oft nicht mehr gerecht werden. Stattdessen ist man mit neuen Gefühlen und Zuständen konfrontiert: Hilflosigkeit, oft umfänglichem Angewiesensein, Angst, Trauer. Fehlt die innere Erlaubnis, auch so sein zu dürfen, wird der Schwere dieser Gefühle ein weiteres Gewicht hinzugefügt: So sollte ich nicht sein, so darf und möchte ich nicht sein. Das bin nicht mehr ich.

Der Wegfall vieler Fähigkeiten warf mich vollständig auf mich selbst und auf die Frage zurück, was mich im Innersten, das heißt in meinem Wesen und jenseits eines Sein-Sollens ausmacht. Dieser Weg nach innen war zwar nicht freiwillig gewählt, aber einer, den ich auch vom Krankenlager aus gut gehen konnte.

An dieser Stelle sei eine Zwischenbemerkung zu Formulierungen wie dem »Weg nach innen« erlaubt, da sie zwar gebräuchlich sind, aber bei genauerem Hinschauen nicht ganz stimmen. Den Blick »nach innen« zu richten ist lediglich der Anfang des Bemühens, sich selbst (besser) kennen- und verstehen zu lernen. Denn das, was ich in mir wahrnehme, wie Ansichten oder Gefühle, steht entweder in Bezug zu etwas außerhalb von mir, wie etwa Werte, die mir zum Beispiel im Umgang mit anderen Menschen wichtig sind, oder Gefühle, die sich auf Ereignisse, Erlebnisse oder andere Menschen beziehen.

Diese Gefühle können sich auch auf Gegebenheiten beziehen, die ich in und an mir selbst wahrnehme und die mich zur Auseinandersetzung mit ihnen anregen, wie zum Beispiel die Gangunsicherheit. Will ich mich in Bezug auf sie besser verstehen, um einen anderen Umgang mit ihr (und dadurch auch mit mir) zu finden, richte ich meinen Blick abwechselnd nach innen und außen. Wenn ich mich dabei ertappe, mich für die Gangunsicherheit zu schämen, könnten für meinen inneren Dialog folgende Fragen relevant sein: Was verursacht eigentlich mein Schamgefühl? Was habe ich wann und in welcher Weise gelernt, beobachtet oder erfahren, das bewirkt, dass die Gangunsicherheit ein Schamgefühl in mir auslöst? Verstehe ich, warum ich mich schäme? und so fort. Erst durch die Klärung dieser und weiterer Fragen kann ich die in mir wahrgenommenen Gefühle verstehend einordnen und *mich* dadurch besser kennenlernen und verstehen.

Um auf das Gefühl des Sich-selbst-fremd-Seins zurückzukommen: Bei mir resultierte es vor allem aus der Tatsache, dass *sämtliche* Bereiche meines Lebens von den Folgen der Erkrankung betroffen waren. Dies wurde mir nochmals deutlich, als ich vor ein paar Monaten wegen einer Fußverletzung vorübergehend mit Gehhilfen und einem Spezialschuh laufen musste. Während die damalige Gangunsicherheit nur *ein* Symptom eines viel umfassenderen Krankheitsprozesses war, lief ich nun zwar auch mit den Gehhilfen unsicher – unsicherer, als ich es aufgrund der Ataxie inzwischen gewohnt bin –, aber das war nur *eine* (neue) Einschränkung in meinem ansonsten weiterhin stabilen Leben. Mein Gefühl für mich selbst war in seiner Tiefe nicht betroffen.

Das Gefühl für die eigene Identität scheint umso irritierbarer zu sein, je massiver die Krankheitsfolgen unser Leben in seiner Tiefe beeinträchtigen und je weniger wir krankheitsbedingt in der Lage sind, selbst zu bestimmen, wann wir wie handeln oder uns zum Beispiel bewegen wollen. Denn auch körperliche Eigenarten – sich in einer bestimmten Weise zu bewegen oder typische Gesten – gehören zur Identität. Die plötzliche Unverfügbarkeit eines körperlichen oder seelischen Ausdrucks, den man zuvor als sich zugehörig empfand, irritiert ebenso wie die Unfähigkeit, sein Leben in der zuvor gewohnten und selbstbestimmten Weise zu führen.

Gelegentlich kann die Irritation über die veränderten Ausdrucksmöglichkeiten so groß werden, dass man sich gar nicht mehr äußern mag. Ein Bekannter, der als Dozent an einer Universität für seine lebendigen Vorlesungen geschätzt wurde, verstummte nach einer Hirnblutung regelrecht. Er konnte die verbliebenen Wortfindungsstörungen und seine unsaubere Aussprache auch nach Jahren nicht mit sich selbst in Einklang bringen, sondern empfand sie als beschämend und fremd. Seine eloquenten Vorlesungen waren ein für ihn äußerst wichtiger Teil seines Lebens und seiner Identität gewesen.

Je bedeutsamer das, was krankheitsbedingt wegfällt, für den Betroffenen war, umso stärker werden die Erschütterung des Selbstverständnisses und die Irritation darüber sein. Doch es lohnt sich, den Patienten behutsam darin zu begleiten, die Irritation ernst zu nehmen, sie zu befragen und sich durch sie in den veränderten Lebensumständen neu kennenzulernen, um vielleicht andere Ausdrucksmöglichkeiten zu finden, die neue Räume erschließen.

Im selben Maße, wie ich das, was ich meinte, über mich zu wissen, durch das ersetzte, wie ich mich nun *bewusst* kennenlernte, wuchs mein Gefühl, wieder selbst gestalten und bestimmen zu können. Ich wurde mir nach und nach vertrauter, konnte meine Fähigkeiten besser einschätzen und wurde immer mehr ich selbst. Das empfand ich als ausgesprochen heilsam. Nicht zuletzt, weil es das Leiden unter der Unselbstständigkeit, das mich als Kranke oft quälte, allmählich aufhob.

Die bisher selbstverständliche und nach der Erkrankung fehlende oder zumindest begrenzte Selbstständigkeit ist in Bezug auf das Selbsterleben ein wichtiger Aspekt. Schon als Kleinkind hat man ein existenzielles Bestreben, seine Selbstständigkeit auszudehnen. Man will alleine essen, man will sich alleine anziehen, irgendwann zieht man mit Freunden alleine los. Jeder Mensch ist bestrebt, eine größtmögliche Selbstständigkeit zu entwickeln. Wenn man statt dieser krankheitsbedingt über kürzere oder längere Zeit ein ausgeprägtes Angewiesensein erlebt, führt das nicht selten zu Frustration oder gar Aggression, weil man es schlicht nicht erträgt, abhängig zu sein. Zwar wird von vielen Seiten die Aufforderung an den Kranken herangetragen, er möge sich mit seiner Situation doch bitte arrangieren. Das widerspricht allerdings den starken und natürlichen Bestrebungen jedes Menschen nach Autonomie und Selbstständigkeit.

Selber-machen-Können wird als Lebendigsein empfunden. Dieses Phänomen dürfte vielen Menschen nicht nur aus dem Zusammensein mit Kindern, sondern auch aus der Begleitung ihrer älter werdenden Eltern vertraut sein. Mir wurde zum Beispiel übel bei dem Gedanken, dass mein 85jähriger Vater im Garten auf einer hohen Leiter balancierte, um über Kopf bis auf vier Meter Höhe Bäume aufzuasten. Er fühlte sich gekränkt, als ich ihm anbot, dafür Hilfe zu organisieren. Diese Arbeit allein zu schaffen, hatte ihn stolz gemacht – völlig zu Recht. Mein Vater wollte sich seine Selbstständigkeit so lange wie möglich erhalten.

Es gibt jedoch nicht nur eine äußere Selbstständigkeit, sondern auch eine innere. Hätte mich damals jemand darauf hingewiesen, hätte ich es in meinem Groll wahrscheinlich als Gnadenangebot abgewehrt. Heute halte ich diese Tatsache für überaus relevant und hilfreich. Diese innere Selbstständigkeit zeigt sich in meiner Haltung zu mir und meiner Krankheit, sie wird in meinen Entscheidungen und in meinem Verhalten sichtbar. Da nur *ich* entscheide, wie ich mich zu meiner Lebenssituation innerlich einstellen will, ist die innere Selbstständigkeit absolut unabhängig von äußerem Angewiesensein. Mir bleibt also eine Form der

Selbstständigkeit – und damit eine Form der Freiheit –, wenn ich sie denn als Möglichkeit erkenne und ergreife.

Wie man sich zu sich selbst einstellt und welche Entscheidungen man trifft, erwächst aus dem eigenen »So-Sein« und bestimmt dieses gleichzeitig mit: Ich bin ich – auch in meinem sehr persönlichen und damit einzigartigen Umgang mit mir und der Krankheit. Weil wir es aber gewohnt sind, die meisten Dinge selbst zu tun, ist es nicht leicht, die »innere Selbstständigkeit« als Gegengewicht spüren zu lernen, wenn die äußere wegfällt oder stark eingeschränkt ist. Doch es lohnt sich, dies zu üben, weil wir über die innere Selbstständigkeit sogar dann verfügen, wenn wir im Außen vollständig auf Hilfe angewiesen sind.

Nach vielen Jahren des »inneren Weges« habe ich zu einem Selbstempfinden gefunden, das sich stimmig anfühlt, aber nicht ohne Weiteres in Worte fassen lässt. Ich würde die Frage, was mich heute ausmacht, wohl eher mit einem Verweis auf den Text »Die Einladung« von Oriah Montain Dreamer (2000, S. 7f.) beantworten: Ich bin jene, die sich von diesen Worten einladen lässt und sich um Antworten bemüht:

> »Es interessiert mich nicht, womit du dein Geld verdienst. Ich will wissen, wonach du dich sehnst und ob du die Erfüllung deines Herzenswunsches zu träumen wagst. [...] Ich will wissen, ob du deinem Leid auf den Grund gegangen bist und ob dich die Ungerechtigkeiten des Lebens geöffnet haben, oder du dich klein machst und verschließt, um dich vor neuen Verletzungen zu schützen. Ich will wissen, ob du Schmerz – meinen oder deinen eigenen – ertragen kannst, ohne ihn zu verstecken, zu bemänteln oder zu lindern. Ich will wissen, ob du Freude – meine oder deine eigene – aushalten, dich hemmungslos dem Tanz hingeben und jede Faser deines Körpers von Ekstase erbeben lassen kannst, ohne an die Vorsicht und Vernunft zu appellieren oder an die Begrenztheit des Menschseins zu denken. Es interessiert mich nicht, ob das, was du mir erzählst, wahr ist. Ich will wissen, ob du andere enttäuschen kannst, um dir selbst treu zu bleiben; ob du den Vorwurf des Verrats ertragen kannst, um deine eigene Seele nicht zu verraten; [...] Es interessiert mich nicht, wen du kennst oder wie du hierher gekommen bist. Ich will wissen, ob du inmitten des Feuers bei mir ausharren wirst, ohne zurückzuweichen.

> Es interessiert mich nicht, wo oder was oder mit wem du studiert hast. Ich will wissen, was dich von innen heraus trägt, wenn alles andere wegbricht. […]«

Dieser Text[4] hängt über meinem Schreibtisch. Er begleitet mich Tag für Tag mit seinen Fragen und brennt in meiner Seele. Im Gegensatz zu meinem früher auf Leistung bezogenen Selbstbild, das fast ausschließlich den Abgleich an die von außen gesetzten Normen suchte und an Ergebnissen orientiert war, habe ich zu einem Gefühl für mich selbst gefunden, das eher dem Empfinden einer ständigen Wandlung, manchmal auch eines Wachsens entspricht. Es enthält mein Bemühen, in jedem Moment und damit entsprechend der konkreten Situation authentisch zu sein mit dem, was an Gefühlen, Neigungen, Werten, Temperament oder Haltungen in mir ist. Ich bemühe mich, mir selbst in meinem So-Sein gerecht werden, auch wenn das gelegentlich Konventionen oder gesellschaftlichen Idealen widersprechen mag, manchmal sogar widersprechen muss. Den Boden dafür gibt mir eine große innere Ruhe, zu der ich durch die Auseinandersetzung mit dem Schmerz gefunden habe, und die mich meistens trägt. Und bei der ich darauf vertrauen kann, dass ich nach unruhigen Phasen in sie zurückkehren werde.

Diese Gewissheit bedeutet mir sehr viel, da ich auch heute noch Tage, manchmal sogar Wochen habe, in denen ich platzen könnte, weil ich aus gesundheitlichen Gründen nicht das ausleben kann, was an Lebendigkeit in mir steckt und eigentlich raus will. Selbst wenn ich es inzwischen nicht nur weiß, sondern auch empfinde, dass schnelle Erschöpfbarkeit oder Koordinationsschwierigkeiten zu mir gehören, so gibt es trotzdem hin und wieder Phasen, in denen ich damit hadere und mich in meinem So-Sein kaum aushalten kann. Dann ist wieder mein innerer Heiler gefragt mit seinen Ermutigungen, zu mir zu stehen: zu meinem Hadern, meinem Langsamsein, meiner Erschöpfung. Und sie mir zuzugestehen.

Ein weiterer Punkt: Zuvor hatte es mich jahrelang geängstigt und verunsichert, dass viele Fähigkeiten weggefallen sind. Es gab plötzlich diese gewaltige Leere, von der ich nicht wusste, wie ich sie füllen könnte. Mehr noch: *ob* ich sie jemals wieder füllen könnte. Ich hatte Angst vor ihr.

---

4 Über meinem Schreibtisch hängt eine andere Übersetzung, die ich sprachlich schöner finde, die aber aus urheberrechtlichen Gründen hier nicht publiziert werden kann. Diese Übersetzung kann nachgelesen werden unter https://www.yumpu.com/de/document/read/7229642/weiterlesenklick-annelie-keil.

> Der Wegfall von Fähigkeiten hatte zunächst zwar auch ein »frei von etwas« mitgebracht, jedoch kein Gefühl der Freiheit bewirkt. Dieses stellte sich erst ein, als es sich in ein »frei zu etwas« gewandelt hatte. Frei zu sein ohne Idee, wozu man diese Freiheit nutzen könnte, kann als ein In-einer-Leere-verloren-Sein empfunden werden und dadurch große, manchmal sogar lebensbedrohliche Angst machen.

Um dieser Angst zu begegnen, half mir die Auseinandersetzung mit meinem neuen So-Sein. Je vertrauter ich mir selbst wieder wurde, je stärker ich mich selbst aufgrund meines Wesens schätzen lernte, umso stärker wandelte sich die Leere in einen Gestaltungsspielraum: Die Leere »von etwas« wurde zu einer Leere, die Platz für Neues bot. Diesen neuen Blick empfand und empfinde ich als große Erleichterung. Er stellte sich allerdings erst zu einem Zeitpunkt ein, als etwas gewachsen war, *womit* ich meine Tage füllen konnte und wollte. Nur vertrauter mit mir zu sein reichte dafür nicht. Auf dieses »Womit« komme ich im Kapitel 15 zurück.

Ich bin krank – ich habe eine Krankheit – ich bin nicht meine Krankheit

> Der Weg nach innen und die Frage nach dem eigenen Wesen schließt Schlaglöcher, Fallgruben, Umleitungen und Sackgassen ein. Manchmal werden Schlaglöcher jedoch – unabsichtlich – auch durch gut gemeinte Bemerkungen von begleitenden Therapeuten, Freunden oder Bekannten an Stellen gerissen, deren Überwindung viel Kraft brauchte und die dadurch unter neuen Aspekten schwierig werden können.

Während einer Phase, in der ich stark darum rang, meine gesundheitlichen Einschränkungen zu akzeptieren, traf ich in der Straßenbahn eine Nachbarin. Wir kamen ins Gespräch und sie fragte mich, was ich beruflich mache. Als ich ihr meine Situation kurz umriss, schaute sie mich mehr abweisend als freundlich an und sagte: »Das glaube ich nicht. Behinderte sehen ganz anders aus und nicht so wie Sie!« Ich war unangenehm berührt. Natürlich tat es mir gut zu wissen, dass ich nicht in der Perspektive meiner »Behinderungen« wahrgenommen wurde. Gleichzeitig vermittelte ihre Bemerkung aber die Annahme, »Behinderte« würden auf eine bestimmte Weise aussehen, vielleicht gar anhand bestimmter Stigmata von Außenstehenden als solche identifizierbar sein. Ohne zu überlegen hatte sie *sichtbare* Behinderungen mit »Behinderung« gleichgesetzt und verallgemeinert. Hinter der Botschaft »Ich nehme Sie nicht als Behinderte wahr« kam dadurch noch jene um die Ecke (zumindest hörte ich es so): »Ich glaube Ihnen nicht, dass Sie gravierende gesundheitliche Einschränkungen haben.«

Ein weiteres Beispiel: Bei gemeinsamen Freunden erzählte meine Schwester von einer Diskussion an der Universität, ob die Studierenden am Referat eines körperbehinderten Kommilitonen genauso Kritik üben dürften wie an dem eines gesunden. Oder ob sie aus Rücksicht auf seine Behinderung nur positive Rückmeldungen geben sollten. Ich antwortete, dass seine Körperbehinderung nichts mit seinem Verstand zu hätte, und schloss mit der Bemerkung: »Bei mir hast du doch auch keine Hemmungen, mich zu kritisieren!« Daraufhin nahm mich der anwesende Freund mit dem Ausruf »Aber du bist doch gar nicht behindert!« völlig bestürzt in die Arme.

In beiden Situationen hatten mir Außenstehende die Rückmeldung gegeben, mich nicht als »Behinderte« wahrzunehmen, in erstem Falle sogar daran zu zweifeln. Das entsprach zwar durchaus meinem Selbstbild, jedoch nicht meinem Selbsterleben. Ich *fühlte* mich nicht als »Behinderte«, aber ich *hatte* Behinderungen. Ich kam (und komme bis heute) wegen ihrer Ausprägung gar nicht umhin, sie täglich wahrzunehmen. Obgleich gut gemeint, brachten mich diese Aussagen – zumindest bei dem Gespräch im privaten Rahmen – in die Situation, dem Freund meine Einschränkungen als zu akzeptierende Tatsache deutlich zu machen, obwohl ich mich selbst mit ihrer Akzeptanz noch äußerst schwertat. Es war, als müsste ich etwas als »meins« verteidigen, das ich mir allenfalls vom Verstand her zuordnete. Emotional lehnte ich es noch zutiefst ab. Sogar den Satz »Ich *habe* Behinderungen« auszusprechen, fühlte sich über mehrere Jahre an, als spräche ich von jemand anderem.

> Um betroffene Menschen nicht durch gut gemeinte, aber undurchdachte Bemerkungen unnötig in Erklärungsnöte zu bringen, würde ich mir mehr sprachliche Sorgfalt wünschen, die statt der Aussage »Du bist doch gar nicht behindert!« besser die Botschaft »Ich weiß um deine Behinderungen, aber sie sind für unseren Umgang nebensächlich« transportiert.

Letztlich führten mich die beschriebenen und ähnliche Situationen zu Überlegungen zum Thema »Ich bin krank – ich habe eine Krankheit – ich bin nicht meine Krankheit«. Sie halfen mir, einen anderen Zugang zu meinen Einschränkungen und meinem damit verbundenen Gefühl für mich selbst zu finden.

Die Aussage »Ich *bin* krank« verweist auf einen Zustand, der mich in meiner Gesamtheit ausmacht. In ihr kommt mein Unwohlsein ebenso zum Ausdruck wie meine Schwäche, vielleicht auch das ungewohnte Herausgerissen-Sein aus dem Alltag. Am Anfang meiner Erkrankung fühlte ich mich durch und durch krank, während des Verarbeitungsprozesses oft erheblich beeinträchtigt. Es fiel mir nicht schwer zu sagen, ich bin krank oder ich bin depressiv, denn es entsprach dem Empfinden für meinen *Zustand*.

Die Formulierung »Ich *habe* eine Krankheit/Ich *habe* Behinderungen« half mir später, mich emotional von meinem Leiden zu distanzieren. Ich konnte gleichsam innerlich aus ihm heraustreten, um mit ihm umgehen zu können – und nicht das Leiden mit mir. Auf diese Weise konnte ich mir das, was mich bedrückte, zum Reflexionsgegenstand machen und mich selbst befragen: Wie geht es mir damit? Warum geht es mir so damit und nicht anders? Was könnte mir helfen, dass es mir emotional wieder besser geht? Was bräuchte ich dafür? Voraussetzung für diese innere Auseinandersetzung ist das (anfangs oft nicht bewusste) Vertrauen, dass ich die *Fähigkeit* habe, mit mir und der Krankheit umzugehen.

Bei fortschreitenden Erkrankungen ist das Empfinden nicht selten umgekehrt: Anfangs hat man eine Erkrankung und später hat die Erkrankung den von ihr betroffenen Menschen. Helmut Dubiel schreibt in seinem Buch über die Innenperspektive einer Parkinsonerkrankung:

> »Vor fünfzehn Jahren ›hatte‹ ich die Krankheit, so wie andere Diabetes oder Arthrose haben. Jetzt, da immer weniger Menschen imstande sind, die Krankheit von meiner Person zu trennen, hat mich die Krankheit. Sie überschwemmt mich mit ihren Störsignalen, den Wirkungsschwankungen der Medikamente, mit ihren Zwängen und der Unruhe in Permanenz« (2006, S. 9).

Wenn die krankheitsbedingten Veränderungen so gravierend sind, dass sie das Wesen des von ihnen betroffenen Menschen immer mehr überschatten und er kaum mehr in der Lage ist, sich aktiv zur Krankheit zu verhalten, dann braucht es gewiss größte innere Stärke, diesen Zustand überhaupt nur aushalten zu können.

Die dritte Aussage – »Ich bin nicht meine Krankheit« – macht deutlich, dass ich zwar eine Krankheit habe, doch ich habe ebenso Talente, Fähigkeiten, Schwächen, Hobbies und Träume: Ich bin nicht meine Krankheit, ich bin so viel mehr. Diese

Aussage hilft mir bis heute in Zeiten, in denen die gesundheitlichen Einschränkungen mein Leben empfindlich beeinträchtigen und sich das Gefühl einstellt, ich wäre »immer nur krank«. Nein, ich bin es nicht, ich bin mehr. Allerdings muss ich gestehen, dass es einige Zeit brauchte, bis ich nicht nur um den entlastenden Gehalt dieser Aussage wusste, sondern ihn auch spürte. Selbst heute gelingt es nicht immer. Doch besonders während der dunkelsten Zeit der Krankheitsverarbeitung, als ich zusätzlich zu den anderen gesundheitlichen Problemen an einer Depression litt, konnte ich dieses »Mehr« nicht wahrnehmen.

Je nach Erkrankung, Leidensdruck und Persönlichkeit wird das Krankheitsgeschehen den Betroffenen mal stärker, mal weniger stark vereinnahmen, sodass die Haltung zur Krankheit und das Gefühl für sich selbst zwischen »Ich bin krank« und »Ich habe eine Krankheit/Ich bin mehr als meine Krankheit« oszillieren. Beide Aussagen bilden die Pole eines Kontinuums, auf dem man sich während der Auseinandersetzung mit Krankheit und Behinderung hin und her bewegt. Während man sich bei der ersten Aussage noch mit dem Leidenszustand und einer zumindest temporären Wahrnehmung von sich als Betroffenem identifiziert, wird das Gefühl für die eigene Identität bei »Ich bin mehr als meine Krankheit« von ganz anderen Aspekten bestimmt, zu denen die Krankheit lediglich als ein Aspekt hinzugetreten ist. Eine Ausnahme bilden dabei schwerste Krankheitszustände, in denen man der Krankheit innere Freiheitsgrade regelrecht abtrotzen muss, was nicht immer gelingt.

Sich innerlich von der Krankheit distanzieren zu können – »Ich habe eine Krankheit« –, hat nach meinem Empfinden Vor- und Nachteile. Der Vorteil liegt in der Möglichkeit, mich zur Krankheit und zu mir selbst zu verhalten. Ich bin dem Leiden nicht ausgeliefert. Außerdem dient mir die Diagnose (»Ich habe XY«) nicht selten als Rechtfertigung oder zumindest Erklärung meines Leidens gegenüber Dritten – und mir selbst gegenüber. Dem Kind einen Namen geben zu können, kann insbesondere nach einer diagnostischen Odyssee als entlastend erlebt werden.

Der Nachteil einer objektivierenden Betrachtung liegt nach Ansicht des Schweizer Psychiatrieprofessors Christian Scharfetter (persönliche Korrespondenz mit der Autorin) in der verschenkten Möglichkeit, Leidenszustände als *Seins-Zustände* emotional an sich heranzulassen, sie annehmen zu lernen und in der Auseinandersetzung mit ihnen zu reifen. Dieser Prozess und die zugrundeliegende Bereitschaft, schmerzhafte Lebensabschnitte als zur eigenen Persönlichkeit zugehörig anzuerkennen, öffne den Weg zu Selbsterkenntnis und innerer Weiterentwicklung.

Die Wahrheit liegt vermutlich in der Mitte. Erst aus dem Zusammenspiel beider Perspektiven erwächst nach meiner Erfahrung die Möglichkeit, einen selbstbestimmten Umgang mit einer schweren Krankheit oder Behinderung zu finden.

Ich brauche Hilfe

Zu jedem Zeitpunkt unseres Lebens sind wir Teil eines sozialen Geflechts, in dem wir je nach Kontext unterschiedliche Rollen[5] einnehmen. Das beginnt schon im Kindesalter: Zu Hause war ich die Tochter, Schwester und Enkelin, im Kindergarten Spielkameradin für andere Kinder und zu betreuendes Kind in Bezug auf die Erzieher, in einem Musikensemble Sängerin und während eines Krankenhausaufenthaltes Patientin. Je älter man wird, umso vielfältiger und differenzierter werden die Rollen. Wir leben sie und füllen sie mit Leben – mit dem, was wir sind. Aber auch mit dem, was für und in diese(n) Rollen von uns erwartet wird und in welchem Maße sie uns zugestanden werden. Beides wird gleichermaßen von uns selbst als auch von unserem Umfeld an uns herangetragen.

Dadurch, dass wir sie leben, empfinden wir Rollen im sozialen und beruflichen Bereich in der Regel als uns zugehörig und damit identitätsstiftend. Durch sie treten wir mit anderen Menschen in Kontakt und erhalten von ihnen Rückmeldungen zu unserem Verhalten und So-Sein. Diese fließen wiederum in unser Selbstverständnis ein.

Bei schwerer Krankheit tritt die Krankenrolle als neue und zunächst oder langfristig dominierende Rolle hinzu. Sie prägt das Leben auf ihre Weise, fordert heraus und überfordert, macht Angst und manchmal auch Schuldgefühle, entlastet und bringt Gewohntes durcheinander. Tiefgreifende Veränderungen des Lebens können die bisher gültige Selbstkonzeption erheblich infrage stellen.

5 Zum Thema »Rollen« sei angemerkt, dass es insbesondere in der Psychologie und Soziologie kontrovers diskutiert wird. Es ist nicht das Anliegen der Autoren, sich in diesem wissenschaftlichen Diskurs zu verorten, sondern Hinweise zu praxisrelevanten Aspekten dieses Themas beim Umgang mit Krankheit zu geben.

Statt zum Beispiel als Chefin selbstbewusst einen Betrieb zu leiten, bin ich auf umfängliche Hilfe angewiesen. Als Vater kann ich mich vielleicht nicht mehr so um meine Kinder kümmern, wie ich das möchte, oder als Selbstständige nicht mehr für das Einkommen für meine Familie sorgen. Stattdessen habe ich die Rolle der Kranken: Ich muss mit mir ungewohnten Körperveränderungen und einer völlig veränderten Lebenssituation einen Umgang finden, habe Angst und fühle mich in dem daraus resultierenden emotionalen Chaos oft allein.

Die Krankenrolle wird vom sozialen Umfeld zugestanden und dient der Schonung und Genesung. Doch aufgrund von Vorerfahrungen und gesellschaftlichen Übereinkünften haben sowohl der Kranke als auch sein privates, therapeutisches und berufliches Umfeld Erwartungen, wie diese Krankenrolle auszufüllen sei.

In Bezug auf meinen eigenen Krankheitsprozess sind mir zwei Dinge besonders im Gedächtnis geblieben: Zum einen der schon erwähnte radikale Perspektivwechsel von der Seite der Ärztin zu jener der Patientin. Aus dieser neuen Perspektive erlebte ich sehr bewusst das Rollengefüge zwischen Patientin und Ärztin/Psychologin. Ihm ist oft ein starkes Gefälle eigen. Mitunter scheinen die Rollen so viel Macht zu entfalten, dass der Patient als kranker *Mensch* aus den Augen verloren wird. So hörte ich zum Beispiel bei einem späteren Krankenhausaufenthalt vom Flur aus die laute Stimme eines Arztes, die nur von kurzen, eher hilflos wirkenden Entgegnungen einer Patientin durchbrochen wurde. Doch schließlich brüllte sie den Arzt an, er solle sie wenigstens einmal ausreden lassen. Der Arzt kam mit hochrotem Kopf und dem Satz aus dem Zimmer gestürmt, von einer *Patientin* müsse er sich das ganz sicher nicht sagen lassen.

Nicht immer dürfte der Führungsanspruch der Ärzte so drastisch deutlich werden wie in diesem Beispiel, doch auch ich erlebte Ärzte und Psychologen, die mich nicht ausreden ließen, mir über den Mund fuhren, meine persönliche Meinung als »nur subjektiv« abqualifizierten oder in meinem Beisein auf eine Weise über mich redeten, die mich zu einem *Behandlungsgegenstand* degradierte. Im Kontakt mit ihnen hatte ich nicht selten das Gefühl, dass mich die Krankenrolle *verkleinert*. Es resultierte aus dem eigenen Erleben, aber gleichermaßen aus der Beobachtung anderer Patienten sowie dem Gewahrwerden, wie wenig Gewicht der Kompetenz der Patienten und ihren Erfahrungen mit ihrer Krankheit beigemessen wird. Auf diese Punkte komme ich in Kapitel 12 zurück.

Als erkrankte Kollegin hatte ich zudem eine Zwitterstellung, die es oft nicht einfacher machte. Als ich einmal einen Orthopäden wegen Rückenschmerzen aufsuchte, erklärte mir dieser unumwunden, dass mir als Kollegin doch klar sei, »dass ein so umschriebener Klopfschmerz in erster Linie metastasenverdächtig« ist. Die äußere Rollenkonfusion dieser Situation setzte sich in mir fort: Es tat mir gut, endlich mal wieder als »Kollegin« angesprochen zu werden. Gleichzeitig war ich schockiert und überfordert, weil es um *mich* ging und ich ihn als Patientin aufgesucht hatte. Der Orthopäde hatte – gut gemeint oder aus Bequemlichkeit – mit mir als Ärztin geredet, sprach jedoch über einen Verdacht, der mich als seine Patientin betraf. Auf die Klarheit, mit der sich Kollegen über die Befunde ihrer Patienten austauschen, war ich durch meine Patientenrolle nicht eingestellt. Immerhin lernte ich anhand dieser Situation, wie wichtig es als Begleitende ist, genau hinzuhören, mit welcher Stimme – Patient? Arzt? Freund? – sich der andere in dem konkreten Moment an mich wendet. Gegenüber dem »Patienten im anderen« werde ich mich vorsichtiger äußern, als wenn ich ausdrücklich um die Klarheit einer Befundbesprechung unter Kollegen gebeten werde. Auch kranke Ärzte, Psychologen oder Physiotherapeuten sind Patienten, die Behutsamkeit ebenso benötigen wie alle anderen.

Als zweiter Punkt blieb mir sehr stark in Erinnerung, wie viele Deutungen und Zuschreibungen von Ärzten, Psychologen oder Freunden aus der Wahrnehmung von mir als Kranker resultierten. Alle waren mit jeweils bestimmten (und sich oft widersprechenden) Verhaltenserwartungen an mich verbunden. Die Krankenrolle schien Ratschläge regelrecht zu provozieren, wie ich mich zu verhalten hätte, um schnell gesund zu werden. Das mochte ich nicht. Ich war krank, aber nicht entscheidungsunfähig. Ich brauchte Rücksichtnahme und Unterstützung, wollte aber trotzdem ernst genommen werden. Das Ernst-genommen-werden-Wollen bezog sich dabei sowohl auf meine Not als auch auf meinen Umgang mit mir und meiner Situation.

Letzteres kann für begleitende Menschen schwierig sein. In der Begleitung eines Bekannten, der an einem Burn-out erkrankt war, spürte ich diese Schwierigkeit selbst. Durch die enorme Erschöpfung erlebte er sich über Wochen als hilflos und handlungsunfähig. Hinzu kamen verschiedene körperliche Beschwerden wie Schwindel und Bauchweh, die er in seiner Not als bedrohliche Anzeichen eines Hirntumors oder Magenkrebses deutete. Trotz seiner täglichen Bitte, ihm zu helfen, wies er Anregungen, dass es zum Beispiel zunächst »nur« um ein Aushalten seines Zustandes und um eine gute Selbstfürsorge ginge, mit einem empörten »Ich will das aber nicht aushalten müssen, ich will wissen, wann es vorbei ist!« zurück.

Obgleich ich durch meine eigene Geschichte seine Ungeduld und Frustration nachfühlen konnte, ertappte ich mich zunehmend bei dem Gedanken: Ich mag das nicht mehr hören! Der Gedanke erschreckte mich, hatte ich doch selbst über Jahre erwartet, in meiner Not ernst genommen zu werden. Was war es also, das diesen Unmut erzeugte? Ich musste mir eingestehen, dass ich ebenso erschöpft wie frustriert war. Einerseits wurde ich täglich um Rat und Beistand gebeten. Andererseits wurde das, was ich an Bewältigungsmöglichkeiten anregte, meist zurückgewiesen. Trotz meines Verständnisses für seine Not kam ich mir ausgenutzt vor. Da sich der Bekannte als durch und durch hilflos erlebte, gestaltete er die Krankenrolle auf eine Weise, in der er anderen Menschen – unbewusst – die Verantwortung für eine Linderung seiner Not übergab. Das war der Punkt, auf den ich nach vielen Wochen mit Unmut reagierte: Nicht seine Not selbst, sondern seine – nach meinem Empfinden – mangelnde Bereitschaft, mit Unterstützung von außen einen Umgang damit zu finden.

Anhand dieses Beispiels möchte ich auf eine in der Krankenrolle liegende Schwierigkeit hinweisen: Durch die Krankenrolle wird dem Betroffenen Schonung und Unterstützung zugestanden. Sie ist zusätzlich mit der *Erwartung* verbunden, dass er mit seinem Verhalten zum Heilungsprozess beiträgt und sich um diesen bemüht. Doch die Erwartungen von außen, *wie* dies zu geschehen habe, stimmen bisweilen nicht mit den Möglichkeiten des Kranken überein. Besonders wenn schnelle Veränderungen erwartet werden, kann das massiv überfordern. Diese Erwartungen widerspiegeln die Schnelligkeit unserer Zeit und ihre Effektivitätsorientierung und ignorieren die Langsamkeit, mit der Bewältigungsstrategien wachsen und tragfähig werden. Diese Langsamkeit auszuhalten, war nicht nur für meinen Bekannten schwierig, sondern – trotz meiner eigenen Erfahrungen – auch für mich. Womöglich habe ich ihm Unrecht getan, als mir irgendwann der Kragen platzte, weil meine (unbewussten) Erwartungen schlicht (noch) nicht seinen *Möglichkeiten und Fähigkeiten* entsprachen.

Für die Differenzierung zwischen der zugrundeliegenden Not und dem aus ihr resultierenden Verhalten kann die Vergegenwärtigung »Er ist krank, aber er ist viel mehr als seine Krankheit« helfen. In diesem schon besprochenen »Mehr« steckt der gesunde Anteil, der auch bei schwerer Krankheit immer da ist, jedoch von den gesundheitlichen Problemen ebenso wie von den aus ihnen resultierenden Ängsten bis zur Unauffindbarkeit überlagert sein kann. Indem ich den Kranken über das auf seiner Persönlichkeit basierende »Mehr« anspreche und damit *beide* Aspekte in den Blick nehme – er ist krank, aber er ist noch sehr viel mehr –, werde ich seinem So-Sein stärker gerecht, als wenn ich ihn lediglich in seiner Rolle als Kranker wahrnehme oder, auch das ist nicht hilfreich, ihn ausschließlich über seinen gesunden Anteil anspreche. Es bleibt ein Balanceakt. Denn insbesondere bei Ängsten oder großer Erschöpfung wird das Ansprechen des »Mehr« eher Gefühle der Überforderung auslösen, statt zu ermutigen. Es braucht viel Fingerspitzengefühl, um den richtigen Ton zum richtigen Zeitpunkt zu treffen – für begleitende Menschen, die selbst irgendwann erschöpft sind, ist das keine leichte Übung. Auch für mich nicht, obwohl ich die Innenperspektive dieser Prozesse gut kenne.

In sehr schwierigen Zeiten, in denen der Kranke kaum in der Lage ist, selbst viel zur Gestaltung des Miteinanders und des Heilungsprozesses beizutragen, kann das bewusste Erinnern an dieses »Mehr« trotzdem Halt geben. Dafür muss es konkret werden. Wenn zum Beispiel mein Mann schwer erkrankt ist und darunter leidet, dass er mir aktuell kein guter Partner sein kann, könnte ich sagen:

> »Ich sehe deinen Zustand, ich sehe deine Not, aber ich sehe auch, wie viel Kraft du jeden Tag aufbringst, um deine Situation auszuhalten. Und trotzdem machst du dir Gedanken für meine Steuererklärung, weil du weißt, wie schwer mir das fällt.«

Es ist im Grunde vollkommen egal, welches »Mehr« angesprochen wird, sei es die Fähigkeit, die Situation auszuhalten, sei es der Humor, sei es die Hilfe bei der Steuererklärung, das weiterhin vorhandene politische Interesse oder auch die Ruhe, mit der – vielleicht erstmals – zugehört wird. All das kann und sollte gewürdigt werden.

> Das »Mehr« ernst zu nehmen und anzusprechen, impliziert keine Bagatellisierung der Not. Die Not darf trotz vieler Fähigkeiten da sein und Beruhigung von außen suchen. Ebenso umgekehrt: Die Fähigkeiten dürfen trotz der Not zum Tragen kommen, um mit ihr allmählich einen Umgang zu finden. Die Fähigkeiten längere Zeit bewusst nicht zu nutzen, hieße, in dem Gefühl »Ich armes Hascherl!« zu verharren, anstatt sich selbst als handlungsfähigen Menschen (wieder) ernst zu nehmen. Und »handlungsfähig« zeigt sich bereits in der Entscheidung, die Situation auszuhalten oder sich doch darum zu bemühen.

In seltenen Fällen dient eine umfassende Hilfe in gleichem Maße dem Helfenden wie dem Kranken. Über lange Zeit kümmerte sich zum Beispiel eine Freundin sehr rührend und mit großer Aufopferung um mich. Als es mir zunehmend besser ging und ich weniger Unterstützung brauchte, kam es zwischen uns häufiger zu Missverständnissen, schlechter Stimmung und gereizten Reaktionen. Es dauerte eine ganze Weile, bis wir gemeinsam herausgefunden hatten, dass sie

Schwierigkeiten mit meiner sich regenerierenden Selbstständigkeit hatte. Je größer meine Selbstständigkeit wurde, umso stärker wurde ihre Rolle der Helfenden beschnitten. Zwar freute sie sich über meine Fortschritte, kam sich durch nun weniger notwendige Hilfe aber abgewiesen und nutzlos vor – »Als ob man mir etwas weggenommen hätte.« Mich wiederum brachte dieses Eingeständnis in den emotionalen Zwiespalt, ihr – auch aus Dankbarkeit – kein Unbehagen bereiten und gleichzeitig aber meine Selbstständigkeit weiter ausbauen zu wollen. Wir brauchten mehrere Wochen und viele Gespräche, um aus der Rollenkonstellation Kranke – Helfende herauszutreten und das gemeinsame Miteinander als Freundinnen wieder zu genießen.

Mitunter werden die Anforderungen von außen aufgrund von Mitgefühl so stark reduziert, dass sie den gesunden Anteil des Kranken ignorieren und ihm deshalb nicht gerecht werden. Schonung und Rücksichtnahme tragen nicht zum Heilungsprozess bei, wenn sie die Fähigkeiten des Kranken außer Acht lassen. Es braucht ein gutes Gespür für den Punkt, an dem ich zu dem Kranken vielleicht sogar sagen *muss:* »Ich sehe, dass du das und das wieder allein kannst. Deshalb möchte ich dir nicht mehr so viel abnehmen wie bisher.«

Gelegentlich stößt das auf erheblichen Widerstand. In der Reha wehrte sich eine Patientin mit Händen und Füßen und vielen Tränen dagegen, allein und mit den öffentlichen Verkehrsmitteln ins Reha-Zentrum zu kommen. Gesundheitlich war sie dazu längst wieder in der Lage. Aber der Schreck über ihren Autounfall hatte ihren Ehemann überfürsorglich werden lassen. Das gefiel ihr – sicher unbewusst – so gut, dass sie es nicht aufgeben, sondern weiterhin mit dem Auto von ihm in die Reha gebracht werden wollte. Für viele Wochen steckte der Ehemann in einem inneren Konflikt zwischen der Erkenntnis, dass weitere Schonung für ihren Genesungsprozess kontraproduktiv wäre, und dem Mitgefühl für die Tränen seiner Frau. Vermutlich spielte nicht nur Mitgefühl eine Rolle, sondern auch das Bemühen, dem fast nötigenden »Hilf mir!« seiner Frau zu begegnen.

In diesem Beispiel und dem meines Bekannten hatten die Erwartungen, was an Unterstützung von außen geleistet werden soll, ein hohes Ausmaß angenommen. Die Krankenrolle wurde – unbewusst – (aus)genutzt, weil das Gefühl bestand, die eigenen Aufgaben noch nicht (wieder) selbst übernehmen zu können (vielleicht auch noch nicht wieder übernehmen zu wollen). In beiden Fällen bedurfte es einer Klärung, um den krankheitsbedingten Bedürfnissen und den trotz Krankheit vorhandenen Fähigkeiten ebenso gerecht zu werden wie den Bedürfnissen der begleitenden Menschen. Zwischen mir und dem Bekannten kam es schließlich zu einer heftigen Auseinandersetzung, in deren Folge er sich psychotherapeutische Hilfe holte. Ich blieb mit mehr Abstand unterstützend an seiner Seite, setzte jedoch deutlicher Grenzen. Das tat – nach einer anfangs rückligen Zeit – uns beiden und unserer Freundschaft gut. Es gab wieder Raum für andere Themen.

Die Krankenrolle als nur eine von vielen Rollen

Abgesehen von schwersten Krankheitszuständen ist die Krankenrolle nur eine von vielen Rollen, die der Betroffene lebt. Trotz seiner Krankheit ist er Vater, Opa, Ehemann, Freund, Bruder, Onkel, Nachbar, Kollege usw. Je nachdem, wie stark ihn die gesundheitlichen Einschränkungen beeinträchtigen, kann er diese Rollen mit Leben füllen. Sie gehören zu ihm, er ist sie. Trotzdem beeinflusst die Erkrankung die Gestaltung der Rollen und zwingt manchmal zu Veränderungen bis hin zu völlig neuen Konfigurationen der bisherigen Rollen. Nicht nur die Rollen des Kranken verändern sich in ihrer Ausgestaltung, sondern auch jene der Familienmitglieder, der Freunde oder Kollegen des Kranken; das Rollengefüge ist wie ein Netz, in dem alles mit allem zusammenhängt.

Doch wie weit will und kann ich mich als Angehöriger oder Freund auf Rollenänderungen – sowohl auf neue Rollen als auch auf eine Modifikation der bisherigen Rollengestaltung – einlassen? Auch Helfende werden mit Veränderungen konfrontiert, die sie sich nicht ausgesucht hätten. Vielleicht müssen zusätzliche Verpflichtungen übernommen werden, wie zum Beispiel die Kinder zur Schule und zum Kindergarten zu bringen, weil der Partner es derzeit nicht kann. Die dafür notwendige Zeit fehlt bei anderen Dingen, was ebenfalls kompensiert werden muss. Vielleicht müssen sogar für den Kranken Entscheidungen getroffen werden, von denen man nicht weiß, ob er sie selbst genauso treffen würde. Manche stehen zusätzlich vor dem Problem, die Finanzierung einer Familie zu sichern, weil der bisherige Hauptverdiener langfristig ausfällt oder der eigene Beruf aufgegeben wurde, um für den Kranken dazu sein.

In der Reha erlebte ich eine junge Frau, die bis zu einem schweren Unfall ein sehr aktives Leben geführt hatte. Wegen ausgedehnter Gehirnblutungen lag sie wochenlang im Koma. Die Mutter hatte trotz der schwersten Hirnverletzungen immer darauf bestanden, dass die Pflege und Behandlung fortgesetzt wurden, doch trotz intensiver Reha-Maßnahmen blieben erhebliche Einschränkungen ihrer Bewegungs- und Ausdrucksfähigkeit zurück. Die junge Frau war vollständig abhängig von der Hilfe anderer Menschen und wurde von ihrer Mutter gepflegt. Zusätzlich zu ihren Behinderungen litt die junge Frau sehr unter ihrer Abhängigkeit von der Mutter, was zu starken Aggressionen im Umgang der beiden führte. Sie warf ihrer Mutter vor, sie hätte sie lieber sterben lassen sollen. Die Mutter entgegnete, sie opfere sich seit Monaten auf und höre jetzt nichts als Vorwürfe. Sogar ihren Beruf hätte sie aufgegeben, um die Tochter zu pflegen. Alle Anregungen, dem Wunsch der Tochter zu entsprechen und sie in eine betreute Wohngemeinschaft zu geben, wurden von der Mutter mit dem Hinweis abgewiesen, sie habe ihre Arbeit für die Pflege der Tochter aufgegeben, jetzt sei sie auf deren Rente angewiesen. Sowohl die Perspektive der Mutter als auch jene der Tochter sind für mich nachvollziehbar und gleichermaßen bedrückend. Die Mutter war in dem Konflikt gefangen, einerseits alles zur Genesung ihrer Tochter beitragen zu wollen und gleichzeitig zumindest gefühlt von der Rente ihrer Tochter abhängig zu sein. Würde es der Tochter zunehmend besser gehen und sie in die Lage kommen, wieder selbst zu entscheiden, käme die Mutter womöglich in eine finanzielle Notsituation. Es war für die Mutter ein schwerwiegender Rollenkonflikt – hier die Mutter, die nichts mehr wünschte, als dass es ihrer Tochter besser ginge, dort die jetzt Arbeitslose, die um ihre finanzielle Sicherheit bangte. Wie dieser Konflikt gelöst wurde, weiß ich nicht, ich habe beide aus den Augen verloren.

Im vorgenannten Beispiel führte eine wirtschaftliche Abhängigkeit zu einem Rollenkonflikt. Häufiger dürften erheblich kleinere entstehen: Wie kann/darf/soll ich den Kranken ansprechen – als Kranken, der Schonung braucht, oder als Gesprächspartner, dessen Unterstützung *ich* aktuell bräuchte? Muss ich in der Rolle des Unterstützenden bleiben oder darf ich mir von ihm Unterstützung holen? Normalerweise wird sich die Klärung dieses Konflikts aus der Situation ergeben, denn wir alle haben ein Gespür für das, was situativ ansteht. Manchmal ertappen wir uns jedoch bei einem Zögern, einem Ausweichen oder Herumdrucksen, weil wir unsicher sind, wie wir den anderen in der konkreten Situation ansprechen wollen. Nach meiner Erfahrung hilft es, die zugrundeliegende Unsicherheit zum Thema zu machen und gemeinsam mit dem Kranken nach einer Lösung zu suchen.

Die neu hinzugekommene Rolle des Kranken verändert oft auch das Rollengefüge in Partnerschaften und Freundschaften. Dies ist ein Punkt, der mir auch nach vielen Jahren immer noch zusetzt. Bis heute kann ich an etlichen Unternehmungen wie Partys, Gartenfesten, Musikfestivals oder Kanutouren nicht oder nur sehr begrenzt teilnehmen, weil es meine Gesundheit nicht zulässt. Abends kann ich nicht mal spontan weggehen, weil ich vom Tag meist zu erschöpft bin und den Nachhauseweg ohnehin nicht allein bewältigen kann. Meine Freunde versuchen, mich trotzdem – und sei es über ihre Berichte, Fotos, kleine Videos oder Skype – an ihren Aktivitäten teilhaben zu lassen. Dieses Einbeziehen ist ein deutliches Signal an mich: Wir hätten dich gern dabeigehabt! Das tut mir gut. Und doch macht es mich auch traurig, ich wäre gern richtig dabei. Mich überfällt manchmal das Gefühl, nur noch eine Freundin für »stille Dinge« zu sein, also für Gespräche, Restaurant- oder Ausstellungsbesuche. Dabei steckt in mir so viel Leben, das raus will.

Manchmal passiert es, dass Freunde meine Einschränkungen bei der Planung ihrer Vorhaben vergessen und ich mich zum Beispiel in einem sehr lauten Restaurant wiederfinde. Dann kann ich den Gesprächen nur wenig folgen und nehme eher beobachtend teil. Das ist einerseits anstrengend, weil ich natürlich trotzdem versuche, mich auf die Gespräche zu konzentrieren. Andererseits tut es mir gut, dass sie es vergessen haben! Nach so langer Zeit mal »nur« ein ganz normaler Gast zu sein, fühlt sich großartig an, das habe ich viel zu selten.

Innere Rollenkonflikte

Bei der neuen Gestaltung der bisherigen Rollen kann es auch im Kranken selbst zu Rollenkonflikten kommen. Ich kenne es zum Beispiel zur Genüge, mit mir selbst überkreuz zu liegen, weil ich jemand anderem helfen möchte und gleichzeitig spüre, dass ich aufgrund meines Gesundheitszustands ebenfalls Entlastung bräuchte. Oft genug habe ich mich überfordert, weil ich auch andere Rollen wieder leben wollte. Die schon erwähnte innere Lebendigkeit drängt mich manchmal zu Entscheidungen, die mit dem in Konflikt geraten, was im Hinblick auf meine Gesundheit sinnvoll wäre. Ich hatte und habe die Rolle der zu Schonenden überaus satt – und darf sie trotzdem nicht ignorieren, sondern muss mit ihr umgehen und sie auf meine Weise leben.

Bei Berufstätigen kann sich der innere Rollenkonflikt durch einen inneren – und manchmal auch äußeren – Gesundungsdruck verschärfen. Statt die Möglichkeit der Entlastung und Genesung mit Ruhe wahrnehmen zu können, *muss* der Betroffene so schnell wie möglich wieder gesund werden, um seinen Arbeitsplatz nicht zu verlieren oder um beruflichen Verpflichtungen wieder nachzukommen. Dabei scheint es unerheblich, ob das »Müssen« in einer realen Bedrohung gründet oder ob sich der Kranke lediglich als unabkömmlich empfindet. Druck erzeugt es so oder so. Wenn jedoch auf die entlastenden Aspekte der Krankenrolle verzichtet wird, wächst die Gefahr, sich selbst zu übergehen, sich zu überfordern und so den Genesungsprozess zu verzögern.

Manchmal kommt man jedoch gar nicht umhin, sich trotz Krankheit zu überfordern, weil man zum Beispiel nicht nur krank, sondern auch Mutter von zwei kleinen Kindern ist. Dieser Rollenkonflikt ist komplex. Er kann durch eine Entlastung durch Angehörige, Freunde oder eine Haushaltshilfe gelindert, aber nicht wirklich gelöst, sondern nur ausgehalten und der Umgang mit ihm situationsabhängig gestaltet werden. Doch weil die Kraft begrenzt ist und nicht nur für den Heilungsprozess zur Verfügung stehen kann, verläuft die Genesung unter Umständen langsamer, als sie es ohne Doppelbelastung tun würde.

Die Gestaltung der neuen Rollenkonstellationen ist für alle Beteiligten eine Herausforderung. Deshalb sei nochmals daran erinnert, dass der Kranke immer mehr ist als seine Krankheit. Er kann bestimmte bisherige Rollen vielleicht nicht mehr so gestalten wie bisher, aber er hat viele Fähigkeiten und Ressourcen, die ihm eine andere Gestaltung ermöglichen. Zur Entlastung des Umfeldes und zur Beförderung des Heilungsprozesses gilt es, diese andere Gestaltung ins Leben zu holen.

Exkurs: Der Verlust der natürlichen Selbstverständlichkeit

Eingangs hatte ich geschrieben, dass unser Selbstverständnis der Gesamtheit und Kontinuität unseres Selbsterlebens entspricht. Vor allem durch die beständige und ununterbrochene Erfahrung unseres Daseins in der Welt scheint es uns selbstverständlich, *dass* wir da sind. In der Regel sogar so selbstverständlich, dass wir es noch nicht einmal bemerken. Es fühlt sich natürlich an. Bis etwa zur Lebensmitte nehmen wir auch die Art und Weise, *wie* wir da sind, als selbstverständlich hin. Erst wenn im Alter sowohl im persönlichen Umfeld als auch bei einem selbst die gesundheitlichen Beschwerden zunehmen, wird bewusst, was zuvor als gegeben hingenommen wurde.

Nach einem schweren Unfall nehmen wir mit Staunen wahr, dass wir überlebt haben und immer noch da sind. Das vormals unhinterfragt als selbstverständlich Angenommene erweist sich plötzlich als nur vermeintlich Selbstverständliches. Die eigene Verletzlichkeit wird spürbar. Zusätzlich kann unser Vertrauen in einen guten Fortgang des Lebens oder – bei gläubigen Menschen – auf Gott erheblich erschüttert sein, sowie gleichermaßen das Vertrauen in die Art und Weise unserer Beziehungen, die sich durch Rollenverschiebungen oder krankheitsbedingte Themen plötzlich verändern. Was macht das mit dem Betroffenen?

Im Kapitel 4 »Dem Schmerz begegnen – und von ihm lernen« habe ich ausführlich beschrieben, in welche Bodenlosigkeit mich der Schmerz über den Verlust vieler Fähigkeiten und Lebensentwürfe warf. Zugleich war ich mit einem Bruch in meiner Lebensführung konfrontiert, auf den ich nicht vorbereitet war. Zwar wusste ich aus meiner Tätigkeit als Ärztin, dass ein Leben ohne Einbrüche, ohne Krankheit oder Leid alles andere als selbstverständlich ist. Doch erst in der unmittelbaren und emotionalen Konfrontation mit dem Zerreißen der Selbstverständlichkeit erfuhr ich die tiefe Verunsicherung, die damit verbunden sein kann. Für mich war für lange Zeit nichts mehr gewiss, nichts mehr sicher, nichts mehr selbstverständlich. Mein Vertrauen in den kontinuierlichen Fortlauf eines für mich guten Lebens gab es nicht mehr. Es fühlte sich vielmehr an wie ein nur tastendes Weitergehen in der Sorge, dass beim nächsten Schritt der Boden erneut nachgeben könnte.

In dieser Verunsicherung fand ich allmählich Halt, indem ich übte, den konkreten Augenblick wahrzunehmen. Ich lernte zu *spüren*, dass sich die zuvor angenommene Kontinuität aus unendlich vielen Momenten zusammensetzt. Bricht die Kontinuität zum Beispiel durch eine schwere Erkrankung, bleiben mir die Momente: Ich bin da, in diesem konkreten Moment, mit diesen Gefühlen, mit meinem So-Sein. Das »Jetzt« als konkreter Moment bleibt mir immer, ich *bin* in ihm.

Ob mir mein So-Sein in diesem Moment gefällt oder nicht, ist eine andere Geschichte. Im Wahrnehmen des Augenblicks geht es nicht um dessen Bewertung, sondern darum, seiner gewahr zu werden. Dann kann er tragen, weil er trotz der empfundenen Bodenlosigkeit *ist* und durch sein Da-Sein hält.

Die zunächst nicht freiwillig gewählte Verankerung im Moment ermöglichte mir, mein Leben als fragil zu begreifen, insbesondere den Fortgang des Lebens entsprechend meinen Plänen und Wünschen. Das hatte nicht nur Schattenseiten: Weil ich die Momente feiner, das heißt genauer wahrnahm, gerieten Begegnungen, Dinge oder Ereignisse in den Blick, der früher durch die »Annahme des Selbstverständlichen« verstellt war. Mein Leben wurde reicher, voller und lebendiger.

Zwar bringt es oft auch das als unangenehm Empfundene stärker ins Bewusstsein, wenn wir den konkreten Augenblick genauer wahrnehmen. Und es verlangt von uns eine Antwort, wie wir damit umgehen wollen. Das ist mühsam, weil es – neben der Bewältigung von Trauer, Schmerz und Verlusten – auch mit der

Erkenntnis konfrontiert, mit wie viel Bequemlichkeit wir uns der vermeintlichen Selbstverständlichkeit bislang überlassen haben.

Gleichzeitig ermöglicht uns die Verankerung im Augenblick zu spüren, wie viele Momente der Dankbarkeit wir verschenken. Wenn wir realisieren würden, dass es sich nur um *vermeintlich* Selbstverständliches handelt, könnten wir manches stärker würdigen: das Leben in Frieden ebenso wie sauberes Wasser oder auch die Tatsache, in diesem konkreten Moment frei von Schmerzen zu sein. Wenn man lernt, diese Dinge wahrzunehmen, merkt man, wie viel Gutes einem täglich entgegenkommt.

12 »So lasse ich mit mir nicht umgehen!«

Schon während meines Studiums hatte ich Situationen erlebt, in denen mit den Patienten auf eine Weise umgegangen wurde, die für mich irgendwie nicht stimmte, die sich ungut und bisweilen sogar falsch anfühlte. Bei meiner eigenen Erkrankung erlebte ich Ähnliches, durch die Rolle der Patientin nun ungleich stärker. Es waren Situationen, in denen über mich gelacht oder mit mir gesprochen wurde, als sei ich unzurechnungsfähig. Anfangs dachte ich, ich sei vielleicht überempfindlich oder wollte – als emotionale Kompensation des neuen Angewiesenseins – *besonders* ernst genommen werden. Durch viele Gespräche mit anderen Patienten und weitere eigene Erlebnisse wurde mir in den letzten Jahren jedoch klar, dass mein Unwohlsein in diesen Situationen nicht persönlicher Überempfindlichkeit geschuldet war. Es scheint vielmehr aus einem Systemfehler im Umgang mit kranken Menschen zu resultieren.

Heute kann ich formulieren, was mich irritiert hatte: Das fehlende Gespür für den kranken *Menschen*. Oder anders ausgedrückt: Das fehlende Bewusstsein dafür, dass der Patient immer ein kranker *Mensch* ist, dessen Würde genauso respektiert werden muss wie die eines gesunden. Es kommt mir fast komisch vor, diese Sätze zu schreiben, es sollte selbstverständlich sein. Ist es aber nicht. Und es ist bezeichnend, dass mir zum Thema »Würde« zunächst viele Beispiele eines die Würde verletzenden Umgangs einfallen. Andererseits ist das nicht verwunderlich, denn zumindest zu meiner Zeit wurden Medizinstudenten und junge Ärzte nicht für dieses Thema sensibilisiert. Es schien im toten Winkel der Hochleistungsmedizin eher ein Alibi-Dasein zu fristen.

Würdeverletzungen entstehen in erster Linie aus Unachtsamkeit oder Bequemlichkeit. Vor kurzem berichtete mir eine ältere Dame Folgendes: Bei ihrem Aufenthalt in einer Reha-Klinik hatte ein junger Arzt die Eingangsuntersuchung übernommen. Er redete kaum mit ihr, da er bereits während der körperlichen Untersuchung die von ihm erhobenen Befunde ins Diktiergerät sprach »74-jährige Patientin in gutem Allgemein- und kachektischem Ernährungszustand …« Die ältere Dame sagte zu mir:

»›Hör'n Se ma, junga Mann,‹ ha' ick jesacht, ›icke kachektisch??? Könnse mich vielleicht ma richtich ankiek'n? Wat is'n mit den Speckröllchen hier? Und jetzt mach'n Se erstmal Ihr Jerät aus, vielleicht könnse och mal mit mir reden?!?‹ – Dit war ja wohl ne Unfaschämtheit, so lass ick mit mir doch nich umjehn!«

So lasse ich mit mir nicht umgehen ... Sätzen wie diesen liegt das Empfinden verletzter Würde zugrunde. Doch was ist Würde?

Unter Würde verstehe ich – grob skizziert – den tiefsten inneren Wert jedes Menschen. Er kommt ihm zu, weil er Mensch ist, und ist damit vollkommen unabhängig von Fähigkeiten, Leistung oder eben auch Krankheit oder Behinderung. Ihm gerecht zu werden zeigt sich in einem respektvollen und achtsamen Umgang mit dem anderen und mit sich selbst; ebenso darin, wie man mit sich umgehen lässt.

Zu den vielen Veränderungen, mit denen kranke Menschen ohnehin umgehen müssen, kommen leider nicht selten Momente der Würdeverletzung durch Begleitende hinzu: durch Gedankenlosigkeit, »Humor«, Arroganz oder »gut Gemeintes«. Letzteres findet sich häufiger im Privatbereich.

Als Patientin war ich im Angesicht von Arroganz oder abwertendem »Humor« oft genug schlicht sprachlos. Mir fehlte der Mut, mich zu wehren, denn die im vorherigen Kapitel beschriebene Selbstentfremdung hatte auch meine *Selbstachtung* erschüttert. Die Basis dieser Selbstachtung hatte ich bislang jedoch nicht in meinem Wert als Mensch oder meinem »So-Sein«, sondern in meiner bisherigen Leistungsfähigkeit gesehen. Ohne diese spürte ich nicht mehr, dass ich es wert bin, dass man mir mit respektvoll umgeht. Zeitweise *verachtete* ich mich sogar dafür, dass ich so vieles nicht mehr konnte.

Insbesondere wenn hohe Ansprüche und gesellschaftlich geprägte Normen den bisherigen Umgang mit sich selbst bestimmten, kann die Frage entstehen, wofür man sich achten könnte – jetzt, wo man nur noch hilflos im Bett liegt? Wie kann es gelingen, auch dann die eigene Würde – im Sinne einer sich selbst achtenden Haltung – zu bewahren? Wie kann man trotz des Angewiesenseins auf andere den Wert seiner Einzigartigkeit weiter oder wieder spüren?

Sich selbst achten

Im Kapitel 5 »Hilfe von innen« ging es darum, durch eine Krankheit und ihre Folgen lernen zu müssen, mit sich selbst auf eine neue Weise umzugehen und – stärker oder vielleicht sogar erstmals – auf sich selbst zu achten. Das kann aus vielerlei Gründen geschehen: ärztliche Verordnungen, Anregungen von Freunden, Vermeidung von Schmerzen, Einsicht oder Gewohnheit, um nur einige zu nennen. Der beste aller Gründe ist jedoch, dass ich auf mich achte, *weil ich mich achte*, also für mich sorge auf der Basis von Selbstachtung.

Obwohl ich inzwischen gut auf mich achte, bereitet mir die Selbstachtung auch nach vielen Jahren immer wieder Schwierigkeiten. Das passiert an jenen Tagen, an denen ich aufgrund von Erschöpfung, Schmerzen oder neuen Infekten noch nicht einmal zu meinem normalen Alltag komme. Von diesen Zuständen geschwächt, gelingt es mir oft nicht, meine Selbstachtung zu wahren. Dann gerate ich erneut in einen Treibsand aus Unsicherheit, Trauer und dem Gefühl, dass ich in meinem Leben (noch) nichts erreicht habe, wofür ich mich achten könnte. Zwar weiß ich selbst in diesen Phasen, dass das nicht stimmt, aber ich *spüre* es nicht. Das sind Tage für meine »Ich-bin-stolz-auf-mich-Mappe«. In ihr habe ich Emails, Briefe, Tagebuchauszüge oder Fotos gesammelt, die von Momenten erzählen, in denen ich oder andere Menschen in den letzten Jahren stolz auf mich war(en). Sie erinnern an ein berührendes Gespräch, an einen guten Vortrag, an ein besonders gelungenes Essen. Auf diese Weise helfen sie mir, mit der Wertschätzung für mich selbst wieder emotional in Verbindung zu kommen.

Mein Abschlusszeugnis vom Studium und die Promotionsurkunde sind nicht in dieser Mappe, obwohl ich irgendwo gelesen habe, dass sich unsere Selbstachtung vor allem aus dem speise, was wir in unserem Leben bislang erreicht haben. Ich habe sie bewusst nicht hineingetan. Zum einen liegen Studienabschluss und Doktorarbeit inzwischen so weit zurück, dass sie kaum noch Kraft haben, mich in jenen Momenten zu halten, in denen es mit der Selbstachtung schwierig wird. Zum anderen hat sich nach meiner Erkrankung mein Referenzrahmen für Gelingendes verschoben, ich schaue mit Absicht auch nach den kleinen Momenten. Auf sie stoße ich in meinem Alltag sehr viel öfter und damit sind sie es auch, die meine Selbstachtung wieder stärken.

> Bei schwerer Krankheit ist der Radius des aktiven Lebens oft eingeschränkt. Dadurch bekommen die kleinen Dinge eine stärkere Bedeutung für die Selbstachtung. Sie wahrzunehmen kann schwerfallen, weil sie im

Vergleich zu den »großen Dingen« banal erscheinen und sich ihre Bedeutung nur allmählich erschließt.

Als gesunder Mensch nahm ich es zum Beispiel nicht als Fähigkeit war, morgens pünktlich aus dem Bett zu kommen. Ich machte es, es war selbstverständlich für mich. Später, während der schweren Depression (auf sie komme ich im letzten Kapitel zurück) schaffte ich es über Stunden nicht. Mir fehlte plötzlich die Fähigkeit dazu. Erst sehr viel später kam dafür etwas anderes in den Blick: Ich hatte mich trotz der Depression darum *bemüht*, aus dem Bett zu kommen. Es war eine große Entlastung für mich zu erkennen, dass es – insbesondere bei Krankheit, aber vermutlich auch sonst – nicht darum geht, ob etwas gelingt, sondern vielmehr darum, ob ich meinen Teil dazu beigetragen habe, dass es (vielleicht) gelingt. Und dies in kleinen, mir zuträglichen Schritten, Tag für Tag, Woche für Woche.

Vielleicht geht es manchmal »nur« darum, eine Stunde im Sessel statt im Bett zu verbringen, einen Spaziergang zu machen oder einen Einkauf wieder allein zu bewältigen. Vor dem Hintergrund der früheren Fähigkeiten kann es schwerfallen, sich für dieses *aktuell Mögliche* zu achten. Als ich unter der bleiernen Schwere der Depression litt, konnte ich es nicht. Durch das Vergleichen mit »früher« hatte ich damals noch einen Referenzrahmen angelegt, der inzwischen viel zu groß und damit unpassend war.

Ich hätte Unterstützung gebraucht, die mich behutsam und geduldig angeleitet hätte, diesen Rahmen zu verlassen und meinen Blick stattdessen darauf zu richten, was mir trotz allem täglich gelang (selbst wenn ich mich vermutlich gegen diesen Perspektivwechsel gewehrt hätte, weil der große Rahmen des gesellschaftlich Anerkannten zu gut geübt und zu vertraut war), oder zu realisieren, dass trotz meiner Einschränkungen mein Bemühen oder meine Anstrengungen nicht kleiner waren als früher. Ich machte jeden Tag verdammt viel, meine Anstrengungen waren lediglich auf ein anderes Ziel ausgerichtet: nicht mehr auf die Behandlung von Patienten, sondern darauf, *meinen* Tag trotz Einschränkungen und Depression zu gestalten.

Ich hätte letztlich Unterstützung gebraucht, um zu erkennen, dass sich das Leben aus unzähligen kleinen Bausteinchen zusammensetzt, aus den unzähligen und oft gelingenden *Lebensmomenten*. Wir sind alle nicht geübt darin, diese wahrzunehmen, sondern leben eher über sie hinweg. Dabei wäre es so lohnend, dies zu üben. Es würde (auch) unsere Selbstachtung stärken, wenn wir spüren lernten, wie unerwartet viel uns jeden Tag gelingt, durch unsere Fähigkeiten ebenso wie durch das, was wir sind. Ich musste lernen, mir diese Unterstützung selbst zu geben, indem ich die Anregungen, die ich in Büchern gefunden hatte, mit mir selbst übte und zum Teil noch heute übe. Diesem konsequenten Üben gilt zum Beispiel eine Notiz in meiner »Ich-bin-stolz-auf-mich-Mappe«.

> Das in Krankheitszeiten Erreichte, das tägliche Bemühen findet seine Würdigung nicht in gesellschaftlicher Anerkennung, Boni oder Gehaltserhöhungen. Doch das Ausmaß an Kraft, Ausdauer und Mut, das dafür erforderlich ist, kann es mit allen beruflichen Anstrengungen aufnehmen, wenn nicht sogar diese toppen. Mit Krankheit umzugehen und seinen Alltag zu gestalten, ist oft ein echter Knochenjob. Und es ist an uns – als betroffene ebenso wie als begleitende Menschen –, diesen Punkt als wesentlich für die (Selbst-)Achtung anzuerkennen und ihn entsprechend zu würdigen. Dies auch deshalb, weil die Wertschätzung durch die Teilhabe am Arbeitsleben oft für lange Zeit entfällt und die damit verbundene Würdigung wegbricht.

Dieser letzte Punkt ist für mich noch immer eine harte Nuss, auch in Bezug auf die Selbstachtung. Es fehlt mir, zu arbeiten und Teil eines Teams zu sein. Dabei ist mir bewusst, dass man beim Arbeiten nicht nur Wertschätzung erfährt, sondern ebenso mit Kritik, Stress, Zeitdruck, manchmal auch Abwertung oder gar Mobbing umgehen muss. Trotzdem empfinde ich Arbeit und damit die Teilhabe am gesellschaftlichen Miteinander als ausgesprochen wertvoll: Man trägt dazu bei, dass Häuser entstehen oder Kinder lernen können. Man trägt die Post aus, begleitet Kranke oder sorgt für saubere Straßen. In jedem Fall tut man etwas, das auch anderen Menschen nützt und das man oft gemeinsam mit anderen Menschen realisiert. Darauf noch immer verzichten zu müssen und mich stattdessen für die kleinen Lebensmomente zu achten, fällt mir – insbesondere vor dem Hintergrund unserer Leistungsgesellschaft, von dessen Einstrahlung ich trotz meiner Auseinandersetzung damit nicht gänzlich frei bin – immer wieder schwer. Ich übe es und hoffe darauf, dass ich irgendwann meine Selbstachtung wieder auf beides stützen kann: auf meine eigenen gelingenden Momente und die gemeinsame Arbeit mit anderen.

Immerhin habe ich schon lange aufgehört, mich für meine fehlenden Fähigkeiten zu *verachten*. Diese Verachtung fand ihren Ausdruck vor allem in selbstabwertenden Kommentaren. Das berührt einen weiteren Aspekt:

Selbstachtung zeigt sich auch in der Art und Weise, wie man mit sich selbst spricht. Meine Selbstachtung bestimmt, wie ich mit mir spreche, und meine inneren Dialoge haben wiederum Auswirkung auf meine Selbstachtung. Ich vermute, dass sich in diesen Dialogen die echte Beziehung zu sich selbst zeigt, denn sie sind mit der größtmöglichen Intimität verbunden. Es gibt nichts »Innereres« als das, was ich mit mir selbst in meinem Herzen ausmache.

Dabei gibt es gar nicht die eine innere Stimme, mit der wir mit uns selbst sprechen, es ist vielmehr ein »inneres Stimmengewirr«: laute und leise Stimmen, fordernde und mitfühlende, abwertende und wertschätzende, mutige und ängstliche, überlegende und impulsive und so fort. Sie repräsentieren verschiedene Seiten von uns und entspringen unseren unzähligen Lebenserfahrungen, aus denen wir jeweils unterschiedliche Gebote, Werte oder Normen verinnerlicht haben. Alle reden mit uns, auf uns ein – und eben oft durcheinander.

An anderer Stelle hatte ich davon berichtet, dass am Beginn der Krankheitsverarbeitung in meinen inneren Dialogen die Stimmen der Erwartung und der Forderung am lautesten waren. Sie entsprangen meiner Haltung mir selbst gegenüber, die ich von klein auf verinnerlicht hatte. Und so sprach ich trotz der gesundheitlichen Einschränkungen auf eine Weise mit mir, die oft alles andere als respektvoll oder gar nett war. Wenn etwas nicht gelang, wurden meine inneren Kommentare verletzend, manchmal regelrecht ätzend. Erst als der Schmerz mit einem großen Paukenschlag alles infrage stellte, meldeten sich andere Stimmen: leise, bergende, beruhigende. Allmählich lernte ich die Unterscheidung der inneren Stimmen. Und noch später lernte ich zu entscheiden, welche Stimme in diesem vielstimmigen Chor die *führende* sein soll.

> Die Unterscheidung der inneren Stimmen ermöglicht, bewusst einer Stimme mehr Raum zu geben. Dafür muss man sie kennenlernen: Welche inneren Stimmen gibt es? Welche ist dabei eher laut, welche leise? Und warum führt eine Stimme und nicht eine andere? Ist diese führende Stimme bergend und respektvoll? Oder fürchtet man die inneren Kommentare, weil sie abwertend sind?

Nach meinem Empfinden geht es dabei nicht darum, ob ich gelegentlich zu mir selbst sage »Wie blöd war das denn eben?!«, sondern um die Frage, ob ich mir *grundsätzlich* in einer Haltung der Selbstachtung begegne, die ihren Ausdruck auch in der Art und Weise der inneren Dialoge findet. Das führt zu weiteren Fragen: Mag ich es, wie ich mit mir rede? Wenn nicht, habe ich die Möglichkeit, es anders zu machen. Das gelingt nicht von heute auf morgen. Innere Stimmen haben meist eine lange Geschichte und sind gut in mir verankert. Ich habe trotz der Unterstützung durch den inneren Heiler Jahre gebraucht, um das Krakeelen von

»Du musst!« oder »Du sollst!« zu begrenzen. Trotzdem traf ich die Entscheidung, in Zukunft anders mit mir reden zu wollen – und das musste ich regelrecht üben.

> Jeder Mensch entscheidet selbst, wie er mit sich sprechen möchte. Wenn es nicht gleich gelingt, kann man es üben. Wenn man es nicht übt, ist auch das eine Entscheidung.

Meine Entscheidung, anders mit mir zu sprechen, zeigte meine neue Haltung zu mir selbst: Ich bin es mir wert, dass ich respektvoll mit mir umgehe. Ich traue mir diese Entscheidung zu, ich traue mir und meinen Werten. Ich habe die Fähigkeit, mich für das zu entscheiden, was für mich stimmig ist. Die auf dieser Basis getroffenen Entscheidungen stärkten wiederum meine Selbstachtung. Das galt nicht nur für die Qualität der inneren Dialoge, sondern für alle Lebensbereiche.

Schwere Krankheit scheint die Möglichkeit, so zu entscheiden, wie es für den Betroffenen stimmig wäre, manchmal drastisch zu verkleinern. Stimmig wäre, auf die Toilette zu gehen, statt die Bettpfanne zu benutzen. Stimmig wäre, im Büro zu sein, statt im Bett zu liegen. Das wäre stimmig – aus der Perspektive des zuvor Gesunden. Diese Perspektive bleibt bei Krankheit oft bestehen und verstellt den Blick auf das Stimmige *in der aktuellen Situation* und unter den *gegebenen Bedingungen*. Es geht bei meiner Entscheidung um das für mich Stimmige im konkreten Moment. Auf diese Weise bleibt mir die Möglichkeit zur Entscheidung auch bei schwerer Krankheit. Sie mag begrenzter sein als früher, aber sie ist gegeben. Stimmig heißt dabei nicht notwendig »mögen«. Ich kann meine innere Zustimmung auch auf der Basis von Argumenten geben: Es ist mir unangenehm, die Bettpfanne zu benutzen, aber ich sehe ein, dass ich nicht die Kraft habe, zur Toilette zu gehen.

Das Gefühl der Stimmigkeit entsteht nicht nur, wenn ich mich entsprechend meinen Werten verhalte, sondern auch, wenn sich andere Menschen mir gegenüber respektvoll verhalten. Je stärker wir uns durch das Verhalten der anderen in unserer Selbstachtung beeinträchtigt fühlen, desto stärker werden wir uns wehren. Das zu Beginn dieses Kapitels erwähnte Beispiel der älteren Dame macht dies eindrucksvoll deutlich.

Wenn in schwersten Krankheitszuständen Hilflosigkeit ein umfassendes Angewiesensein bewirkt, stellt sich die Frage nach Selbstachtung oder Stimmigkeit der eigenen Entscheidungen oft nicht. Der Betroffene ist zu krank dafür. Was ist dann mit seiner Würde? In der aktuellen Debatte um Sterbehilfe las ich vor einiger Zeit die Frage: »Ist es würdelos, hilfsbedürftig zu sein?« (Uhlmann, 2015) Ich muss gestehen, dass ich sie nicht verstand. Wenn mir Würde als innerer Wert aufgrund meines Menschseins zukommt, ist sie vollkommen unabhängig von meinen Fähigkeiten oder Zuständen (eine Tatsache, die ich in Bezug auf mich selbst erst allmählich verstanden hatte). Würde schließt mein Angewiesensein und meine Hilflosigkeit ein, mein Begrenztsein entwürdigt mich nicht. Vielleicht bin ich zu krank, um eigene Entscheidungen zu treffen oder auf mich selbst zu achten. Dann muss ich darauf vertrauen dürfen, dass andere stellvertretend für mich meine Würde schützen. Nicht immer geschieht das.

Würde und (Ent-)Würdigung im therapeutischen Kontext

Für das Thema »Würde des Patienten« wurde ich wie oben erwähnt weder während meines Studiums noch als Berufsanfängerin von älteren Kollegen sensibilisiert. Stattdessen erlebte und beobachtete ich nicht nur als Studentin und Ärztin, sondern auch als Patientin etliche irritierende und entwürdigende Momente. Zur Einstimmung möchte ich einige von ihnen beschreiben, um sie später in ihren Aspekten aufzugreifen.

Während ich in der Rehaklinik war und noch sehr unsicher lief, brachte die Frau eines Patienten ein etwa einjähriges Kind mit. Dieses Kind lief auch unsicher, aber eben seinem Alter entsprechend unsicher. Eine Krankenschwester stand auf dem Flur, sah mich mit meiner Ataxie, blickte auf das Kind und lachte mich an: »Wissen Sie was? Seine Ataxie ist viel charmanter als Ihre.«

Bei einem späteren Krankenhausaufenthalt erlebte ich den Klassiker schlechthin: Morgens flog die Tür meines Zimmers auf und eine Schwester rief vom Flur aus »Guten Morgen, Frau Dr. Petrow, haben wir gestern Stuhlgang gehabt?« Ich ignorierte sie so lange, bis sie ins Zimmer kam und noch einmal leiser fragte. Es kam für mich nicht infrage, ihr »Ja, einmal!« entgegenzurufen.

Am selben Tag sprach der Chefarzt auf dem Flur einen anderen Patienten mit der Frage an: »Sind Sie die Hochdruckkrise?« Die Frage der Schwester hatte ich als störend empfunden, diese Begrüßung aber machte mich wütend. Mit seinen Worten hatte er den Patienten nicht als Mensch, sondern als einen *medizinischen Befund* angesprochen. Und es war ihm nicht einmal aufgefallen!

Ein weiteres Beispiel: Während ich als Studentin auf einer Intensivstation jobbte, nahmen wir im Nachtdienst einen älteren Herrn mit dem Namen Salzmann auf. Morgens kam die Oberärztin ins Zimmer, klopfte ihm freundlich auf die Schulter und fragte: »Na, Salzmännchen, wie geht's uns denn heute?« Der Patient reagierte konsterniert, was die Oberärztin später vor dem Zimmer als »überempfindlich« abtat. War er überempfindlich? Oder hatte die Oberärztin seine Würde gleich mehrfach missachtet?

Die genannten Beispiele verweisen auf verschiedene Aspekte und Ursachen von Würdeverletzungen im Umgang mit Patienten: fragwürdiger Humor, fehlender Respekt vor dem Privaten, Verdinglichung und Verkleinerung des kranken Menschen und nicht zuletzt die scheinbar unvermeidbare Anrede im Plural, die den konkreten Menschen ignoriert.

Würdeverletzung durch Humor

> Würdeverletzungen werden als solche empfunden, wenn sie mit einem selbst etwas zu tun haben, das heißt, wenn man sich durch sie in der eigenen Integrität bedroht oder verwundet fühlt. Sie sind abhängig davon, ob eine Bemerkung, ein Blick oder eine Geste einen Menschen innerlich zu treffen vermögen.

Die oben beschriebene Bemerkung der Schwester in der Reha-Klinik hatte sehr viel mit mir zu tun. Ich litt unter der Ataxie. Gedankenlos hatte sie sich über einen wunden Punkt von mir lustig gemacht und damit auf entwürdigende Weise ins Schwarze getroffen. Sie hatte nicht mit mir, sondern über mich gelacht.

Gegenteilig war mein Empfinden in einer äußerlich ähnlichen Situation: Eine Physiotherapeutin in der ambulanten Reha hatte mir zum Entsetzen ihres Mannes – »Das kannst du doch nicht machen!« – eine Postkarte mitgebracht. Auf dieser war ein durchlöchertes Gehirn abgebildet mit der Frage: »Kopp wie 'n Sieb?« Die Physiotherapeutin hatte ihrem Mann entgegnet: »Doch, mit dieser Patientin kann ich das machen, die kann darüber lachen.« Ich konnte tatsächlich darüber lachen. Durch die mehrmonatige Zusammenarbeit war zwischen der Physiotherapeutin und mir ein Vertrauensverhältnis entstanden. Ich schätzte ihren warmherzigen und gleichzeitig direkten und ironischen Umgang mit mir. Unser Humor war ähnlich. Durch unser Vertrauensverhältnis konnte sie wiederum einschätzen, was sie mir wann zumuten und worüber ich lachen konnte. Und ich vertraute darauf, dass sie *mit* mir lachte und nicht über mich.

Humor kann heilsam sein. Um mit einem Betroffenen über seine Einschränkungen lachen zu können, muss man wissen, worüber er lachen kann und worüber nicht. In dem Kinderbuch *Timm Thaler oder das verkaufte Lachen* heißt es am Ende: »Wo der Mensch lacht, hat der Teufel seine Macht verloren.« Dasselbe gilt für den Schrecken von Krankheit. Jedoch nur dann, wenn es um das gemeinsame Lachen geht, das auf dem Boden gegenseitigen Respekts entsteht. Dann kann gemeinsam gelacht werden, manchmal auch über die Einschränkungen. In gleicher Stärke kann Humor verletzen, wenn es nur um den Spaß des anderen geht oder (auch aus Unsicherheit) gedankenlos drauflos gewitzelt wird.

Ungeachtet dieses Grundsatzes verletzen manchmal selbst unverschämte Bemerkungen nicht, wenn man sie nicht mit sich selbst in Verbindung bringen kann. Ich war morgens auf dem Weg zur Reha und lief wegen der Gangunsicherheit noch etwas breitbeinig. Mir kamen zwei Bauarbeiter entgegen, einer von ihnen starrte mich unverhohlen und fassungslos an. Als wir aneinander vorbeigingen, sagte er zu seinem Kollegen: »Mein Gott, muss die heute Nacht gevögelt haben!« Ich hatte ihn gehört, blieb stehen – und lachte mich kaputt. Seine Interpretation meines Gangbildes hatte so wenig mit mir zu tun, dass ich es nicht als Würdeverletzung empfand, sondern als Absurdität, wenn nicht sogar Originalität. Es war für mich ungemein erheiternd, eine Perspektive auf mein Gangbild angeboten zu bekommen, die wie von einem anderen Stern kam. Ich lachte allerdings auch über die fassungslose Ernsthaftigkeit, mit der diese Bemerkung gemacht wurde.

Als ich später dem Psychologen in der Reha davon berichtete, spiegelte sein Gesicht eine Mischung aus Entsetzen, Sorge um mich und Verwunderung (»Dass Sie darüber lachen können?!«). Wahrscheinlich hätte ich an seiner Stelle genauso reagiert. Doch im Gegensatz zu der Bemerkung der Krankenschwester traf mich jene des Bauarbeiters nicht. Die Schwester hatte sich über etwas lustig gemacht, von dem sie – ebenso wie ich – wusste, dass es das *Symptom einer Erkrankung* war. Der Bauarbeiter hatte diese Kenntnis nicht. Seine Bemerkung entsprang seiner Vorstellungswelt, die mit mir nicht das Geringste zu tun hatte. Deshalb empfand ich seinen Satz nicht als Würdeverletzung.

Der Schutz des Privaten

Die morgendliche Frage der Schwester nach meinen Ausscheidungen ist zugleich Klassiker und Klischee. Sie zeigt hinsichtlich der Formulierung Gedankenlosigkeit, unhinterfragte Routine und in der Art und Weise fehlenden Respekt vor meiner Privatsphäre als Patientin. Die »Wir«-Form – Haben wir gestern Stuhlgang gehabt? – ignoriert zusätzlich die Persönlichkeit und Würde des Patienten, indem sie ihn nicht als einzigartiges Gegenüber anspricht, sondern in ein wie auch immer geartetes Mehrzahl-Gemenge einschließt. Ich will nicht ausschließen, dass es regionale Dialekte oder Sprachgewohnheiten geben mag, die die Pluralform als Anrede einschließen. Als respektvolle Anrede empfinde ich das dennoch nicht. Trotzdem ist sie vergleichsweise harmlos. Eine junge Frau berichtete mir dagegen von folgendem Erlebnis: Sie war zur Entnahme einer Gewebeprobe in der gynäkologischen Ambulanz einer Universitätsklinik. Während sie in bekannter Haltung auf dem Behandlungsstuhl lag, gab es ein reges Treiben im Untersuchungszimmer. Ständig ging die Tür auf und zu, Schwestern und Ärzte kamen und gingen. In dieser Situation verharrte die Patientin etwa zwanzig Minuten, weil sogar der sie untersuchende Arzt wiederholt aufsprang, um einen Blick auf die hereingereichten Befunde zu werfen. Sie fühlte sich entblößt und entwürdigt, wagte aber keinen Widerspruch.

Ähnliches hatte ich unzählige Male auf der chirurgischen Intensivstation erlebt, auf der ich während des Studiums jobbte. Anfang der 1990er Jahre lagen zumindest auf dieser Station die Patienten nackt im Bett, damit man ohne Zeitverlust durch ein Zurückschlagen der Bettdecke einen Blick auf den operierten Bauch werfen konnte. Bei der morgendlichen Chefarztvisite waren etwa zwanzig Ärzte anwesend, die allesamt auf den nackten Patienten schauten. Besonders für ältere Patienten war dieses Morgenritual äußerst unangenehm.

Man mag mir entgegenhalten, dass das Empfinden des Patienten für seine Privatsphäre dem unproblematischen Verlauf klinischer Abläufe untergeordnet werden muss. Das ist sicher bei Notfällen richtig, in vielen anderen Fällen jedoch nicht. Die Würde des Patienten – und somit auch der Schutz seiner Privatsphäre – ist noch viel zu oft ein blinder Fleck in unserer Hochleistungsmedizin. Den Patienten nicht unnötig fremden Blicken auszusetzen, ihn zu schützen und respektvoll mit seiner körperlichen und seelischen Intimität umzugehen, ist nach meinem Empfinden kein Widerspruch zur Notwendigkeit reibungsloser klinischer Abläufe. Es ist ein Widerspruch zur professionellen Selbstgefälligkeit, die dazu verleitet, den Schutz der Privatsphäre zu ignorieren, um es sich selbst leichter zu machen. Diese Ignoranz gedeiht umso besser, je mehr der kranke Mensch im Empfinden der Ärzte und anderer professionell Begleitender zum medizinischen Objekt wird.

Der kranke Mensch als Objekt

Eine große Stärke der modernen Medizin liegt in der Vielzahl der Methoden – bildgebende Verfahren, Untersuchungen von Körperflüssigkeiten und -gewebe, Messungen der Funktionen verschiedenster Organe –, mit denen hochselektiv Befunde erhoben werden. Diese dienen der Objektivierung der Beschwerden des Patienten und als Basis der Therapie. Ein Patient mit einer Leukämie schrieb mir, man werde »bis ins kleinste Detail seziert und kartografiert«. Die Gefahr besteht jedoch, dass der kranke Mensch auf eine Befundkonstellation reduziert und dadurch selbst zum Objekt wird. Die oben erwähnte Frage des Chefarztes »Sind Sie die Hochdruckkrise?« oder Formulierungen wie »die Galle von Zimmer 17« sind Ausdruck davon. Als Ärztin merkte ich mir die Diagnosen auch oft schneller als die Namen der Patienten. Möglicherweise deshalb, weil sie für die Therapie der Erkrankung relevanter waren. Für die Begleitung des kranken Menschen waren sie es nicht.

Der Patient wird nicht nur zum Objekt, wenn er auf seine Beschwerden reduziert oder gar als seine Beschwerden angesprochen wird, sondern auch, wenn in seiner Gegenwart über ihn statt mit ihm geredet wird. Das kenne ich aus eigenem Erleben und empfinde es als äußerst unangenehm. Es fühlt sich so entwürdigend an, dass ich nachvollziehen kann, wenn man deshalb ausrastet. So beschreibt der Philosophieprofessor und Schriftsteller Peter Bieri ein ziemlich extremes Erlebnis, bei dem ein Chefarzt an seinem Krankenbett mit einer Assistenzärztin nur über ihn, aber nicht mit ihm redete. Nach mehreren höflichen Bitten und Fragen, die konsequent ignoriert wurden, brüllte Bieri den Arzt schließlich an: »Verdammt, *reden* Sie mit mir! Reden Sie *mit* mir! Reden Sie mit *mir!*« (Bieri, 2015, S. 118) In seiner Verzweiflung darüber, vom Chefarzt nicht wahrgenommen zu werden, warf er sogar ein Wasserglas nach ihm – ohne Erfolg.

> Sobald man den Patienten zu einem Befund macht, ihn so anspricht oder nur über ihn redet, nimmt man ihn nicht mehr als kranken Menschen und damit als handlungsfähiges Subjekt wahr. Das ist entwürdigend. Zusätzlich verfehlt man ihn in seiner Einzigartigkeit, die den Umgang mit ihm bestimmen müsste.

Vor dem Hintergrund der Einzigartigkeit jedes Menschen mutet die gar nicht seltene Aussage von Ärzten und Therapeuten paradox an, die Einschätzung der Beschwerden vonseiten des Patienten sei »nur subjektiv«. Mir wurde dieser Satz vielleicht drei-, viermal gesagt und es klang wie unwichtig, verzichtbar, nebensächlich. Durch meine ärztliche Ausbildung war mir zwar klar, dass die Beschwerden mittels verschiedener Untersuchungen objektiviert werden müssen, meine *Einschätzung* von ihnen spiegelte doch aber sehr viel mehr: meine Sorgen, Hoffnungen oder Ängste; vielleicht auch Hinweise darauf, ob und wie ich mit der Situation umgehen kann. Oder welche Schwierigkeiten sich für mich dabei auftun.

> In den Schilderungen des Patienten liegt ein reicher Fundus, der aus seiner Persönlichkeit, seinen Vorerfahrungen, Ängsten oder Hoffnungen gespeist wird. In ihnen kommt deshalb auch die Aussage zum Ausdruck: »Ich bin krank. Ich als Mensch, als Individuum. So möchte ich wahrgenommen und angesprochen werden.« Gleichzeitig enthalten sie oft wichtige Hinweise auf die gesundheitliche, seelische oder soziale Situation des Patienten.

Die Objektivierung der Beschwerden des Patienten braucht als Gegengewicht den Blick auf den kranken Menschen. Dessen Würde zu wahren heißt auch, ihn in seiner Einzigartigkeit ernst zu nehmen. Und dies gerade nicht als spannende Befundkonstellation, sondern als Mensch.

Keine Kommunikation auf Augenhöhe

Im vorherigen Kapitel hatte ich den wütenden Ausruf eines Arztes erwähnt, von einer *Patientin* müsse er sich ganz sicher nicht sagen lassen, dass er jemanden ausreden lassen solle. Dieses Beispiel macht das – hier in erschreckender Weise als selbstverständlich gesetzte – Gefälle zwischen »Halbgöttern in Weiß« und Patienten deutlich. In der heutigen Zeit hat sich im Vergleich zu früher sicher schon einiges getan, trotzdem ist eine gleichberechtigte oder gegenseitig wertschätzende Kommunikation nicht selbstverständlich.

> Wenn die Differenz im Fachwissen auf den zwischenmenschlichen Umgang übertragen wird, bewirkt das eine Verkleinerung des Patienten und daraus resultierend eine Asymmetrie in der Kommunikation. Wesentlich häufiger dürfte sich diese Asymmetrie subtiler zeigen als im oben genannten Beispiel: in verschlossener Körperhaltung, belehrendem Unterton, kommentierender Mimik und Gestik, Ungeduld, unangemessener Lautstärke, Zurechtweisungen, Unfreundlichkeit, Arroganz, Besserwisserei usw. Die zugrundeliegende Haltung kritisiert die Psychotherapeutin Luise Reddemann (2008) als »professionellen Narzissmus«. Auf ihn trifft man bei Ärzten ebenso wie bei Psychologen und anderen Therapeuten.

Ich selbst erlebte die Verkleinerung vor allem im Kontakt mit der Psychologin in der stationären Reha. Regelmäßig korrigierte sie mich mit der Aussage: »Es ist verständlich, aber falsch, wie Sie das sehen. Richtig wäre es so und so.« Andere Patienten dieser Psychologin berichteten dasselbe. Ich will nicht in Abrede stellen, dass ich verschiedenes falsch bewertet habe und mit meiner Situation überfordert war. Das war ganz sicher so. Doch die Ausschließlichkeit, mit der sie die Deutungshoheit des Gesagten beanspruchte, empfand ich als sehr entwürdigend. Sie vermittelte mir das Gefühl, ein kleines Dummchen zu sein, dem sie auf die Sprünge helfen müsse. Eine respektvolle Haltung würde dagegen das Recht des Patienten einschließen, sich abgrenzen oder in den Widerstand gehen zu dürfen oder die Dinge auf eigene Weise zu sehen.

Auch freundlich gemeinte Bemerkungen wie die Ansprache des älteren Herrn mit »Na, Salzmännchen, wie geht's uns denn heute?« sind als Phänomen nicht selten. Sie suggerieren auf plumpe Weise Vertraulichkeit, obgleich die ihnen innewohnende Respektlosigkeit Ausdruck einer Asymmetrie in der Beziehung ist – hier zwischen Oberärztin und Patient –, die von manchen Professionellen gegenüber kranken Menschen offenbar unhinterfragt vorausgesetzt wird. Gewiss hätte die Oberärztin einen gesunden, ihr bislang unbekannten Mann im Alltag niemals so angesprochen. Warum sollte es dann einem kranken Menschen gegenüber in Ordnung sein?

Das Gefälle in der Beziehung zwischen Patienten und Helfenden verschiedenster Professionen kann allerdings auch vom Patienten ausgehen. Statt sich in der eigenen Kompetenz ernst zu nehmen, wird die Verantwortung auf das Gegenüber verschoben, weil dieses »doch studiert hat«. Kompetenz meint dabei die Fähigkeit zu entscheiden, wann man sich dem Fachwissen des anderen blind anvertraut und wann man nachfragt, hinterfragt oder widerspricht, weil es für einen selbst nicht stimmt.

Vor kurzem beobachtete ich eine Dame mittleren Alters, die sich mit einer Apothekerin stritt. Die Apothekerin hatte ihr gesagt, dass sie das gewünschte homöopathische Mittel entweder mit 3 x 5 Tropfen pro Tag oder mit 5 x 3 Tropfen einnehmen könne. Halt so, wie es für sie aufgrund ihrer Tagesgestaltung passender sei. Die Kundin wurde sehr ungehalten und wiederholte mehrmals, dass sich die Apothekerin gefälligst festlegen solle, wie sie das einnehmen müsse: »Das kann ich doch nicht allein entscheiden!«

Selbst entscheiden zu können und den anderen (mit-)entscheiden zu lassen, sind Ausdruck von Selbstachtung und Achtung vor einem anderen

Menschen. Beides zeigt sich – auch im Umgang zwischen Patienten und professionell Begleitenden – in einem achtsamen und gleichberechtigten Miteinander: Es wäre die Begegnung zwischen zwei Menschen, die in die gemeinsam zu gestaltende Situation unterschiedliche Kompetenzen einbringen. In dieser Perspektive würden die Rollen nicht aufgehoben. Fachwissen selbstbewusst anzuwenden und die Rolle als Arzt oder Psychologin zu leben, verursacht noch keine Würdeverletzung des Patienten. Diese entsteht erst dann, wenn der Vorsprung an Wissen als Machtinstrument eingesetzt oder als Barriere benutzt wird, um nicht mit dem kranken Menschen in Kontakt gehen zu müssen. Bezüglich der inneren Haltung macht es einen Unterschied, ob ich als Ärztin meine Kompetenzen einem kranken Menschen zur Verfügung stellen und ihn durch seinen Heilungsprozess begleiten will, oder ob ich ihn (und nicht seine Beschwerden) »therapieren« möchte.

Es kann jedoch Situationen geben, in denen ich mich als begleitender Mensch über die Entscheidung eines beeinträchtigten Menschen hinwegsetze, weil ich für mein Verhalten vor mir selbst geradestehen muss. Anders ausgedrückt: Mein Bemühen, die Entscheidung eines anderen zu respektieren, hat seine Grenzen dort, wo ich es vor mir selbst nicht mehr rechtfertigen kann, sie mitzutragen. Zum Beispiel, weil Gefahr im Verzug ist. Vor einiger Zeit hatte sich eine über 90-jährige Bekannte am Fuß verletzt. Zunächst sah es nach einer Bagatelle aus. In den folgenden Tagen entzündete sich die Wunde jedoch und meine Bekannte machte kalte Umschläge. Sie wollte von einem Arzt partout nichts wissen. Als nach weiteren sieben Tagen nicht nur der gesamte Fuß geschwollen und heiß war, sondern sie Fieber bekam und zunehmend schwächer wurde, setzte ich mich über ihren Wunsch hinweg und organisierte – es war ein Wochenende – einen Transport ins Krankenhaus. Zwar hatte ich ihr erklärt, dass es mir Bauchweh bereitete, ihren Wunsch zu missachten, aber ebenso, dass ich es vor mir selbst nicht mehr rechtfertigen könne, noch länger zuzuschauen. Der Arzt in der Notaufnahme wies sie sofort ein. Als es ihr besser ging, sprachen wir über die Situation. Sie hatte aus Angst, es könnte etwas »Schlimmes« sein, keinen Arzt sehen wollen, und war dankbar dafür, dass ich die Entscheidung für sie getroffen hatte.

»Ich hab' es doch gut gemeint!«

Häufiger als uns bewusst ist, kommt es auch im private(re)n Miteinander zu entwürdigendem Verhalten gegenüber Menschen mit Einschränkungen. Nicht alles, was »gut gemeint« ist, ist gut im Sinne einer respektvollen Haltung. Zu oft bemerken wir das Gefälle noch nicht einmal, das wir durch unser Verhalten aufmachen.

In der Regel lassen wir uns von dem natürlichen Impuls leiten, Menschen mit Beeinträchtigungen helfend zur Seite springen zu wollen. Dabei *meinen* wir viel zu oft zu wissen, was dem anderen helfen würde. Tatsächlich wissen wir es oft nicht. Statt nachzufragen, ob und in welcher Weise Hilfe gewünscht ist, drücken wir sie dem anderen auf. Spätestens, wenn ein »Nein, danke, ich brauche keine Hilfe« ignoriert wird, kippt das gut Gemeinte von hilfreich zu verletzend. Der blinde Blogger Heiko Kunert (2010) schrieb nach einer Begegnung mit einer ignorant-hilfsbereiten älteren Dame: »Euer Mitleid kotzt mich an!« Und weiter:

> »Ich bezweifle, dass solche Menschen wirklich helfen wollen. Sie verlangen Dankbarkeit für etwas, das ich gar nicht haben will. Ihr Mitleid ist keine Hilfsbereitschaft, ihr Mitleid ist Überheblichkeit. Sie nehmen mich nicht als gleichberechtigten Menschen, sondern als hilfebedürftiges Wesen wahr.«

Ich kenne ähnliche Situationen – aus eigenem Erleben wie auch aus der Beobachtung anderer. Vor einiger Zeit begleitete ich Freunde beim Autokauf. Der Chef des Autohauses, ein freundlicher Mann im mittleren Alter, stotterte stark. Um ihm – wie sie hinterher erklärten – die Peinlichkeit des Stotterns zu ersparen, ergänzten meine Freunde fast jeden Satz von ihm und sprachen ihn an seiner statt zu Ende. Es war gut gemeint. Gut war es nicht, denn es gilt als äußerst unhöflich, dem Gesprächspartner ins Wort zu fallen. Sollte dies gegenüber Menschen mit Beeinträchtigungen nicht ebenso gelten? Oder noch etwas direkter gefragt: Wollten sie wirklich ihm die Peinlichkeit ersparen – oder sich selbst die Situation, weil sie damit nicht klarkamen? Oder weil er für seine Sätze mehr Zeit benötigte, als ihre Geduld ihm gewähren wollte?

> Je weniger vertraut man mit den Einschränkungen des anderen ist, desto größer ist die Gefahr des gut gemeinten, aber respektlosen Umgangs. So werden blinde Menschen häufig in einer Lautstärke angesprochen, als würde Blindheit mit Schwerhörigkeit einhergehen. Gegenüber körperbehinderten Menschen wird oft eine nicht nur vereinfachte, sondern schon plumpe Sprache benutzt, als hätten sie automatisch auch geistige Einschränkungen. Statt kranke oder beeinträchtigte Menschen direkt anzusprechen, läuft das Gespräch über sie mit ihren Begleitpersonen. Können wir tatsächlich annehmen, dass dieser Umgang guttun würde?

Ein weiterer Klassiker ist das Anliegen, einem kranken oder behinderten Menschen etwas Lobendes bezüglich seiner Lebensführung oder seines äußeren Erscheinungsbildes sagen zu wollen. Christiane Link (2015), die in dem Blog »stufenlos« auf ZEIT.online von ihren Gedanken und Erlebnissen als Rollstuhlfahrerin berichtet, schreibt:

> »Ich bitte eine fremde Frau, mir beim Einsteigen in die U-Bahn etwas abzunehmen, damit ich beide Hände frei habe, um über die Schwelle zu fahren. Aus heiterem Himmel sagt sie zu mir, als wir gemeinsam in der U-Bahn sind: ›Ich finde ja toll, dass Sie trotz Ihrer Behinderung so gepflegt aussehen.‹ Es ist für mich nicht einfach, in solchen Situationen zu reagieren. Denn eigentlich wollte die Frau mir etwas Nettes sagen, aber wirklich freuen kann ich mich nicht darüber. Was meint sie denn damit? Dass eigentlich alle behinderten Menschen ungepflegt sind?«

Solche Situationen habe ich auch erlebt. Auf einer Feier traf ich eine Freundin aus Kinderzeiten wieder, die heute als Ärztin arbeitet. Sie wusste von meiner Erkrankung durch ein Gespräch etwa drei Jahre zuvor. Ohne sich auf dieser Feier nach meinem aktuellen Leben zu erkundigen oder überhaupt ein Gespräch mit mir zu suchen, sagte sie beim Verabschieden: »Du machst das ganz toll, wie du mit deinen Einschränkungen umgehst!« Ich schluckte. Woher nahm sie sich das Recht, mir so etwas zu sagen? Oder auch nur das Recht, mich beurteilen zu dürfen? Vielleicht hätte ich antworten sollen, dass sie sich auch »ganz toll« als alleinerziehende Mutter durchschlägt. Leider ist mir diese Entgegnung erst viel später eingefallen. In dem Moment war ich unfähig zu reagieren.

> Die genannten Beispiele skizzieren Situationen, in denen Menschen zwar gut gemeint handeln. Das gut Gemeinte verfehlt sich jedoch selbst in seiner Intention, wenn man darauf verzichtet, sich die Situation des Gegenübers wirklich zu vergegenwärtigen. Eine »lobende Anerkennung« wird so zur anmaßenden, wenn nicht sogar arroganten Äußerung – und steht damit diametral zur Intention des Urhebers.

Im Familien- und Freundeskreis braucht es wegen der Nähe noch sehr viel mehr Fingerspitzengefühl und Achtsamkeit, um Unterstützung nicht zur Entwürdigung werden zu lassen. Auch aus Überfürsorglichkeit, Bevormundung oder eigenen Sorgen kann diese ungewollt resultieren. Bleiben zum Beispiel nach einem Schlaganfall gesundheitliche Einschränkungen zurück, entsteht bei Angehörigen oft das Bedürfnis, den Betroffenen auch zu Hause so gut wie möglich zu fördern. Gelegentlich schießen die Ambitionen über das Ziel hinaus.

Ich war bei einer Mitpatientin zum Kaffee eingeladen. Sie hatte nach einem Unfall schwerste Beeinträchtigungen zurückbehalten und lebte bei ihrer Mutter. Die Mutter war bei dem Kaffeetrinken dabei und korrigierte die junge Frau praktisch bei jeder Bewegung: »Das hast du in der Physiotherapie aber anders gelernt!«, »Jetzt denk doch mal dran, dass du die andere Hand benutzt!«, »Sitz gerade!«, »Ich hab' dich nicht verstanden. Wie wird das Wort sauber ausgesprochen?« und so fort. Einmal hat sie ihre Tochter unter dem Tisch sogar getreten, weil die Tochter nicht das »umsetzte«, was sie in der Therapie gelernt hatte. Neben Kritik gab es auch lobende Bemerkungen wie: »Das hast du eben sehr gut ausgesprochen, da hätte sich die Logopädin gefreut.« Der Druck auf diese junge Frau, kontinuierlich in der Perspektive ihrer Defizite wahrgenommen und deshalb permanent zum Üben angehalten zu werden, war für mich unerträglich. Gewiss hatte die Mutter nicht aus Böswilligkeit so gehandelt. Überfordert und ausgelaugt durch die monatelange Unterstützung der Tochter und gleichzeitig in dem Bemühen, sie zu fördern, hatte sie die Tochter als gleichberechtigten und entscheidungsfähigen Menschen aus den Augen verloren. Es bedrückt mich bis heute, das von der Mutter gut Gemeinte so bitter ins Gegenteil verkehrt erlebt zu haben.

In einer subtileren Form erlebte ich dasselbe Phänomen bei einem Besuch in einem Pflegeheim. Ein Bekannter hatte nach einer Hirnblutung nicht mehr nach Hause zurückkehren können. Auch nach Monaten litt er an einer Sprachstörung. Seine Frau ermunterte ihn, sich am Gespräch zu beteiligen: »Vielleicht möchtest du von unserem Museumsbesuch berichten? Versuch es doch mal, ich glaube, das geht schon wieder ganz gut.« Hätte sie ihn nicht einfach fragen können: »Welche Bilder der Fotoausstellung haben dir eigentlich am besten gefallen?«

Ich empfinde solche Aufforderungen als entwürdigend, resultieren sie doch aus der Perspektive auf die Einschränkungen und nicht auf den Menschen. Zudem habe ich als Angehöriger oder Freund kein Recht, unablässig zum Üben zu ermuntern oder den beeinträchtigten Menschen zu korrigieren. Nicht zuletzt, weil ein kranker Mensch nicht ständig an seinen vermeintlichen oder realen Defiziten arbeiten *will.* Er allein hat das Recht zu entscheiden, ob und wann er das möchte und wann nicht. Ihn immer wieder dahingehend zu ermutigen oder gar zu ermahnen, kommt mit der Botschaft daher: »Ich weiß besser als du selbst, was für dich gut ist.« So gestaltet gerinnt Unterstützung eher zur Nötigung und verletzt. Es macht die Sache nicht besser, dass es gut gemeint ist. Einschränken möchte ich, dass es Situationen oder Krankheitszustände geben kann, in denen der Betroffene nicht in der Lage ist, eigene Entscheidungen zu treffen, ob, wann und wie oft er zum Beispiel üben möchte. Doch gerade dann braucht es viel Achtsamkeit, um zwar zu fördern, aber nicht zu entwürdigen.

Würde im Umgang miteinander

Eingangs hatte ich geschrieben, dass sich Würde in einer respektvollen Haltung sich selbst und anderen gegenüber ausdrückt. In den vielen Beispielen dieses Kapitels wurde deutlich, dass Würdeverletzungen im Umgang mit kranken oder beeinträchtigten Menschen trotz guten Willens der Begleitenden nicht selten sind. Zum Abschluss möchte ich deshalb einige Gedanken äußern, wie das gut Gemeinte vielleicht zum gut Gemachten werden kann.

Für alle Situationen im Umgang mit kranken oder beeinträchtigten Menschen gilt: Die grundlegendste Würdigung besteht in der Wahrnehmung und Ansprache als gleichberechtigten, entscheidungsfähigen Menschen. Würdigung bedeutet, dass ich ihn in seinen Bedürfnissen, in seiner Persönlichkeit und mit seinen *aktuellen* Fähigkeiten achte. Ich hebe diesen Punkt hervor, weil Würdeverletzungen auch durch Überforderung entstehen können. Wenn ich den Patienten oder kranken Angehörigen vom Ergebnis her beurteile und nicht von dem, was ihm aufgrund seiner Einschränkungen möglich ist, werde ich ihm nicht gerecht. Gegenüber depressiven Menschen kann das zum Beispiel heißen, nicht ungehalten darauf zu reagieren, dass derjenige mittags um zwölf noch immer nicht aus dem Bett gekommen ist, sondern sein *Bemühen* wahrzunehmen, es trotz der bleiernen Schwere – irgendwann – zu schaffen. Überforderung kann auch entstehen, wenn ich mich eher an meinem Bild von dem kranken Menschen orientiere – und dadurch an meinen Vorstellungen davon, was ihm möglich ist – und nicht an ihm selbst.

Würdigung bedeutet ebenfalls, mich achtsam der Situation des anderen anzunähern, um ihn mit meiner begleitenden Unterstützung nicht zu verfehlen. Konkret bedeutet dies, nachzufragen, ob und in welcher Form Hilfe gewünscht ist. Zur Illustration möchte ich nochmals aus dem Blog von Heiko Kunert (2010) zitieren:

> »Es war auf meinem Weg zur Arbeit, als mich auf dem U-Bahnsteig eine ältere Dame ansprach: ›Kann ich Ihnen beim Einsteigen helfen?‹ Diese Frage wird mir häufig gestellt, und ich finde sie absolut okay. Ich sage dann in der Regel, so auch zu der älteren Dame: ›Nein danke, das geht schon.‹

> Nach einer kurzen Pause fragt sie: ›Und geht das wieder weg?‹ Sie meint meine Blindheit. Da bin ich mir sicher. ›Nein, das geht nicht mehr weg‹, sage ich denn auch. ›Wie schrecklich‹, platzt es aus ihr heraus, ›so ein junger Mann.‹«

Manchmal werde auch ich von Menschen, die ich nur flüchtig kenne oder schon Jahre nicht gesehen habe, bei zufälligen Begegnungen sehr direkt auf meine Einschränkungen angesprochen (und öfter als man sich vorstellen mag, sofort mit Ratschlägen überhäuft). Ihre Fragen entspringen nach meinem Empfinden nicht ihrem Interesse an mir, sondern ihrer Neugier, die nach Befriedigung sucht. Würden sie mich wahrnehmen, dann würden sie deutlich spüren, dass es sich weder gehört, ohne persönliche Beziehung zueinander die gesundheitlichen Einschränkungen direkt anzusprechen, noch ungefragt Ratschläge zu geben. Niemand käme auf die Idee, einem nur flüchtig bekannten Menschen mit Übergewicht die Frage zu stellen: »Und, geht das wieder weg?« Ebenso unhöflich und grenzüberschreitend wäre diese Frage gegenüber einem Schulfreund, den man nach zwanzig Jahren das erste Mal wiedersieht. Warum sollte es sich bei Blindheit oder einer Gangunsicherheit anders verhalten?

Um die verbreiteten Unsicherheiten im Umgang mit kranken oder behinderten Menschen aufzugreifen: Wird Hilfe benötigt, ist es für beide Seiten günstig, wenn die Unsicherheit angesprochen wird statt nach Gefühl »drauflos zu helfen«, vorauseilend Entscheidungen zu treffen oder sich aus dem Staub zu machen. Mich stört es zum Beispiel, wenn ich zu Zeitpunkten, an denen ich gut allein laufen könnte, ungefragt helfend untergehakt werde. Oder wenn – ohne mich vorher zu fragen – auf den Besuch eines bestimmten Restaurants oder Cafés verzichtet wird, »weil das für dich zu laut wäre«. Es ist zwar sehr aufmerksam, bringt mich unter Umständen jedoch in die Situation zu wissen, dass mehrere Menschen gern dorthin gegangen wären und meinetwegen darauf verzichten (müssen). Ich möchte das gern selbst entscheiden, ob ich den Lärm in Kauf nehmen will und dadurch vielleicht nur kurz dabei bin oder ob ich es gut aushalten kann, dass die anderen für mich darauf verzichten.

Würdewahrendes Verhalten bedeutet weiterhin, dass ich mit dem Selbstausdruck und den Grenzen des anderen behutsam umgehe und diese achte. Das schließt ein, es zu respektieren, wenn der Kranke etwas nicht erzählen will. Es bedeutet auch, mich an Absprachen zu halten und es nicht nur vorzugeben. In einem Gespräch mit der Psychologin in der stationären Reha, das noch relativ am Anfang unserer später sehr gestörten Beziehung stattfand, hatte ich ausdrücklich und wiederholt darum gebeten, dass das, was ich erzählen wollte, »nicht den

Raum verlassen solle«, da es sich um etwas sehr Privates handelte. Das wurde mir mehrfach zugesichert. Wenige Tage später sprach mich zu meinem Entsetzen ein Krankengymnast auf diese Dinge an, die Psychologin hatte sie in der Teambesprechung erzählt. Die von ihr gegebene Zusage schien rückblickend nur ein Mittel zum Zweck gewesen zu sein, damit ich mich öffne. Ich fühlte mich auf eine Weise entwürdigt und entblößt, die mir sehr unter die Haut ging.

Die Psychologin hatte mit ihrem Verhalten nicht nur meine wiederholte Bitte um Vertraulichkeit missachtet, sondern auch ihre Schweigepflicht gebrochen, da sie wusste, dass mein grundsätzliches Einverständnis zu der Tatsache, dass sich die verschiedenen Therapeuten in einer Klinik über einen gemeinsamen Patienten austauschen, in diesem Fall nicht galt.

Dabei hätte es durchaus Möglichkeiten gegeben, ihrer professionellen Einschätzung und meiner Würde gleichermaßen gerecht zu werden. So hätte sie mir beispielweise erklären können, warum es aus ihrer Sicht wichtig wäre, auch andere Therapeuten von dem Besprochenen in Kenntnis zu setzen. Sie hätte mir sagen können, welche Angaben sie weitergeben möchte. Sie hätte mich fragen können, ob ich meine Zustimmung dazu nicht doch geben könnte – um erst dann in Abwägung ihres professionellen Wissens und meines Wunsches zu entscheiden. Hätte ich es jedoch auch dann abgelehnt, wäre die Psychologin an die Schweigepflicht gebunden geblieben, da weder Gefahr im Verzug noch diese Details für die Behandlungsplanung relevant war(en). Sie hätte in der Teambesprechung zum Beispiel sagen können, dass ich ihr etwas anvertraut habe, worüber sie nicht sprechen darf, aber auf dessen Basis sie diesen oder jenen Behandlungsvorschlag machen möchte.

Die Psychologin hätte verschiedene Möglichkeiten gehabt, um auf eine Weise zu entscheiden, die mich nicht nur als Patientin gesehen, sondern auch als Mensch ernst genommen hätte. Sie hatte anders entschieden. Ich empfand ihr Verhalten vor allem deshalb als so verletzend, weil sie mir ihre Verschwiegenheit ausdrücklich zugesichert hatte. So wurde es zu einem Wortbruch, einem Vertrauensmissbrauch; und ich verband für lange Zeit psychologische Unterstützung mit der Gefahr der Entwürdigung.

Die seelische Intimität eines kranken Menschen ist genauso verletzlich wie die körperliche, wenn nicht sogar noch verletzlicher. Sie zu missachten dürfte deshalb nur im Notfall gerechtfertigt sein. In allen anderen Fällen braucht es das Bemühen, gleichermaßen der eigenen (professionellen) Einschätzung gerecht zu werden und die Würde des kranken Menschen zu achten und zu schützen.

Um auf die Möglichkeiten der Würdigung zurückzukommen: Würdigung muss konkret werden. Es kann wohltuend sein, wenn der Arzt am Krankenbett sagt: »Ich bewundere Sie, wie Sie das hier aushalten. Mich macht es schon irre, wenn ich drei Tage mit einer Grippe flachliege. Sie liegen schon drei Monate hier und haben trotzdem gute Laune.« Aus Bemerkungen wie diesen wird deutlich, dass der Arzt eigene Erfahrungen mit Krankheit hat. Er weiß um seine Ungeduld, deshalb weiß er die Geduld des Patienten umso stärker zu würdigen.

Mir gegenüber sprach eine Physiotherapeutin in der Reha von ihrem Respekt vor meinem Durchhaltewillen und meiner Frustrationstoleranz. Auf einer nächtlichen Autofahrt hatte sie aufgrund von Müdigkeit große Konzentrationsschwierigkeiten und dabei sei ihr aufgegangen, dass ich mit diesen Konzentrationsschwierigkeiten jeden Tag zu kämpfen hätte und das seit Monaten. Sie sagte, sie wisse nicht, wie sie damit klarkommen würde, Chapeau! Mir taten ihre Worte gut, ich fühlte mich gesehen.

Die direkte und offene Würdigung der Leistung des Patienten, seine Leiden, seine Einschränkungen und auch den Klinikaufenthalt emotional auszuhalten, kann dessen Selbstachtung stärken und auf dieser Ebene heilsam sein. Viktor Frankl, der Begründer der Logotherapie, sprach davon, wie wichtig es sei, das »Leiden als Leistung« (vgl. Frankl, 1990, S. 326ff.) zu würdigen. Diese Haltung zeigt Achtung und Respekt vor dem Kranken und vor seinem Bemühen, mit dem ihm Widerfahrenen einen Umgang zu finden. Und Demut aufgrund der Ungewissheit, wie man selbst damit klarkäme.

Noch ein Wort zum Unterschied zwischen Würdigen und Loben: Kranke oder beeinträchtigte Menschen in ihren Anstrengungen zu würdigen, zeigt sich in meiner *Haltung* ihnen gegenüber, das heißt in grundsätzlichem Respekt, in Achtung und Wertschätzung. Dann ist unerheblich, wie oft ich sie zum Beispiel dafür lobe, dass sie ein Stück ohne Rollator gelaufen sind. Lob kann ermuntern und guttun, keine Frage. Doch es bleibt kraftlos, wenn es keinen Boden in einem generell achtsamen Umgang mit dem kranken Menschen hat. Im schlimmsten Fall kann Lob auch verletzen, wie die oben beschriebene Bemerkung »Ich finde es ganz toll, wie du mit deinen Einschränkungen umgehst!« deutlich macht. Obwohl gut gemeint, hat mich dieses Lob damals ausgesprochen unangenehm berührt. Dieses unangenehme Gefühl stellt sich auch ein, wenn das Lob, wie im Beispiel meiner Mitpatientin, Bestandteil kontinuierlicher Bewertung durch die pflegende Mutter ist. In beiden Fällen implizierte das Lob ein Gefälle, das sich nicht auf eine Differenz im Wissen, sondern auf eine vorausgesetzte Asymmetrie der Augenhöhe bezog.

Weiterhin ist es wichtig, in einer wertschätzenden Kommunikation zu bleiben, insbesondere bei einer langfristigen Begleitung. Dies gilt nicht nur im privaten, sondern auch im professionellen Bereich. Das heißt, sich zum Beispiel auch als Ärztin oder Psychologe für den eigenen Anteil der Kommunikation zu öffnen und dem Patienten zu signalisieren: Ich bin bereit, mir das »Unrunde« in unserer Beziehung anzuschauen und auch bei mir nach Unzulänglichkeiten oder Fehleinschätzungen zu schauen, statt mich hinter fachlichen Konzepten zu verschanzen. Der amerikanische Psychologe Irving Yalom hält diese kritische Selbstbefragung und davon ausgehend das Gespräch mit dem Klienten über das gemeinsame Miteinander für ausgesprochen wichtig. »Überdies ist das offene Eingeständnis eines Fehlers ein gutes Vorbild für Patienten und ein Zeichen dafür, dass sie Ihnen wichtig sind« (Yalom, 2002, S. 46). Diese Botschaft hätte ich mir zum Beispiel in der stationären Reha von der Psychologin gewünscht. Ich weiß, dass das noch immer unüblich ist, aber würde nicht auch darin deutlich, dass man den Patienten als kranken Menschen ebenso ernst nimmt wie den Punkt, dass die Gestaltung des gemeinsamen Miteinanders von beiden Seiten beeinflusst – und somit auch gestört – werden kann?

Noch ein Wort zur »anderen Seite«. Die Begleitung von kranken oder beeinträchtigten Menschen erfordert ein hohes Maß an Ausdauer, Kraft, manchmal auch Mut. Sie verdient Würdigung – immer wieder und gerade von mir als Hilfesuchender. Die Würdigung zeigt sich zum Beispiel in dem Bemühen, höflich und kooperativ zu sein. Oder darin, die Hilfe nur so weit in Anspruch zu nehmen, wie sie nötig ist und nicht der Bequemlichkeit dient. Oder in meiner Bereitschaft, selbst das mir Mögliche für meinen Heilungsprozess zu tun. Sie zeigt sich als Dankbarkeit dafür, dass der andere mir seine Kraft und Zeit zur Verfügung stellt. Und manchmal auch als Nachsicht, wenn etwas nicht so erledigt wurde, wie man es gewohnt ist.

Dabei geht es wiederum um die *Haltung*, hier gegenüber den Helfenden: Natürlich dürfen Kranke auch ausrasten, ungeduldig oder unwirsch sein. Abwertungen, Schuldzuweisungen oder Beleidigungen haben dagegen auf beiden Seiten nichts verloren. Auch begleitende Menschen müssen nicht alles schlucken. Doch wenn nicht nur die Krankheit quält, sondern auch das stärkere Angewiesensein auf Hilfe, gelingt es vonseiten der Kranken nicht immer, das Bemühen der Gesunden zu würdigen. Mir wurde von einer älteren Dame berichtet, die schon lange im Krankenhaus lag. Ihre Tochter besuchte sie mehrmals pro Woche und brachte ihr Wäsche mit. Für die junge Frau war es nicht einfach, da sie zu Hause drei kleine Kinder zu versorgen hatte. Einmal faltete die ältere Dame das frisch gewaschene Nachthemd auseinander und sagte tadelnd: »Hier sind mehrere Falten, da hast du nicht richtig gebügelt.« Es mag sein, dass in diesem Umgang miteinander der frühere Konflikte eine Rolle spielten, doch Dankbarkeit und Würdigung der Fürsorge klingen anders. Offenbar kann es brutal schwer sein, die eigene Anspannung nicht ausgerechnet an jenen auszulassen, die mir als krankem Menschen Tag für Tag zur Seite stehen.

Ich bin überzeugt, dass es uns allen – Erkrankten wie auch Begleitenden – guttun würde, wenn wir gelegentlich kritisch hinterfragten, wie wir miteinander umgehen wollen. Nehmen wir uns als Menschen wahr? Oder treten wir uns als Dienstleister, Superspezialisten und hilflos-fordernde Wesen gegenüber? Können wir anerkennen und schätzen, was uns an Hilfe, aber von der anderen Seite auch an Vertrauen entgegengebracht wird?

Wir sind aufeinander angewiesen. Krankheit zu begegnen gelingt nur gemeinsam. Gegenseitige Achtung und mitfühlenden Menschlichkeit von beiden Seiten würde manches erleichtern.

13 »Sie hat doch was von ihrer Krankheit«

Bis vor wenigen Jahren war das Thema »Krankheitsgewinn« meinerseits von einer fast reflexhaften Negativkonnotation begleitet, als handele es sich um etwas, das besser nicht da wäre oder gar vermieden werden müsste. Automatisch tauchten Formulierungen wie »Flucht in die Krankheit« oder »Sie genießt es doch auch, sich betütteln zu lassen!« oder »Er will doch gar nicht gesund werden!« auf, bis ich nach und nach erkannte, wie komplex dieses Thema ist. Und auch, dass es Krankheitsgewinne geben kann, die man – so abwegig es zunächst klingen mag – vielleicht eher *fördern* müsste.

Heute spüre ich gelegentlich noch ein Unbehagen. Das rührt zum einen aus persönlichen Erfahrungen, die mir lange zu schaffen machten. In der stationären Reha konfrontierte mich die Psychologin mit der Aussage, es sei doch toll, dass sich alle so sehr um mich kümmern würden, da bräuchte ich doch gar nicht gesund werden. Natürlich war ich froh darüber, Familie und Freunde zu haben, die mir in dieser Situation zur Seite standen. Aber wollte ich deshalb nicht gesund werden? Wäre es meiner Heilung etwa zuträglicher, wenn ich mich über die Unterstützung nicht freuen würde?

Der Satz der Psychologin ging auf das Konzept des Krankheitsgewinns zurück, das ursprünglich von Sigmund Freud beschrieben wurde. Heute wird es eher abgewandelt benutzt (und dies im privaten wie auch im professionellen Bereich oft mit beeindruckender Hemdsärmeligkeit). Darauf komme ich später zurück.

Die andere Wurzel meines Unbehagens ist der Begriff selbst. Krankheit ist als Gegenpol von Gesundheit negativ besetzt, sie wird mit Schwäche, Schmerzen und Unwohlsein assoziiert. Zusätzlich schwingt bei dem Begriff »Krankheit« unbewusst das Paradigma »Verlust von …« mit, das sich auch in der früher gebräuchlichen, heute eher seltenen Frage des Arztes »Was *fehlt* Ihnen?« zeigt. Ein Gewinn ist dagegen ein vorteilhaftes »Mehr« von etwas und wird als Wort entsprechend empfunden. Zu den sich widersprechenden Assoziationen, die der

Begriff selbst hervorruft, kommen jene hinzu, die den oben erwähnten Formulierungen zugrunde liegen beziehungsweise die diese auslösen.

Nach und nach veränderte sich mein Zugang zu diesem Thema. Denn je intensiver ich mich mit ihm befasste, umso stärker schien es mir ein regelrechtes »Krankheitsgewinn-Kaleidoskop« zu sein, das mit jeder Drehung, das heißt mit jeder veränderten Perspektive, ein etwas anderes Bild zeigt, obwohl die Grundelemente dieselben sind. Die »Steinchen«, aus denen sich das Kaleidoskop jeweils zusammensetzt, ähneln sich in ihren Grundformen, sind aber individuell gefärbt und ausgeformt. In meiner Vorstellung sind sie zahlreich und treten immer zusammen auf: jeder Krankheitsgewinn mit seinem Schatten, dem Krankheitsverlust.

Freuds Konzept des Krankheitsgewinns

Sigmund Freud beschrieb mit dem Begriff des Krankheitsgewinns die Möglichkeit, dass Krankheit oder – etwas allgemeiner gefasst – körperliche Symptome ein Ausdruck eines unbewussten und nicht anders lösbaren inneren Konflikts sein könnten[6], sodass die aus der Krankheit resultierende Entlastung zum Hei-

---

6 Freuds Gedanken zum Krankheitsgewinn fußen auf seinem zugrunde liegenden Modell der menschlichen Psyche. Freud unterschied darin drei Instanzen: das Es, das Ich und das Über-Ich. Das Es beherbergt unsere Triebe, Bedürfnisse und Gefühle, es steuert uns vor allem über die unbewusste Ebene. Das Über-Ich als Ort des Gewissens fungiert als eine Art Gegenpol. In ihm wird gespeichert, was »man« tun sollte, um moralisch integer zu leben. Es ist der Ort der gelernten Gebote und Verbote, der Forderungen an sich selbst und auch der Vorstellungen von sich selbst, wie man zu sein und sich zu verhalten habe. Zwischen den sich nicht selten widersprechenden Anliegen von Über-Ich und Es vermittelt das Ich. Das Ich ist der Ort des kritischen Verstandes, der sowohl die Impulse des Es als auch die Anforderungen des Über-Ichs einer Realitätsprüfung unterzieht und das Handeln des Menschen an die Umwelt anpasst. Alle drei Instanzen interagieren permanent und haben mitunter Konflikte. Jeder kennt Situationen, in denen das Gefühl etwas anderes signalisiert als das moralisch Gebotene. Normalerweise kann unser Ich die Vor- und Nachteile jeweils abwägen, sodass wir entscheiden können: Entweder beherrschen wir das Gefühl oder wir riskieren etwaige Konsequenzen für unmoralisches oder gesellschaftlich sanktioniertes Verhalten. Manchmal widersprechen unsere Gefühle oder Triebe dem moralisch Gebotenen jedoch in so eklatanter Weise, dass wir sie uns noch nicht einmal eingestehen können oder uns für sie schämen. Wird die daraus resultierende Anspannung unerträglich, kann sie sich in Form körperlicher Symptome zeigen, was als Entlastung empfunden wird.

lungshindernis werde. Erstaunlicherweise gibt es von ihm keine geschlossene Abhandlung darüber, Ausführungen zu diesem Begriff tauchen eher fragmentarisch an verschiedenen Stellen seines Gesamtwerkes auf.

Freud unterschied einen primären und einen sekundären Krankheitsgewinn. Der primäre Krankheitsgewinn liege im Krankwerden selbst, der sekundäre im Nicht-gesund-werden-Können. Meist jedoch, so Freud, handele es sich um eine aus beiden Anteilen zusammengesetzte »Kräftesumme, welche sich gegen die Genesung sträubt und das Kranksein nicht aufgeben will« (Freud, 1924, S. 128). An anderer Stelle heißt es:

> »Im bürgerlichen Leben kann die Krankheit als Schutz gebraucht werden, um seine Unzulänglichkeit im Beruf und in der Konkurrenz mit anderen zu beschönigen, in der Familie als Mittel, um die anderen zu Opfern und Liebesbeweisen zu zwingen oder ihnen seinen Willen aufzunötigen. [...] [W]ir fassen es als »Krankheitsgewinn« zusammen; merkwürdig ist nur, daß der Kranke, sein Ich, von der ganzen Verkettung solcher Motive mit seinen folgerichtigen Handlungen doch nichts weiß« (Freud, 1926, S. 73).

Als Beispiel für den primären Krankheitsgewinn beschrieb Freud einen jungen Mann, der Maler werden wollte. Ihm widerstrebte die Vorstellung, das von seinem Vater für ihn vorgesehene Jurastudium zu absolvieren. Zu Freuds Zeiten war es jedoch undenkbar, den Wünschen oder Vorstellungen des Vaters entgegenzutreten. Kurz nachdem der Sohn das Jurastudium aufgenommen hatte, entwickelte er so starke und anhaltende Kopfschmerzen, dass er das Studium schließlich aufgeben musste und – wie von ihm ursprünglich gewünscht – Maler werden konnte. Die körperlichen Symptome ersparten ihm die Auseinandersetzung mit dem Vater und entlasteten seinen inneren Konflikt.

Freud sprach von einer Entlastung von unbewussten Konflikten. Diese entziehen sich der direkten Beobachtung und sind anhand der gezeigten Symptome nur zu deuten – und dementsprechend anfällig für Interpretationen oder Projektionen. Zugänglich werden sie erst durch eine behutsame und oft langwierige psychoanalytische Aufdeckung. Vermutlich weil die unbewusste Genese des Krankheitsgewinns nicht messbar ist und weiterhin durch die zunehmende Ausrichtung der Medizin und Psychologie auf empirische Zugänge hat sich die Aufmerksamkeit in den letzten Jahrzehnten immer stärker hin zu jenen Vorteilen verschoben, die man beobachten und/oder messen kann. Im Wörterbuch der Psychologie heißt es:

> »Heute wird in der Regel etwas abweichend vom psychoanalytischen Konzept unter primärem Krankheitsgewinn der internale Gewinn verstanden, also ein subjektiver Vorteil, der im Kranksein und in der Patientenrolle selbst liegt (z. B. Beachtung, Pflege, med. Behandlungen, Operationen). Demgegenüber bezieht sich ein sekundärer Krankheitsgewinn auf einen externalen Vorteil (z.B. Schuldunfähigkeit in einem Strafverfahren, Haftverschonung, Medikamentenbeschaffung, Arbeitsbefreiung, Renten-, Pensions- oder Entschädigungszahlungen)« (Merten, o.J.).

Die Lesart im ursprünglichen Sinne findet sich heute vor allem in Bezug auf Somatisierungsstörungen – körperliche Schmerzen oder Beschwerden, für die keine organische Ursache gefunden werden kann –, während der abgewandelte von manchen Autoren auf sämtliche Krankheiten angewendet wird.

Offen gestanden habe ich einige Schwierigkeiten mit dieser Verschiebung. Sie hat zwar den Vorteil, dass man das Konzept des Krankheitsgewinns dadurch zusätzlich auf jene kranken Menschen anwenden kann, die ihre Beschwerden bewusst ausnutzen oder vielleicht auch übertreiben oder gar vortäuschen. Bezieht man es jedoch auf *jegliche* Unterstützung oder auf jegliche Form medizinischer Versorgung, verliert dieses Konzept nach meinem Empfinden seinen Sinn. Von den alltäglichen Verpflichtungen entlastet und stattdessen umsorgt zu werden, scheint mir zum Beispiel eher eine Voraussetzung für die Heilung zu sein als ein Heilungshindernis. Nicht zuletzt profitiert auch die Gesellschaft davon, wenn ein Kranker geschont und medizinisch versorgt wird, weil sich seine Genesung schneller einstellen dürfte als ohne diese Hilfe.

Hinzu kommt, dass nicht alles, was man von außen als Krankheitsgewinn vermuten würde, von den Betroffenen auch als solcher empfunden wird. Eine Frau, die schwer an Krebs erkrankt war, beklagte sich mir gegenüber mehrmals darüber, wie stark ihre persönlichen Räume durch die zunehmend notwendige Pflege verkleinert würden: Vieles würde ganz anders gemacht, als sie es über Jahre getan habe. Andere Menschen müssten ihr Zimmer sehr viel häufiger betreten, als es ihr angenehm sei. Ebenso unangenehm sei es ihr, dass andere ihre Wäsche waschen würden. Bei dieser Frau erzeugte die zunehmende Unterstützung einen erheblichen Leidensdruck statt das Gefühl eines Vorteils oder gar Genusses.

Und schließlich darf nicht vergessen werden, dass man – insbesondere als schwer oder chronisch kranker, aber genauso als älterer Mensch – auch ein gehöriges Maß an negativ konnotierter Beachtung erfährt. Man wird unfreundlich darauf hingewiesen, dass man zu langsam läuft und andere aufhält. Man ist mit Ungeduld konfrontiert, wenn der Straßenbahnfahrer erst die Rampe für den Rollstuhl ausklappen muss oder auch mit bösen Bemerkungen, wenn Konzentrations- und Wortfindungsstörungen mit starkem Alkoholkonsum verwechselt werden. Die Aufzählung ließe sich beliebig fortsetzen. Die Annahme also, das krankheitsbedingte »Mehr« an Beachtung sei grundsätzlich ein Gewinn, ignoriert die zweite und mitunter ebenso stark ausgeprägte Seite.

Auch die Bemerkung der Psychologin hörte sich an, als hätte ich Gefallen gefunden am Kranksein, als würde ich die Aufmerksamkeit genießen, die mir zuteil wurde. Ja, ich war dankbar, und ja, ich habe mich darüber gefreut. Doch das bedeutete nicht, dass ich es genossen habe. Die Freude über die Hilfe war auch bei mir oft von Bitterkeit über meine Situation und die mit ihr verbundenen Krankheitsverluste durchzogen (oder wie ich es damals ausdrückte: »infiziert mit Bitterkeit«).

Ihre Bemerkung löste dennoch Unruhe in mir aus. Während ich ziemlich sicher war, dass die unterstützende Begleitung meiner Freunde kein Heilungshindernis war, rumorte ihr Satz in anderer Hinsicht in mir. Aus dem Studium kannte ich die Theorien von Freud und kam nicht umhin, mich zu fragen, ob ich nicht (schnell genug) gesund wurde, weil ich es vielleicht unbewusst gar nicht wollte? Mich beschäftigte diese Frage sehr und so suchte ich über Jahre – mal mit, mal ohne professionelle Unterstützung – nach bislang unbewusst gebliebenen Genesungshindernissen. Mehrfach hatte ich geglaubt, endlich die richtige Fährte entdeckt zu haben, doch sie entpuppte sich bei näherem Hinschauen jeweils als Scheinlösung. Die Klärung der vermuteten Themen änderte rein gar nichts an meinen gesundheitlichen Problemen. Im Gegenteil: Mein Festhalten an diesem Konzept erschwerte lange Zeit die Akzeptanz dessen, dass es in meinem Heilungsprozess womöglich Grenzen gab. Ich konnte mich nur langsam damit abfinden, dass ich mich trotz größten Bemühens nicht gesund *machen* konnte.

Der (auch von mir selbst) unterstellte Krankheitsgewinn hat es mir schwer gemacht zu akzeptieren, dass meine Genesung nicht so verlief, wie ich es mir gewünscht oder vorgestellt hatte. Doch offene Lebensthemen verhindern nicht automatisch die Genesung. Nach meiner Erfahrung kann es deshalb sinnvoll sein, aus psychohygienischen Gründen irgendwann einen Punkt zu setzen. Ich erlebte es als Entlastung, nach Jahren der intensiven Innenarbeit vom weiteren Suchen abzulassen und meine bislang davon gebundene Kraft eher für die Frage zu nutzen, wie ich mein Leben trotz der verbliebenen Einschränkungen selbst gestalten kann.

»Sie will doch gar nicht gesund werden!«

Während man sich selbst einen Krankheitsgewinn vielleicht eher aus einem Heilungswunsch heraus unterstellt, gibt es für Dritte – Laien ebenso wie professionell Begleitende – andere Gründe. Nicht immer leitet sich der Verdacht, der andere könne von seiner Krankheit etwas haben oder wolle nicht gesund werden, tatsächlich aus dessen Verhalten ab. Er kann zum Beispiel auch aus der Enttäuschung, Frustration oder Erschöpfung des Begleitenden resultieren, die ihn das Verhalten des Kranken entsprechend interpretieren lässt.

Um kein Missverständnis aufkommen zu lassen: Es ist wichtig, anhand professioneller Kriterien das Verhalten eines kranken Menschen auch in der Perspektive eines möglichen Krankheitsgewinns anzuschauen und das mit ihm zu besprechen. Natürlich gibt es Patienten, die sich in der Krankenrolle behaglich eingerichtet haben und denen eine gleichbleibende Unterstützung womöglich sogar schaden würde. Oder andere, die ihre gesundheitlichen Beschwerden (bewusst oder unbewusst) einsetzen, um andere Menschen damit zu manipulieren oder eigenverantwortlichem Verhalten auszuweichen. Oder die sich durch die Erkrankung vom Leben als so sehr benachteiligt empfinden, dass sie mit Verweis auf ihre Beschwerden immer anspruchsvoller werden. In diesen Fällen ist es sicher notwendig, dies zum Thema zu machen, und zwar nicht nur im professionellen Bereich, sondern ebenso innerhalb der Familie oder im Freundeskreis. Niemand muss es dulden, wenn gesundheitliche Beschwerden offensichtlich ausgenutzt werden.

Auf der anderen Seite: Was heißt in diesem Zusammenhang »offensichtlich«? Profitiert der Patient tatsächlich von seiner Erkrankung oder deute ich es so? Der Grat zwischen beidem ist mitunter schmal. Deshalb scheint es mir ebenso notwendig, als Begleitende auch das eigene Verhalten und die Perspektive auf den Patienten gelegentlich kritisch zu hinterfragen. Meinen Tagebuchaufzeichnungen nach hatte mich die Psychologin mit ihrer Bemerkung zu einem Zeitpunkt konfrontiert, als sie wegen meines Widerstandes ihr gegenüber wütend auf mich war. Entsprang ihre Frage womöglich (auch) ihrer Wut und hatte mit meinem Verhalten weniger zu tun? Diese Frage stellte ich mir erst sehr viel später, als ich einen Aufsatz darüber fand, welche Schwierigkeiten in der Patienten-Therapeuten-Beziehung zu der Unterstellung eines Krankheitsgewinns führen können. Am stärksten dürfte jener Punkt wirken, dass der Begleitende zu wissen meint, wie der Heilungsprozess zu verlaufen habe. Wenn meine Erwartungen an einen sichtbaren Fortgang des Genesungsprozesses oder auch an die Kooperationsbereitschaft des Kranken nicht erfüllt werden, werde ich ungehalten – und »finde« die Gründe beim Kranken.

Ich möchte in diesem Zusammenhang nochmals Luise Reddemanns Begriff des »professionellen Narzissmus« (2008, S. 111) bemühen: Es kann als kränkend empfunden werden, wenn sich ein Klient verweigert. Im schlimmsten Fall resultiert daraus ein Machtkampf, wer von beiden den Weg bestimmen darf. Sich selbst einzugestehen, dass der angebotene Weg für diesen Patienten nicht passt oder es einem vielleicht an Einfühlungsvermögen und Verständnis mangelt, ist nicht einfach. Gleichwohl ist die Frage an sich selbst, ob es im eigenen Verhalten Gründe für das Verhalten des Klienten geben kann, nach meinem Empfinden nicht nur angemessen, sondern geradezu notwendig, und zwar bevor ich ihm gegenüber mit dem Konzept des Krankheitsgewinns um die Ecke komme, um mich selbst zu entlasten.

Vielleicht bedarf es manchmal auch der erneuten Vergegenwärtigung, dass Heilungsverläufe individuell sind. Hans Müller-Eckhard (1954, S. 68) schrieb: »In jedem Falle des Krank-Seins eines Menschen ist, wenn wir dieses Ereignis verstehen wollen, eines notwendig: die Ehrfurcht vor dem Geheimnis.« Das individuelle »Geheimnis« kann für den scheinbar stockenden Therapieverlauf weitere Perspektiven anbieten, wie zum Beispiel die Möglichkeit, das Stocken als für diesen Menschen nötige Atempause einzuordnen. Manchmal mag es vielleicht auch nur eine Atempause im Außen sein, weil im Inneren so viele Dinge arbeiten, dass man als Patient schlicht überfordert ist und sich mittels der Verweigerung vor weiteren Überforderungen schützt.

Im privaten Bereich dürften die Unterstellungen eines Krankheitsgewinns eher der Erschöpfung geschuldet sein: »Ich mache alles für dich, damit es dir besser geht, und du hängst nur auf der Couch herum. Du willst doch gar nicht gesund werden!« In diesem Punkt gibt es Überschneidungen zu den an anderer Stelle besprochenen Aussagen wie »Jetzt reiß dich mal zusammen!« oder »Steigere dich nicht so rein!« Statt mich als Helfende auch um meine Regeneration zu kümmern und zum Beispiel für eine andere Verteilung der Hilfe zu sorgen, entlaste ich mich, indem ich mutmaße, der Kranke wolle gar nicht gesund werden. Im schlimmsten Fall ermöglicht mir diese Unterstellung überhaupt erst, mich entlasten zu *dürfen:* Da sich der andere nur noch in die Krankheit hineinfallen lässt, brauche ich ihm nicht mehr zur Seite zu stehen und darf endlich frei machen.

Ein völlig anderer Aspekt: Gelegentlich steht hinter der Bitte des Kranken »Mach du das bitte für mich!« statt Bequemlichkeit pure Angst, erneut an seine Grenzen zu geraten, sich durch die gesundheitlichen Einschränkungen zu blamieren oder den gewohnten Ablauf zu verzögern. Zwar wird der Kranke – zusätzlich zur konkreten Unterstützung – durch die Hilfe von seiner Angst entlastet, aber es dürfte wenig zielführend sein, ihm mit einem »Du hast doch was davon!« zu begegnen, und sei es unausgesprochen durch Mimik oder Gestik. In diesen Fällen braucht es vielmehr eine äußerst kleinschrittige Hilfe zur Selbsthilfe, bis das Vertrauen in sich selbst wieder so stabil ist, dass man auf die Hilfe von außen nach und nach verzichten kann.

Dennoch nutzen manche Patienten ihre Krankheiten auch im Privaten schamlos aus – oder vielmehr die Angehörigen und Freunde mittels der Krankheit. Ich kann es nicht nur verstehen, wenn einem da mal der Kragen platzt, sondern möchte begleitende Menschen in diesen Fällen sogar dazu ermuntern, deutlich Grenzen zu setzen.

Krankheitsverluste als Kehrseite

Bei akuten Erkrankungen werden die Beschwerden und Verluste des Betroffenen von Freunden und Angehörigen sowie professionell Begleitenden in der Regel deutlich wahrgenommen. Sich dagegen vorzustellen, wie sich ein Leben mit chronischer Krankheit und mit den mit ihr verbundenen Verlusten anfühlen könnte, ist ungleich schwerer. Vielleicht liegt das daran, dass sich viele Menschen mit chronischen Erkrankungen mit diesen arrangiert haben, sodass weit weniger darüber gesprochen wird als in der Dramatik einer akuten Situation. Oder es liegt daran, dass mit zunehmender Zeit die Krankheit (wieder) hinter die Persönlichkeit des Kranken zurückweicht und deshalb manchmal kaum noch wahrgenommen wird. Beide Aspekte sind grundsätzlich gut. Sie erleichtern es allerdings, die Krankheitsverluste zu ignorieren, mit denen ein Kranker trotzdem umgehen muss.

Als Beispiel möchte ich die Vorteile einer Rente den mit ihr verbundenen Verlusten gegenüberstellen, denn das – reale oder unterstellte – Bemühen um eine Rente wird am häufigsten mit dem Konzept des Krankheitsgewinns in Verbindung gebracht. Von außen werden viele Vorteile vermutet, die die Rente mit sich bringt, und zwar sowohl von jenen, die eine Rente beantragen wollen, als auch von professionell Begleitenden. Diese Vermutung verstellt nach meiner Erfahrung zu oft den Blick auf die durchaus handfesten Nachteile. Doch bevor ich selbst davon betroffen war, machte ich mir als Ärztin auch nicht die Mühe, über die Komplexität einer Berentung nachzudenken.

Während einige Patienten in der Reha mit großem Eifer ihre Rentenanträge vorantrieben, bekam ich eines Tages Post von meinem Rententräger: Man wolle mich darauf aufmerksam machen, dass mir eine Rente zustehe und man mir diese Rente auch zahlen würde. Einerseits war ich dankbar für diese Möglichkeit. Andererseits war die Vorstellung, mit 29 Jahren berentet zu werden, jenseits von allem, was ich mir für mein Leben gewünscht hatte. Mein Arzt riet mir, den Antrag zu stellen. Die Absicherung durch die Rente könne ich als Boden nehmen, mich intensiv dem Heilungsprozess zu widmen. Da ich noch in der ambulanten Reha war, ging mein Leben vorerst mit intensiver Therapie weiter, und die Tatsache der Berentung trat in den Hintergrund. Als jedoch nach einem weiteren halben Jahr die Reha nicht weiterfinanziert wurde – es sei unwahrscheinlich, dass die Berufsfähigkeit wiederhergestellt werden könne – wurde ich mit der Kehrseite der Berentung konfrontiert.

Eines vorweg: Ich bin von ganzem Herzen dankbar, in einem Land zu leben, in dem es eine Rente aufgrund von Arbeitsunfähigkeit überhaupt gibt. Ich bin dankbar dafür, dass mich andere Menschen über ihre Arbeit mitfinanzieren, was mir gleichzeitig unangenehm ist, denn ich würde das lieber aus eigener Kraft können. Dennoch empfinde ich die Rente nicht als »Vorteil« oder gar Gewinn. Zum einen, weil die Höhe der Rente erheblich niedriger ist als das Einkommen, das ich als Ärztin haben würde. Und da ich auch noch während meiner Zeit als Ärztin im Praktikum krank geworden bin, ist meine Rente gering. Hinzu kommt, dass die Rentensteigerungen nicht den Preissteigerungen angepasst sind. Ich spüre es im Alltag, dass ich real immer weniger Geld zur Verfügung habe. Diese Entwicklung beunruhigt mich.

Neben dem geringen finanziellen Spielraum empfinde ich es als gravierendste Veränderung, nicht mehr als Ärztin arbeiten zu *können*. Es mag sein, dass es Menschen, die stressgeplagt im Arbeitsleben stehen, wie der Himmel auf Erden vorkommt, nicht arbeiten zu müssen und trotzdem Geld zu bekommen. Aus meiner Gegenperspektive ist es kein Nicht-arbeiten-Müssen, sondern ein Nicht-arbeiten-Können und aus berufsrechtlichen Gründen ein Nicht-arbeiten-Dürfen. Die Vorstellung, es sei toll, nicht arbeiten zu müssen, übersieht, wie wichtig es für das seelische Wohlbefinden ist, gesellschaftlich eingebunden zu sein, eine Aufgabe zu haben, für sein Tun geschätzt zu werden. Noch dazu, wenn man einen so erfüllenden Beruf hat, wie ich ihn hatte. Der Wegfall der Arbeitsfähigkeit hat einen für mich extrem wertvollen Lebensbereich wegbrechen lassen, den die Rente nicht ansatzweise aufwiegt. Ich empfinde sie deshalb nicht als Krankheitsgewinn, sondern eher als eine Art Krankheitsentschädigung.

Hinzu kommt, dass die gesundheitlichen Beschwerden, die der Bewilligung einer Rente zugrunde liegen, erheblich sein müssen. Die Vorstellung also, berentete Menschen könnten endlich die Dinge ausleben, die sie schon immer tun wollten, ignoriert die Ursache der Berentung. Ich kann mir keinen gesunden Menschen vorstellen, der im Tausch gegen eine Befreiung von der Arbeitswelt die real damit verbundenen Gesundheitsprobleme freiwillig auf sich nehmen würde.

Allgemein betreffen die Verluste durch eine Krankheit verschiedenste Bereiche: Verlust von körperlichem Wohlbefinden und Gesundheit, Verlust von Lebenszeit bei Menschen mit tödlich verlaufenden Erkrankungen, Verlust der Berufstätigkeit oder geliebter Hobbies, manchmal auch Verlust von Freundschaften oder Beziehungen, wenn die gesundheitlichen Einschränkungen als zu gravierend empfunden werden oder sich die Persönlichkeit durch die Krankheitsbelastungen verändert. Hinzu kommen finanzielle Einbußen, Verlust von gesellschaftlichem Eingebundensein und damit ein Wegfall von Wertschätzung durch andere Menschen. Die Aufzählung ließe sich fortsetzen.

Bis auf die begrenzte Lebenszeit kenne ich alle genannten Verluste aus eigenem Erleben. Wenn man sich diese Krankheitsverluste vergegenwärtigt, bleibt einem die Feststellung, eine Rente, Aufmerksamkeit oder Umsorgtwerden seien *grundsätzlich* ein Krankheitsgewinn oder gar *Vorteile*, regelrecht im Halse stecken.

Der Vollständigkeit halber möchte ich erwähnen, dass es trotz allem auch »Nebenwirkungen« der Verluste geben kann, die positiv erlebt werden. Ich schätze es zum Beispiel durchaus, morgens erst um halb acht und nicht schon um sechs aufstehen zu müssen. Oder keine kräftezehrenden Auseinandersetzungen mit Kollegen oder Vorgesetzten zu haben. Das sind im Vergleich zu den zuvor genannten großen Verlusten Kleinigkeiten. Dennoch hilft mir deren Vergegenwärtigung, wenn ich mal wieder mit meiner Situation hadere.

In dieser Vergegenwärtigung scheint eine Form des Krankheitsgewinns auf, die ich tatsächlich als solchen empfinde: Die Fähigkeit, meine Aufmerksamkeit auf das Gute, das in diesem konkreten Moment da ist, zu richten. Die durch die Krankheit entwickelten *Fähigkeiten* sind für mich ein ungleich stärkerer Gewinn als das Umsorgtsein durch Freunde. Bevor ich zu diesem Punkt komme, möchte ich kurz darauf eingehen, dass auch das Umsorgenkönnen manchmal ein Krankheitsgewinn ist.

Umsorgenkönnen als Krankheitsgewinn

Der amerikanische Psychiater Daniel Dansak (1973) beschrieb in den 1970er Jahren den sogenannten tertiären Krankheitsgewinn – in Fortsetzung von Freuds Einteilung. Der tertiäre Krankheitsgewinn entspricht dem Gefühl, wichtig zu sein für den Heilungsprozess eines anderen Menschen und von dessen Krankheit zu profitieren. Er zeigt sich zum Beispiel in Respekt und Aufmerksamkeit durch Außenstehende: »Es ist bewundernswert, wie sehr du dich aufopferst in der Pflege deines Mannes.« Oder in der realen oder zugeschriebenen (über-)lebenswichtigen Bedeutung für den Kranken: »Ohne mich müsste er ins Pflegeheim.« Oder schlicht darin, eine als sinnvoll empfundene Aufgabe zu haben.

Zum tertiären Krankheitsgewinn werden diese Aspekte, wenn der Begleitende sie für sein eigenes Wohlbefinden *braucht*. Manche Autoren unterstellen einen tertiären Krankheitsgewinn dagegen allen Menschen, die sich um die Pflege oder Genesung kranker Menschen kümmern wie zum Beispiel Ärzten, professionell Pflegenden, Physiotherapeuten usw., weil sie durch ihren Beruf oder ihr Gehalt von der Krankheit anderer Menschen profitieren würden. Diese Pauschalisierung scheint mir die eigentliche Aussage des tertiären Krankheitsgewinns allerdings ebenso stark zu verwässern wie die Anwendung des sekundären auf jegliche Formen der Zuwendung und Unterstützung.

In meinen Ausführungen zur Krankenrolle hatte ich erwähnt, dass es in einer engen Freundschaft zu erheblichen Verwerfungen kam, als es mir allmählich besser ging. Da ich durch meine wachsende Selbstständigkeit immer weniger Unterstützung von ihr brauchte, geriet meine Freundin in einen Mangel. Sie fühlte sich zunehmend nutzlos – und unwohl, da sie ihre Not wahrnahm, sich gleichzeitig aber über meine Fortschritte freute. Uns rettete nach einer Zeit voller Spannungen, offen darüber zu sprechen und nach Wegen zu suchen, wie sie sich auf andere Weise als kompetent und bedeutsam als Freundin erleben könnte. Nach und nach verschwand ihr Krankheitsgewinn.

Auch wenn es sich dabei eher um eine Annehmlichkeit handelt, erlebe ich eine andere Facette des tertiären Krankheitsgewinns regelmäßig durch die Frage von Nachbarn: »Könntest du morgen bei mir den Klempner reinlassen? Du bist doch zu Hause, oder?« Für sie ist es eine Entlastung zu wissen, dass jemand da ist, der den Wohnungsschlüssel nimmt und derartige Termine ermöglicht. Dadurch profitieren auch sie von meinen gesundheitlichen Einschränkungen.

Schwieriger empfinde ich die an anderer Stelle beschriebene Lebenssituation der durch einen Unfall schwerstbehinderten Tochter und ihrer Mutter. Da die Mutter für die Pflege der Tochter ihren Arbeitsplatz aufgegeben hatte, empfand sie sich als finanziell von der Rente der Tochter abhängig (und war es womöglich auch tatsächlich). Aus diesem Grunde wies sie wiederholt Anregungen der Ärzte und Therapeuten zurück, ihre Tochter – wie von dieser gewünscht – in einer betreuten Wohngemeinschaft leben zu lassen. Dort hätte die Tochter die Möglichkeit, wieder zu einem höheren Maß an Selbstständigkeit zu finden, als es in der häuslichen Umgebung möglich wäre. Nach meinem Empfinden verbietet es das große Leid, das beiden Frauen durch die Situation entstand, den Terminus eines tertiären *Krankheitsgewinns* zu benutzen. Dennoch verhinderte die Mutter aus Angst vor Verarmung eine stärkere Förderung der Selbstständigkeit der Tochter, denn deren Rente sicherte auch ihr das Leben.

Ich hoffe, dass anhand der Beispiele deutlich wurde, wann die Unterstützung eines Kranken ein tertiärer Krankheitsgewinn sein könnte. Das Engagement von Ärzten, Sozialarbeitern und Psychologen oder die geduldige Unterstützung durch Pflegepersonal, Freunde oder Familie sind es – nach meinem Empfinden – für sich allein genommen noch nicht. Ein tertiärer Krankheitsgewinn entsteht erst, wenn ich als Begleitende die Erkrankung oder die daraus resultierende Hilfsbedürftigkeit – unbewusst – für mich nutze.

Persönliche Entwicklung durch Krankheit

Den bislang beschriebenen Formen des Krankheitsgewinns ist gemein, dass sie negativ konnotiert sind. Am stärksten wird dies in Aussagen deutlich wie etwa »Er hat sich in die Krankheit geflüchtet« oder »Sie hat ein Helfersyndrom«. Im Folgenden soll es um einen Krankheitsgewinn gehen, für den dieser Begriff ungebräuchlich ist. Ich finde ihn trotzdem passend und zwar im besten Sinne des Wortes. Ursprünglich aus der Traumaforschung als »posttraumatisches Wachstum« oder »posttraumatische Reifung« (vgl. Zöllner et al., 2008) kommend, zeigt er sich vor allem in Veränderungen, die in der Persönlichkeit des Kranken selbst liegen: in einem allmählich gewachsenen und selbst erarbeiteten Zuwachs an Erkenntnis, in einem bewusst anders gestalteten Zugang zur Welt, in der Entwicklung neuer Fähigkeiten. Für mich ist die persönliche Reifung an einer Krankheit der größte Gewinn, den man dieser abringen kann.

Zeugnisse anderer Menschen, die ähnlich empfunden haben, sind vielfach überliefert. Johann Wolfgang von Goethe (zit. in Mandelkow & Morawe, 1973, S. 81) schrieb am 30.12.1768 an Käthchen Schönkopf: »Ich habe viel in der Kranckheit gelernt, das ich nirgends in meinem Leben hätte lernen können.« In ähnlicher Weise äußerte sich der französische Schriftsteller André Gide (1961, S. 312f.) in seinem Tagebucheintrag vom 25. Juli 1930:

> »Ich glaube, dass die Krankheiten Schlüssel sind, die uns gewisse Tore öffnen können. Ich glaube, es gibt gewisse Tore, die einzig die Krankheit öffnen kann. Es gibt jedenfalls einen Gesundheitszustand, der uns nicht erlaubt, alles zu verstehen. Vielleicht verschließt uns die Krankheit einige Wahrheiten; ebenso aber verschließt uns die Gesundheit andere oder führt uns doch davon weg, so daß wir uns nicht mehr darum kümmern.«

Diesen Aussagen kann ich mich anschließen. Während ich die Rente nicht als Krankheitsgewinn empfinde, spüre ich Wärme und Dankbarkeit, wenn ich an das denke, was ich im und durch den Prozess der Krankheitsverarbeitung gelernt habe. Die wesentlich höhere Lebensintensität ist für mich zum Beispiel ein äußerst bedeutsamer Gewinn, der sich in erster Linie aus der krankheitsbedingten Verlangsamung meines Lebens speist. Während es früher im rastlosen Klinikalltag allenfalls punktuell möglich war, innezuhalten, zu verweilen oder bewusster wahrzunehmen, erlebe ich die unfreiwillige Entschleunigung inzwischen als bereichernd. Sie gibt mir die Möglichkeit, auf den Moment zu achten: auf seine Fülle, seine Schönheit, auf die Menschen, die mir in ihm begegnen, auch auf mich in ihm. Das zuvor als selbstverständlich hingenommene und deshalb oft kaum beachtete Gute ist für mich spürbar geworden, vor allem in seinen vielen kleinen Bestandteilen. Ich nehme den bequemen Sessel, den Anruf eines Freundes oder eine Tasse Kaffee wahr und genieße diese Dinge. Das Gute ist für mich nicht mehr selbstverständlich, sondern kostbar geworden. Außerdem gibt mir die bewusste Wahrnehmung dessen, was mir täglich an Gutem entgegenkommt, in jenen Zeiten inneren Halt, in denen ich bis heute um den Verlust meiner Lebensentwürfe oder wegen anderer Einschränkungen trauere. Sie ist ein wohltuendes Gegengewicht.

Früher habe ich oft nicht nur das Gute als selbstverständlich hingenommen, sondern es auch als selbstverständlich empfunden zu studieren, zu arbeiten und – abgesehen von den vielen Infekten – gesund zu sein. Durch die schwere Erkrankung ist diese Selbstverständlichkeit zerbrochen. Ich erlebe mich als verletzbar, mein Vertrauen in den kontinuierlich guten Fortgang des Lebens gibt es nicht mehr. Vielleicht war es auch weniger ein Vertrauen als eine Erwartungshaltung, wie mein Leben zu verlaufe habe. Diese ist weg. Stattdessen ist das Vertrauen *in mich* gewachsen, die Unvorhersehbarkeit des Lebens aushalten und ihr begegnen zu können. Ich fühle mich gleichzeitig verwundbarer und stärker, präsenter und gelassener, manchmal auch ängstlicher – vor allem in Situationen, die wegen meiner Einschränkungen schwieriger als früher zu bewältigen sind – und doch vertrauend.

Durch den Wegfall des als selbstverständlich Angenommenen erlebe ich auch meine Beziehungen zu anderen Menschen sehr viel intensiver und als Geschenk. Vor einigen Jahren empörte sich eine Freundin über unhöfliche Fahrgäste in der S-Bahn und schloss mit den Worten: »Das wird man ja wohl erwarten dürfen!« Obwohl in einem völlig anderen Kontext gebraucht, blieb in mir die Frage hängen, ob es überhaupt etwas geben kann, das ich von anderen erwarten darf, und wenn ja, was dies sein könnte. Ich kam zu dem Schluss, dass die einzige Erwartung an andere jene ist, mir mit demselben Respekt zu begegnen, wie sie jedem anderen Menschen auch begegnen. Alles andere sind Zugaben. Ich spürte dieser Annahme nach und war erstaunt, wie viele Zugaben ich täglich bekomme. Wenn nämlich jede Freundlichkeit einer Verkäuferin, jedes Gespräch mit einer Freundin oder jede stürmische Umarmung meines kleinen Neffen als *Zugabe* erlebt wird, ist das wie jeden Tag Weihnachten und Geburtstag zusammen.

Neben der veränderten Intensität spüre ich auch eine veränderte Qualität meiner Beziehungen zu anderen Menschen. Ich empfinde eine paradox anmutende Gleichzeitigkeit von mehr Gelassenheit und stärkerer Abgrenzung. Letzteres resultiert aus der in den letzten Jahren gewachsenen (und noch immer wachsenden) Klarheit, was »meins« ist. Dieses immer stabiler werdende *bewusste* Gefühl für mich selbst ermöglicht mir, zu mir zu stehen und anderen ihre Weltbilder, Konventionen oder Gewohnheiten zu lassen. Ausgenommen von dieser Gelassenheit sind rassistische oder in irgendeiner anderen Form menschenfeindliche Weltbilder. Diese kann ich nicht unwidersprochen hinnehmen.

Meine zunehmende Toleranz hat eine weitere Wurzel. Als ich noch sehr auffällig lief, litt ich unter den Blicken der anderen ebenso wie unter dem Gefühl, anders zu sein. Es war ein unfreies Anderssein, ich konnte es nicht ändern. Aber es änderte mich. Es lehrte mich auf schmerzhafte Weise, was es bedeutet, angestarrt oder sogar abfällig behandelt zu werden, nur weil man auffällig läuft oder spricht. Diese eigene bittere Erfahrung veränderte mich hin zu mehr Weichheit, mehr Mitgefühl, mehr Verständnis für andere. Besonders für jene Menschen, die nicht zu den Erfolgsverwöhnten unserer Gesellschaft gehören.

Um noch einmal auf das Gefühl der höheren Lebensintensität zurückzukommen: Es ist nicht zuletzt auch eine Konsequenz aus der Konfrontation mit einer mir bislang unbekannten Form der Endlichkeit. Es gibt »Endlichkeiten«, die wir als natürlich empfinden: Das Ende der Schulzeit, das Ende des Arbeitslebens oder vielleicht den Tod eines hochbetagten Familienmitglieds. Schmerzhaft wird es vor allem, wenn etwas »vor der Zeit« geschieht. Es ist nicht nur schmerzhaft, es verwirrt, irritiert, erschüttert. Besonders schmerzhaft war und ist für mich der Verlust der Berufsfähigkeit. In diesem Punkt die Härte der Endlichkeit zu spüren, war überaus bitter, doch ich habe sie nicht nur gespürt, sondern ebenso von ihr gelernt.

Mich hat die Konfrontation mit der Endlichkeit mutiger werden lassen. Für manche Dinge scheint es Zeitfenster zu geben, in denen wir uns trauen, sie zu realisieren. Für mich waren das zum Beispiel meine Reisen ins Hochgebirge des Sinai. In der Reisebeschreibung wurden Trittsicherheit, gute Koordination und Konzentration als Voraussetzungen genannt. Ich hatte sie nicht. Doch ich wollte diese Reise so gern machen, dass ich den Sprung ins Ungewisse gewagt habe. Auch mit dem Gedanken, wer weiß, ob ich mich später noch einmal dazu entschließen würde. Wenn ich mir heute Bilder der Reise anschaue, wird mir angst und bange, was ich da riskiert habe. Und doch erfüllt es mich noch immer mit tiefer Freude, dass ich mich getraut habe. Zu wissen, dass mein Leben endlich ist, hilft mir, mich zu entscheiden. Ich habe nicht ewig Zeit.

Und schließlich lehrte mich die Krankheit Demut. Demut vor allem gegenüber dem Leben mit all seinen Unwägbarkeiten und plötzlichen Wendungen, aber auch gegenüber der Machbarkeit von Gesundheit, die ich früher als Ärztin angenommen, wenn nicht sogar erwartet hatte. Heute weiß ich, dass ich nicht alles in der Hand haben kann, ich *muss* auch nicht alles in der Hand haben. Oben hatte ich geschrieben, mein Vertrauen in den kontinuierlich guten Fortgang des Lebens gäbe es nicht mehr. Das ist richtig und auch nicht schlimm. Es war ein Vertrauen in eine Illusion, vielleicht auch eher eine Hoffnung oder, wie oben vermutet, sogar eine Erwartungshaltung. Stattdessen habe ich gelernt, mich dem Leben anvertrauen zu können und es zu gestalten. Ich brauche die Illusion nicht mehr, darüber verfügen oder gar einen bestimmten Fortgang des Lebens voraussetzen zu können. Es kam so oft anders als gedacht und gewünscht. Heute kann ich mich viel entspannter als früher auf den Lebensfluss einlassen. Das fühlt sich gut an.

Alle genannten Aspekte empfinde ich als Krankheitsgewinn. Und obwohl ich bis heute erhebliche gesundheitliche Einschränkungen habe, die meinen Alltag mal mehr, mal weniger bestimmen, fühle ich mich in einem tiefen Sinne heil. Dieses Gefühl ist der größte und wichtigste Krankheitsgewinn für mich. Er ist durch Innenarbeit hart erkämpft. Vielleicht bedeutet er mir deshalb so viel.

»Du musst das Beste daraus machen!«

Gelegentlich habe ich den Satz gehört, ich müsse das Beste aus meiner Situation machen. Gemeint war damit, ich solle den mir verbliebenen Gestaltungsspielraum vor allem für den Heilungsprozess nutzen. Über viele Jahre dachte ich, das für mich Beste wäre, so schnell wie möglich meine Berufsfähigkeit wiederherzustellen. Da ich dieses Ziel trotz intensiver Therapie nicht erreichen konnte, schien mir »das Beste« zunächst verfehlt. Doch vielleicht war ich mit der Annahme, das Beste für mich sei die schnelle Wiederherstellung meiner früheren Funktionalität, einfach auf dem Holzweg. Ebenso scheiterte ich daran, mich schnell beruflich umzuorientieren, was andere Menschen für mich als das Beste erachtet hatten.

Inzwischen glaube ich, dass ich tatsächlich das Beste aus meiner Situation herausgeholt habe und noch immer heraushole. Ich weiß nicht, ob sich das tiefe Gefühl des Heilseins, der Erkenntnisgewinn und die dadurch veränderte Lebensqualität irgendwann einmal eingestellt hätten, hätte ich auf die intensive Begegnung mit dem Schmerz verzichtet. Diese Begegnung hat sich über lange Jahre zwar nicht als »das Beste« angefühlt. Und doch war rückblickend das Ringen mit dem Schmerz und schließlich das Hindurch- und über ihn Hinausgehen das Beste, das ich aus meiner Situation machen konnte.

An anderer Stelle hatte ich erwähnt, dass manche Freunde der Meinung waren, ich würde mich zu viel mit dem Schmerz befassen, mich generell auch zu viel der Krankheitsverarbeitung widmen. Sie unterstellten mir, ich hätte etwas davon, nämlich Zuwendung und Unterstützung. Damals war ich verletzt. Heute kann ich sagen: Stimmt. Ich habe etwas davon. Ihr hattet Recht, auch wenn Ihr es ganz anders gemeint habt. Aufgrund der Bemerkungen meiner Freunde möchte ich ans Ende dieses Kapitels wiederum die Bitte um Behutsamkeit in der Begleitung von kranken Menschen setzen. Ein langsamer oder gar stockender Heilungsverlauf impliziert nicht notwendig einen Krankheitsgewinn im Sinne von Sigmund Freud oder auch in der heute abgewandelten Form. Er kann – neben vielem anderen – ebenso der Hinwendung nach innen geschuldet sein. Diese kostet Kraft, die möglicherweise vorübergehend für anderes fehlt. Zudem kann von außen die

Intensität der inneren Arbeit und deren Dauer nicht unbedingt nachvollzogen werden, was in puncto Beurteilung der Situation nur noch vorsichtiger machen sollte. Dasselbe gilt für die Einschätzung, was das Beste für den konkreten Patienten sein könnte.

14 Krankheit und mystische Erfahrungen

Das Auftreten von tiefen spirituellen oder gar mystischen Erfahrungen im Verlauf von Krankheits- oder Heilungsprozessen ist ein weniger bekanntes, aber durchaus relevantes Thema. Denn diejenigen, die solche Erfahrungen gemacht haben, beschreiben sie oft als zutiefst stärkend, bereichernd und heilsam.

Bevor ich krank wurde, gab es in meinem Leben keinen Platz für Spiritualität oder Religiosität und so kannte ich mystische Erfahrungen weder aus der Literatur noch aus Erzählungen anderer. Nach meiner ersten Erfahrung dieser Art konnte ich das Geschehen deshalb gar nicht einordnen, ich hatte keine Idee, was da gerade (mit mir) passiert war. Doch obwohl ich es als außergewöhnlich berührend empfunden hatte, beunruhigte mich der Gedanke, dass ich als Folge der Enzephalitis nun vielleicht auch noch anfange zu halluzinieren. Das Erleben selbst hatte mir zwar keinerlei Angst gemacht, im Gegenteil. Allerdings konnte ich es mir nicht *erklären*.

Im Laufe der Jahre durfte ich drei Erfahrungen machen, die Merkmale mystischer Erfahrungen aufwiesen und doch qualitativ sehr unterschiedlich waren. Jede von ihnen hat mich nicht nur auf bislang unbekannt tiefe Weise berührt, sondern mir auch wichtige Impulse für meinen Umgang mit der Erkrankung, mit der Welt und mit mir selbst gegeben.

Eine unerwartete, überraschende Erfahrung

Das erste Mal ist es geschehen, als ich zwei oder drei Jahre nach der Erkrankung allein in der Krypta eines Doms saß. Mich beschäftigte zu dieser Zeit die Frage, inwieweit man das Bild von Ostern, also »Leiden, Sterben, Auferstehung«, für die Krankheitsbewältigung nutzen und es so unmittelbar ins eigene Leben holen könnte. Auf der Suche nach Hilfe war ich irgendwann auf dieses Thema gestoßen, es ließ mich nicht los. Was war das, was bei oder durch eine(r) schwere(n) Erkrankung starb, obwohl man selbst überlebt hatte? Was könnte »Auferstehung« in diesem Zusammenhang meinen? Und was würde sie von einem normalen Wieder-vom-Krankenlager-Aufstehen unterscheiden? Ich saß in der Krypta, dachte nach und schaute mir dabei den Raum an. Der Raum war schön, aber das Licht darin wirkte kalt, neonartig und irgendwie abweisend. Meine Gedanken schweiften ab zur Umgestaltung der Lichtquellen.

Ganz plötzlich veränderte sich das Licht; es war, als ob vorne rechts und von woher auch immer ein gewaltiges, wie überirdisch strahlendes Licht aufgetaucht war. Dieses Licht wurde größer und größer, bis es den ganzen Raum und auch mich vollständig ausfüllte. Ich bin in diesem Licht aufgegangen, ich *war* Licht. Nach einiger Zeit – vermutlich waren es nur wenige Sekunden – zog es sich wieder zurück, diesmal jedoch nicht nach vorn, sondern in den Bereich meines Herzens. Ich spürte dieses Licht dort weiterhin, es war wie ein inneres, warmes Leuchten. Das Licht im Raum dagegen war wie zuvor: kalt und abweisend.

Ergriffen blieb ich sitzen. Aber ich war auch ratlos, ich hatte noch nie etwas auch nur annähernd Ähnliches erlebt. Gleichzeitig war dieses Geschehen aus sich selbst heraus so klar und wahrhaftig, dass ich in diesem Moment gar kein Bedürfnis nach Erklärungen hatte. In mir waren dieses Licht und eine tiefe, stille Freude. Eine Freude, die ich als heilig empfand.

Als ich mich etwas später mit einer Freundin am Ausgang des Doms traf, schaute sie mich verwundert an und fragte: »Was ist denn mit dir passiert? Du hast so viel Licht um dich herum, das gibt es doch gar nicht!« Ich versuchte, es ihr zu beschreiben, fand aber kaum die passenden Worte. Auch später habe ich oft Als-ob-Formulierungen oder Umschreibungen benutzt, um es für mich sprachlich zu fassen. Vielleicht auch, um dieser Erfahrung im ganz konkreten Sinne eine Fassung zu geben und sie nicht nur als ein zwar starkes, aber nicht greifbares Etwas zu belassen. Mein Verstand hatte dieses Bedürfnis, mein Herz hatte es nicht.

Eine weitere Erfahrung

Etwa ein Jahr später machte ich eine zweite Erfahrung, die – vor allem langfristig – eine wesentlich stärkere Wirkung auf mein Leben entfaltete. Ich kam damals von einem Arzt, der mir unerwartet eröffnet hatte, dass der Verdacht auf eine weitere schwere Erkrankung bestehe und ich operiert werden müsste. Darauf war ich nicht vorbereitet gewesen, auf dem Heimweg brach die Angst über mich herein. Nach und nach geriet ich regelrecht in Panik, ob ich diese OP überleben und wie es danach weitergehen würde. Ich war wie im freien Fall und wusste nicht, wann und wo ich aufschlagen würde.

Auf meinem Weg lag eine kleine Buchhandlung. Da Buchläden auf mich schon immer einen beruhigenden Einfluss gehabt hatten, hoffte ich auch jetzt darauf. Doch ich irrte nur unruhig zwischen den Regalen umher, meine Angst war so gewaltig, dass kein Buch meine Aufmerksamkeit hätte wecken können. Dann, zwischen zwei hohen und aus allen Nähten platzenden Bücherregalen, war es auf einmal, als ob ein warmer, bergender Kraftstrom von hinten durch meine Schulterblätter in mich hineinströmte und sich in mir ausbreitete. In diesem Moment wusste ich mit absoluter Gewissheit, »dass Gott mich gefunden hat«. Obwohl ich nicht religiös war, war das für mich vollkommen klar und gewiss. Von jetzt auf gleich war in mir statt der überwältigenden Angst eine unverhofft tiefe Freude und ebenso tiefes Vertrauen. Ich hatte das Gefühl, ich bin geborgen, ich bin so geborgen wie ich noch nie in meinem Leben geborgen war. Von meinem Empfinden her hätte ich mich sogar *körperlich* nach hinten fallen lassen können, weil ich sicher war, selbst dann aufgefangen zu werden. Für mich war es ein heiliger Moment, ein Moment aus Ergriffenheit, Dankbarkeit und Staunen. Ein Moment mit tiefem Vertrauen und der Gewissheit, in einer alles übersteigenden Liebe aufgehoben zu sein. Mir liefen die Tränen über das Gesicht und ich wusste, alles würde gut werden. Egal wie die Operation ausgehen würde, es würde gut werden.

Die Schweizer Psychoonkologin Monika Renz (2003, S. 38) schreibt zu der Situation des Kranken vor dem Auftreten solcher Erfahrungen:

> »Bevor nämlich Zustände jenseits aller Angst erfahren werden, sind Ängste gerade entfesselt und haben apokalyptische Dimensionen. [...] Ähnlich sind Schmerzen nie so total und unüberwindbar wie in den Zuständen »davor«, vor einer inneren Bewusstseinsschwelle hin zu einem ewig Anderen. Im Davor, wo das Ich noch immer nicht losgelassen hat, wird Ohnmacht total erlebt.«

Die Gewissheit, »dass Gott mich gefunden hat«, war die tiefste Erfahrung, die ich bis jetzt gemacht habe. Sie hat mir damals nicht nur die Angst vor der OP genommen, sondern mir für den gesamten Krankheitsverarbeitungsprozess einen sicheren, tragenden Boden gegeben. Das Vertrauen, im »Über-Wirklichen« geborgen zu sein, hat alles überstiegen, was ich an Halt bislang kannte. Vielleicht auch, was an Halt im Irdischen überhaupt möglich war. Es wurde zum sichernden Netz, das auch dann wirksam blieb, wenn alle andere Hilfe nicht ausreichte.

Diese mystische Erfahrung hat mir das Vertrauen gegeben, dass ich einen Umgang mit meiner gesundheitlichen Situation finden werde – egal, wie sie sich zeigt. Sie hat aber nicht das Gefühl ausgelöst, in jedem Fall wieder gesund zu werden. Auch die Angst vor bleibenden Behinderungen hat sich dadurch nicht aufgelöst. Es war eher, als hätte diese Kraft, die von außen in mich hineinströmte, die Angst in mir gesprengt und mir dadurch einen *inneren Raum* als Kraftquelle eröffnet, der von Krankheit, Behinderung oder Leid nicht beeinträchtigt werden kann. Er ist da, auch wenn wir oft keinen (bewussten) Zugang zu ihm haben. Manche würden dieses Unverletzbare vielleicht als einen »Gottesfunken« bezeichnen. Ich habe kein Wort dafür. Für die Beschreibung der Erfahrung kann ich nur Bilder verwenden, die meinem Empfinden nahekommen. Dass man zu diesem innersten unverletzbaren Kern nicht nur einen Zugang haben, sondern dass dieser als enorme Kraftquelle dienen kann, ist für mich eine wesentliche Erkenntnis.

Und ich weiß nicht, ob ich ohne dieses Erlebnis den Mut aufgebracht hätte, mich emotional so tief auf meine neue Lebenssituation einzulassen, es war wie eine Ergänzung zum an anderer Stelle beschriebenen inneren Heiler. Während dieser mit mir arbeitete – oder ich durch ihn mit mir selbst –, gab mir das Vertrauen, umfassend geborgen zu sein, den Boden dafür. In den ganz schweren Phasen dieses Prozesses mag diese Erfahrung für mich sogar lebensrettend gewesen sein. Wenn die Verzweiflung oder das Gefühl der Ausweglosigkeit übermächtig wurden, konnte ich auf die Erinnerung an diese Erfahrung zurückgreifen. Ich mag mir nicht vorstellen, in welche Unsicherheits- und Angstzustände ich ohne sie gekommen wäre. Von Winston Churchill wird der Satz überliefert: »If you're going through hell, keep going.« Wenn du im Schmerz, in der Angst oder in der Hölle gefangen bist, dann geh weiter. Nicht zuletzt durch die Gewissheit, dass Gott mich gefunden hat, konnte ich durch meine persönliche Hölle weiter- und durch sie hindurchgehen. Trotzdem hatte ich gelegentlich Gedanken wie »Ich halte das nicht mehr aus.« oder gar »Ich will nicht mehr«, aber ich konnte ihnen anders begegnen. Ich konnte sie begrenzen oder sie als Gedanken, die einem momentanen Gefühlszustand entsprechen, stehen lassen und ernst nehmen. Dadurch waren sie etwas weniger bedrohlich.

Obwohl das Geschehen selbst nur ein paar Sekunden gedauert hat, ist es für mich bis heute, also über fünfzehn Jahre danach, innerlich präsent geblieben. Es hat etwas in mir geweckt, das mich stark macht, auch berührbarer, mutiger, präsenter. Das ist vielleicht dieser Punkt, der einen gewöhnlichen Moment der

Hoffnung im Sinne von »Das wird schon wieder« von einer mystischen Erfahrung – auch im Zusammenhang mit Krankheit – unterscheidet. Nicht zuletzt deshalb, weil sie die Kraft hat, langfristig etwas zu bewirken. Darauf komme ich später zurück.

Im Rückblick würde ich sagen, dass ich mit der Beschreibung »Gott hat mich gefunden« – selbst wenn ich es heute wieder so formulieren würde – vielleicht nur auf Metaphern jenes Kulturkreises zurückgegriffen habe, der mir am meisten vertraut ist. Es war eine Erfahrung, für die ich bis heute keine Worte habe und die ich nur in Bezug auf Gott als etwas mir kulturell Vertrautes, alles Übersteigendes deuten konnte und kann.

Und noch eine …

Etwa weitere zwei Jahre später gab es noch eine dritte Erfahrung, die qualitativ wieder völlig anders war. Damals wollte ich mit einem Freund einen Berg hinunterwandern. Es war ein einfacher, gut ausgebauter Weg. Ich schaute mir beim Laufen die umgebenden Berge an, die postkartentauglich im Sonnenlicht aufragten. Mit einem Mal hatte ich das Gefühl, dass der gegenüberliegende Berg mich »anfunkt«. Mir war dieses Gefühl suspekt, es schien seltsam, um nicht zu sagen verrückt. Eine Weile versuchte ich deshalb, es zu ignorieren, doch es war penetrant und nahm eher zu. Einem inneren Impuls folgend, nahm ich mir schließlich Zeit für diesen Berg. Ich setzte mich auf einen Stein und schaute ihn an.

Nach wenigen Augenblicken schien es, als veränderte sich die Welt. Sie hatte ihre Tiefendimension verloren und war wie zweidimensional geworden. Wie ein Bild oder wie Kulissen beim Theater. Dann ging plötzlich von allen umgebenden Bergspitzen ein unglaubliches, wie überirdisches Licht aus, bis es für einen Moment nur noch Licht gab. Es war viel heller, als es irgendein anderes Licht sein konnte. Als das Licht wieder weg war, war die Welt normal wie zuvor, doch mein Ich – im Sinne einer in der äußeren Welt funktionierenden und abgrenzbaren Individualität – »war nicht mehr da«, ich hatte mich »aufgelöst«. Mein Bewusstsein war unendlich ausgedehnt, »ich« war die Berge, der Himmel, der Wind; »ich« war alles gleichzeitig – und gleichzeitig nichts. Da war zwar mein Körper, der durch dieses ausgedehnte Bewusstsein hindurch lief, aber es gab keine Ich-Identifikation mehr.

Bei dieser Erfahrung fällt es mir am schwersten, sie als *meine* zu beschreiben, weil dies voraussetzen würde, dass *ich* etwas erlebt habe. Doch in dem Moment war niemand mehr da, der etwas erfahren konnte; mein »Ich« war nur noch wie ein letzter Bewusstseinspunkt in Bezug auf meine Individualität; es war gleichzeitig »Ich« und »Nicht-Ich« in einem Zustand von absoluter Klarheit, von absoluter Bewusstheit.

Direkt nach der Erfahrung fiel es mir extrem schwer, wieder zu kommunizieren. Es gab zwar ein Bewusstsein dafür, dass »mein« Körper spricht, dass er isst, dass er sich bewegt, dass er irgendwas macht. Aber das Empfinden für mein »Ich« war weg. Normalerweise haben wir das Gefühl, dass wir ein Bewusstsein in einem Körper haben und darüber handeln. Nach dieser Erfahrung war es umgekehrt: Das Bewusstsein war unendlich weit und ausgedehnt. Und *in* diesem Bewusstsein gab es einen menschlichen Körper, der sich bewegte, der aß, der schlief. Ich brauchte ungefähr drei Wochen, um wenigstens ansatzweise einen Umgang mit dem Erlebten zu finden. Mein Körper machte sich dabei mit aller Kraft bemerkbar: Ich hatte Kopf- und Rückenschmerzen, mir war abwechselnd heiß und kalt, ich hatte sehr heiße Hände und Füße und konnte tagelang kaum schlafen. Es war, als ob mein Körper mir sagen wollte: Hey, dein Leben ist hier, es gibt mich, deinen Körper, nimm mich zur Kenntnis! Ich nahm ihn zur Kenntnis – manchmal eher mit Verwunderung, dass es ihn gab –, ich sprach mit anderen Menschen, ich weinte und lachte. Dennoch blieb ich innerlich völlig unbeteiligt. Ich kam mir nur noch wie ein Beobachter meines Lebens vor oder wie ein Bewusstseinspunkt in einer Hülle, die sich paradoxerweise gleichzeitig in diesem Bewusstsein befindet und sich durch dieses bewegt. Das war irgendwie unheimlich, aber es machte mir keinerlei Angst. Dennoch stieg allmählich eine Ahnung in mir auf, dass es besser wäre, wenn ich den alten Zustand wiederherstellen könnte, mir fehlte mein Ich-Empfinden im Alltag.

Damals wusste ich noch nicht, dass ich diese Erfahrung mit einem Zen-Lehrer an meiner Seite anders hätte einordnen und für meine weitere Entwicklung nutzen können. Auf mich allein gestellt, ging es mir bald nur noch darum, diesen für mich fremden Zustand wieder in einen Zustand mit einem nicht nur funktionierenden, sondern auch *empfundenen* Ich zu überführen. Ich begann regelrecht zu üben, »mich« wieder zu sammeln und mein Bewusstsein wieder nur in meinen Körper zu verlegen. Nach weiteren drei Wochen bemerkte ich immer häufiger, dass ich wieder etwas spürte und zunehmend innerlich wieder da war. Auch die körperlichen Symptome verschwanden nach und nach. Über weitere Wochen versuchte ich, mein Ich zu rekonstruieren. Ich versuchte, mich daran zu erinnern, welche Strukturen im Alltag für mich wichtig waren, welche Werte eine Bedeutung für mich hatten, welche Vorlieben, Abneigungen und Eigenschaften ich vorher hatte. Gleichzeitig kam mir das völlig absurd vor. Es war eine solche Klarheit in mir, dass alles Geist ist, dass mir die Rekonstruktion eines Ichs seltsam, das heißt nur als ein *Konzept* vorkam. Mir war klar, dass man es braucht. Trotzdem wirkte es gleichzeitig fast komisch, es blieb ein leises inneres Lachen darüber.

Ken Wilber (2007, S. 156), einer der Vordenker der transpersonalen Psychologie, zitiert aus dem buddhistischen Herz-Sutra: »Was Leerheit ist, ist nichts als Form, was Form ist, ist nichts als Leerheit.« Das bringt meine Erfahrung noch am ehesten auf den Punkt. Damals gab es ein Wahrnehmen der Form und gleichzeitig war alles vollständig leer. Es war wie eine leere Fülle oder volle Leere.

Natürlich kann ich diese Erfahrung als Erfahrung hinterfragen. Doch trotz meines wissenschaftlichen Hintergrundes wusste ich sicher, dass es keine Fragen zu stellen gab. Das, was dabei *innerlich* passierte, war anders als alles mir bisher Bekannte und gleichzeitig unmittelbar evident: Man erkennt und sieht und erfährt. Ich hatte ein sicheres Gefühl von Wahrheit; eine unumstößliche Gewissheit, die »wirkliche Wirklichkeit« ermichfahren zu haben. Dennoch war dieses Erlebnis so sehr jenseits aller Kategorien, die ich kenne, dass mir, das heißt meinem auf nachvollziehbare Zusammenhänge ausgerichteten Verstand, bis heute eine echte Erklärung fehlt.

Mystische Erfahrungen und Krankheitsverarbeitung

Die beschriebenen Erfahrungen haben durch ihre jeweils eigene Charakteristik meinen Prozess der Krankheitsverarbeitung ganz unterschiedlich beeinflusst. Die Art der ersten beiden Erfahrungen ähnelt Beschreibungen der christlichen Mystik, in denen Gott ein Gegenüber bleibt. Trotz meines Gefühls, von einem als überirdisch empfundenen Licht erfüllt zu sein (erste Erfahrung), blieb es etwas Duales. Es gab mich, und es gab dieses Licht. Noch stärker bei der zweiten Erfahrung: Es gab mich mit meiner bodenlosen Angst und es gab diese Kraft oder das »Göttliche«, das in mich eingeströmt ist, mich getragen und mir den Zugang zu meiner eigenen inneren Kraftquelle geschenkt hat.

Die dritte Erfahrung ähnelt eher Beschreibungen aus dem Buddhismus. Die Erfahrung der »Leerheit« oder eines allem zugrunde liegenden Geistes hat mich zunächst ziemlich durcheinandergebracht. Wenn ich es allerdings ernst nehme, dass alles Bewusstsein oder Geist ist – oder sein *könnte* –, dann gäbe es Ebenen, auf denen man vollkommen frei ist, das heißt auch von Schmerz oder Behinderung. Dies bietet mir eine weitere Perspektive auf meine Einschränkungen oder meine Lebenssituation. Damit meine ich ausdrücklich keine Aussagen wie »Jetzt nimm das mal alles nicht so ernst, das ist doch sowieso nur ›Geist‹«. Sie liefen auf eine Bagatellisierung von Leiden hinaus und genau darum geht es mir nicht, da die Leidenserfahrung untrennbar zum Menschsein dazugehört. In der Haltung »Es ist eh alles Geist und deswegen nicht so schlimm« würde ich Realitäten und Gefühle ignorieren oder verdrängen. Nach meinem Empfinden geht es deshalb vielmehr darum, das Leiden ernst zu nehmen, um eine Haltung zu ihm zu entwickeln, die mich *darüber hinaus* gehen lässt: in Richtung Klarheit, in Richtung Sammlung, auch in Richtung Gestaltungsmöglichkeit.

Für mich war die Erfahrung, dass es Ebenen gibt, auf denen man frei ist, besonders in jenen Momenten sehr tröstlich, in denen ich mich in meinen Einschränkungen wie gefangen fühlte. Das Bewusstsein für diese Freiheit gab mir die Möglichkeit, selbst zu entscheiden, wie ich mit meiner neuen Lebenssituation und der Vielzahl der mich damals noch bedrückenden Gefühle umgehen wollte. Ich war weniger frei *von* etwas – die Einschränkungen waren ja nicht weg –, sondern frei *zu* einer neuen Perspektive und damit verbundenen neuen Handlungsspielräumen geworden.

Für manchen mag die Gefahr oder Verlockung bestehen, derartige Erfahrungen als Entschuldigung oder Ausweichmanöver zu nutzen im Sinne von: Es gibt diesen Geist als tiefsten Grund, und deshalb muss ich mich nicht mehr mit meinen Gefühlen, Problemen, persönlichen Mustern oder Alltagssorgen auseinandersetzen. Mir scheint, als würden da innere Ebenen verwechselt oder miteinander vermengt, was sich sehr ungünstig auf die Lebensführung und auf den Genesungsprozess auswirken kann. Das kann sogar regelrechte Verwirrung erzeugen. Für Momente mag es vielleicht so scheinen, dass die mystische Erfahrung sämtliche Probleme weggeblasen hat, doch ich fürchte, dass sich das innerlich Unaufgeräumte wieder melden wird. Nicht umsonst heißt es: »Meditiere, aber binde dein Kamel an.« Oder anders ausgedrückt: Löse deine Probleme auf jenen Ebenen, wo sie hingehören. Ein Freund von mir hatte zum Beispiel beim Meditieren eine Erfahrung gemacht, in der er sich von Licht ausgefüllt empfand. Er hatte das Gefühl, dieses Licht würde alles »wegbrennen«, was ihn zuvor bedrückt hatte, alle Ängste, allen Ärger, alle Unsicherheit. In den folgenden Jahren versuchte er verzweifelt, durch forcierte Meditation wieder eine Lichterfahrung hervorzubringen, sobald sich unangenehme Gefühle zeigten und wenn er Beziehungsprobleme oder Ärger auf der Arbeit hatte. Er hoffte, dass das Licht seine inneren Bedrückungen erneut »wegbrennen« würde. Überflüssig zu erwähnen, dass es nicht funktionierte. Seine Verzweiflung steigerte sich bis zu einer schweren Depression, in der er schließlich erkannte, dass erst die Selbstreflexion, das eigene Tun und die eigene Gestaltung des Lebens zur Lösung seiner Probleme führen konnten.

Ich glaube, dass es am ertragreichsten ist, diese tiefgehenden Erfahrungen zu den eigenen Problemen und Themen in Beziehung zu bringen und sie so zur persönlichen Weiterentwicklung und Heilung – in welchen Bereichen auch immer –

zu nutzen. Dies kann auf verschiedene Weise geschehen: Gewiss zu sein, dass ich umfassend geborgen bin, kann mir zum Beispiel helfen, mich bislang ängstigenden Konflikten zu stellen. Ich kann durch die Verankerung in dieser Geborgenheit mutiger werden und diesen Mut für die Gestaltung meines Lebens nutzen. Ich kann mich der Welt auf neue Weise anvertrauen. Hat mich die Erfahrung eher eine tiefe Verbundenheit zu allen Lebewesen spüren lassen, kann ich meine Lebensweise bezüglich alltäglicher Dinge hinterfragen: Vermeide ich so gut wie möglich Müll und schone so die Umwelt? Esse ich Fleisch? Töte ich Spinnen oder Mücken, die sich in der Wohnung verirrt haben, oder fange ich sie und setze sie raus? Die Erfahrung eines tiefen Geliebtseins kann mir ermöglichen, meinen eigenen Umgang mit anderen Menschen und der Natur zu hinterfragen. Oder ich spüre, dass mir materielle Dinge plötzlich nicht mehr wichtig sind, auch das wird mein Leben verändern.

Je nachdem, welcher Aspekt der mystischen Erfahrung das eigene Empfinden am stärksten berührt hat, können die Auswirkungen auf das weitere Leben ganz unterschiedliche sein. Dabei sind meines Wissens diese *Folgewirkungen* ein wesentlicher Hinweis auf die Authentizität einer mystischen Erfahrung. In der mittelalterlichen Mystik waren sie sogar ein Hauptkriterium bezüglich der Echtheit: Hat die Erfahrung die Kraft, einen Menschen zu verändern? Hin zu mehr Güte, mehr Demut und mehr Integrität?

Mystische vs. spirituelle Erfahrungen

In der Literatur werden die Begriffe »mystisch« und »spirituell« oft synonym gebraucht, wobei unter »spirituellen Erfahrungen« zum Teil auch Erlebnisse mit »geistigen Wesenheiten«, »himmlischer« Musik oder ähnlichen Phänomenen verstanden werden. Obwohl sie sich in manchen Merkmalen ähneln, unterscheiden sich eine mystische und eine spirituelle Erfahrung, insbesondere in Bezug auf ihre Tiefe und ihre innerlich wandelnde Kraft.[7]

Während der Krankheitsbewältigung machte ich auch Erfahrungen, die ich als spirituell bezeichnen würde; Erfahrungen also, denen Merkmale wie Raum- und Zeittranszendenz, Glückseligkeit oder Einheitserleben fehlten, die aber dennoch mit einem tiefen Verbundenheitsgefühl mit der Natur und dem Gefühl der Ich-Transzendenz einhergingen. In einer Phase, in der es mir sehr schlecht ging,

7 Hier ist nicht der Ort für eine Begriffsbestimmung, zumal es ohnehin äußerst viele verschiedene Definitionsversuche zu »spirituell« gibt. Eine Beschreibung der mystischen Erfahrung von Walter T. Stace (1960) findet sich im Glossar.

kaufte ich mir zum Beispiel häufig Tulpensträuße und setzte mich direkt davor. Aus mir unerklärlichen Gründen spürte ich eine tiefe Verbundenheit zu diesen Tulpen. Tag für Tag sah ich zu, wie sie aufblühten und in der Vase wuchsen. Ich fühlte mich ihnen sehr nahe. Und ganz allmählich wurde mir bewusst, was ich sah: Obwohl die Tulpen von ihrer Zwiebel abgeschnitten waren, wuchsen sie weiter. Ich dagegen hatte »nur« eine schwere Erkrankung – was sollte mich hindern, mich auch weiterzuentwickeln?

Diese Erkenntnis habe ich für meinen weiteren Weg nutzen können, sie hat mir Anstöße zum Weiterdenken gegeben. Trotzdem hat sie mich nicht gewandelt.

Die mystischen Erfahrungen dagegen haben mein Weltbild erschüttert und meine Haltung zum Leben und zur Welt grundlegend verändert. Die langfristig stärkste Veränderung entspricht vielleicht am ehesten einer Art Entgegnung auf das, was Jesus gesagt hat: »Was ihr getan einem meiner geringsten Brüder, das habt ihr mir getan« (Mt 25,40). Ich spüre, dass ich sowohl für das Leid anderer Menschen als auch für ihren unverletzbaren, lichten Kern offener geworden bin. (Manchmal vielleicht auch zu offen.) Am stärksten fällt mir das im Umgang mit bettelnden Menschen auf. Früher fühlte ich mich oft durch sie genötigt. Ich wollte nicht mit ihrem Leid konfrontiert werden, ich wollte mir auch keine Gedanken darüber machen müssen, welche gesellschaftlichen Strukturen für ihr Leid mitverantwortlich sein könnten. Heute spüre ich Mitgefühl. Es ist mir in jeder dieser Begegnungen bewusst, dass mich ein *Mensch* anspricht, der ein schweres Leben hat und doch ebenfalls diesen lichten Kern in sich trägt. Im Menschsein fühle ich mich mit ihm verbunden. Ich habe mir auch angewöhnt, bettelnden Menschen nicht nur im Vorbeigehen etwas in ihren Becher zu werfen, sondern sie anzuschauen und vielleicht ein paar Worte zu wechseln. Denn als Mensch wahrgenommen zu werden, dürfte ihnen ebenso fehlen wie Geld für Essen oder ein geschütztes Nachtlager.

Auch meinen Freunden fällt auf, dass ich andere Menschen deutlich stärker wahrnehme. Einmal war ich mit einer Freundin in einem Supermarkt und nahm im Augenwinkel wahr, dass sich ein älterer Herr mit grauem Gesicht auf seinen Einkaufswagen stützte. Ich sprach ihn an und rief meine Freundin. Wir begleiteten ihn zu den Stühlen am Eingang, bevor wir den Rettungsdienst riefen. Es stellte sich heraus, dass er schwer herzkrank war. Meine Freundin erzählte wenig später ihrer Tochter von dieser Situation und sagte, ich sei halt so, dass ich im Gegensatz zu ihr solche Situationen nicht nur wahrnehmen, sondern entsprechend handeln würde. Sie habe diesen Mann auch gesehen, hätte aber ohne meine Intervention nichts unternommen.

Für mein Handeln in dieser und in ähnlichen Situationen spielen sicher nicht nur die mystischen Erfahrungen eine große Rolle, sondern ebenso meine eigenen

Leiderfahrungen und das Wissen, wie es sich anfühlt, auf Hilfe angewiesen zu sein. Gleichwohl bin ich überzeugt, dass mir das Gefühl, geborgen zu sein und diesen unverletzbaren Kern erfahren zu haben, eine größere Offenheit und ein echtes Mitgefühl für andere Menschen ermöglicht hat. Leiderfahrungen können auch verhärten und das Herz eng werden lassen. Um aus ihnen heraus Güte und Mitgefühl für andere zu entwickeln, braucht es einen Boden, der trägt.

Ähnlich meiner stärkeren Verbundenheit zu anderen Menschen hat sich jene zur Natur und zur Umwelt verändert. Ich kann es schwer beschreiben, aber ich fühle mich inzwischen als Teil der Natur und nicht mehr wie früher als Gegenüber. Als Folge davon bemühe ich mich tatsächlich, Tiere, die in meiner Wohnung herumfliegen oder krabbeln, zu fangen und nicht zu töten, oder achtsamer gegenüber Pflanzen zu sein und sie nicht unnötig zu beschädigen.

So verrückt es klingen mag: Durch die stärkere Verbundenheit mit der Natur schmerzt es mich zum Beispiel, wenn ich mangels anderer Möglichkeiten Pflanzen zertreten muss. Ich *empfinde* es heute sehr stark, dass Gras oder kleine Blumen ein gleichwertiger Teil der Schöpfung sind und ich als Mensch nicht über ihnen stehe. Das ist manchmal etwas mühsam, aber zugleich auch bereichernd, weil ich auch die Schönheit der Pflanzen und Tiere sehr viel intensiver wahrnehme.

Wie darüber sprechen?

Wie schon oben erwähnt, ist das Beschreiben mystischer Erfahrungen grundsätzlich schwierig; nicht nur deshalb, weil die Worte fehlen. Hinzu kommt häufig die Angst, von anderen Menschen nicht verstanden zu werden. Es besteht die Befürchtung, durch Unverständnis oder durch Bemerkungen wie »So etwas gibt es nicht« oder »Das hast du dir eingebildet« könnte das als heilig und heilsam Empfundene zerstört oder beschmutzt werden. Gleichzeitig – und das macht es kompliziert – mag es das Bedürfnis geben, über das Erlebte zu sprechen, um es durch das Gespräch selbst besser fassen und einordnen zu können und um Bestärkung oder Verständnis zu finden. Aber mit wem kann man darüber sprechen, bei wem auf Unterstützung und Hilfe hoffen, ohne eine psychiatrische Diagnose oder belehrende Ratschläge fürchten zu müssen?

Mit meinen Ärzten und Psychologen habe ich nicht darüber gesprochen. Ich fürchtete, dass sie diese Erfahrungen als Einbildung oder Halluzinationen abtun würden. Vielleicht auch als Fantasie, Illusion oder Autosuggestion, um mir in diesem schwierigen Prozess selbst zu helfen. Dazu kam das Gefühl: Die wissen sowieso nicht, wovon ich spreche.

Nur einmal äußerte ich mich andeutungsweise einem Psychologen gegenüber. Er erklärte mir, dass in Notsituationen neurobiologische Prozesse im Hirn derartige Erlebnisse auslösten. Mit meinem Verstand konnte ich diesem Erklärungsversuch[8] folgen. Dennoch hatte ich das Gefühl, dass diese Erklärung mit meiner Erfahrung und ihren Auswirkungen auf mich überhaupt nichts zu tun hatte. Das kann mir als Abwehr wissenschaftlicher Interpretationen ausgelegt werden; vielleicht weil ich meine Erfahrungen als etwas Besonderes bewahren wollte. Oder weil das subjektive Empfinden das Heilige als etwas vollkommen Unwissenschaftliches einschließt und schützen will.

Für mich gab es kein drängendes Bedürfnis nach einer Erklärung. Die Fragen, vor allem hinsichtlich der Abgrenzung dieser Erfahrungen zu Illusionen, Halluzinationen oder traumartigem Erleben, stellen sich vermutlich eher die Außenstehenden. Der schwedische Religionspsychologe Mikael Lundmark (2010) berichtet zum Beispiel von einer Patientin, der während einer Strahlenbehandlung im Rahmen einer Krebstherapie Jesus erschienen war. Für die Patientin war es *gewiss*, dass es Jesus war. Dieses Erlebnis gab ihr für die kommende Zeit unerwartet viel Kraft und Zuversicht, sie beschrieb es auch nachfolgend als außerordentlich bedeutsam für ihren Heilungsverlauf. In seiner Arbeit diskutiert Lundmark ausführlich das Für und Wider verschiedener Interpretationen, die unserem wissenschaftlichen Weltbild entsprechen. Am Ende stellt er allerdings fest, dass es unerheblich sei, was er oder irgendjemand anderes über dieses Erlebnis dächten. *Die Patientin* schöpfe aus der Gewissheit Kraft, dass ihr Jesus erschienen sei. Und nur dieser eine Punkt müsse den Umgang mit einem Menschen bestimmen, der so etwas erlebe, und nicht jener, wie man das Erlebte wissenschaftlich einordnen könne.

> Wenn Menschen von mystischen Erfahrungen berichten, ist es unabdingbar, respektvoll zuzuhören, um das Heilige, das Heilsame, das Stärkende zu behüten und zu erhalten. Auch wenn es weder im professionellen noch im privaten Bereich besonders populär ist: Es braucht Demut und die Bereitschaft, als Zuhörender etwas vielleicht nicht Fassbares, vielleicht noch nicht einmal Logisches stehenzulassen und es nicht ungefragt zu deuten oder gar wissenschaftlich erklären zu wollen.

---

8 Die Annahme, dass mystische Erfahrungen in Notsituationen durch neurobiologische Prozesse ausgelöst werden, ist nach wie vor nur *eine* wissenschaftliche Interpretation,

Inzwischen kann mein Verstand die verschiedenen Deutungen, die unserem wissenschaftlichen Weltbild entsprechen, gut stehen lassen. Meine persönliche Deutung ist dagegen – ganz unwissenschaftlich –, dass es eine Realität gibt, die größer ist als das, was wir heute wissen. In Momenten, wie ich sie damals erlebt habe, werden wir offen für das Transzendente oder Göttliche, sodass es uns erreichen kann. Wenn wir haltlos ins Bodenlose fallen und uns keine Konzepte, Konventionen, wissenschaftlichen Erklärungen und emotionalen Bindungen mehr tragen, dann werden wir genötigt, dieses andere zur Kenntnis zu nehmen. Aber das ist nur mein persönlicher Verdacht.

Da meine Ärzte und Psychologen als Ansprechpartner ausschieden, äußerte ich mich vorsichtig gegenüber Menschen, von denen ich wusste, dass sie schon über viele Jahre meditierten oder sich auf anderen Wegen mit Spiritualität beschäftigten. Bei einigen von ihnen sah ich mich – für mich sehr überraschend – mit dem Phänomen des spirituellen Neids konfrontiert. Sie wirkten verärgert, dass sie selbst zum Teil schon mehr als zwanzig Jahre meditierten, um so eine Erfahrung zu machen, es aber nicht geschähe. Ich dagegen würde unbedarft wie ein Kind ins Nirwana stolpern. Damals konnte ich diese Äußerungen nicht einordnen. Heute glaube ich, dass es kaum einmal funktionieren wird, wenn man meditiert, *um* so eine Erfahrung zu machen. Mystische Erfahrung und Absicht gehen nicht zusammen, diese Erfahrungen sind weder verfügbar oder willentlich abrufbar. Sie geschehen. Die zuvor beschriebenen quälenden Bemühungen meines Freundes haben mir deutlich gemacht, dass man sich mit einer Erwartungshaltung selbst im Weg stehen kann. Ich dagegen kannte weder Meditationstechniken noch mystische Erfahrungen noch spirituelle Konzepte oder Lehren und war frei von jeglichen Erwartungen. Womöglich konnte ich auch deshalb diese Erfahrungen machen.

Die vorbereitende Meditation oder Geistesschulung hat allerdings einen erheblichen Vorteil. Nicht im Erleben selbst, aber im nachfolgenden Einordnen, Verstehen und Wirkenlassen macht es vermutlich einen großen Unterschied, ob man solch eine Erfahrung erstrebt, sie vielleicht auch durch Meditation oder Trommeln herbeiführen will, oder ob sie einem spontan, das heißt als ein plötzliches Ereignis widerfährt, das man nicht gesucht hat.

Da sich auch diese Gespräche für mich als fruchtlos und oft irritierend erwiesen, begann ich, zu lesen und mir Vorträge anzuhören. Aus Unwissenheit suchte ich zunächst in der Esoterikszene. Dort lernte ich Menschen kennen, die

da sie ebenfalls u.a. bei der Meditation, nach Einnahme bestimmter Drogen oder auch spontan in Alltagssituationen auftreten können.

mir teilweise in einer merkwürdig missionierenden Haltung begegneten. Die in Pausengesprächen ungefragt gegebenen Empfehlungen, was zu tun sei, um eine mystische Erfahrung zu machen, um erleuchtet oder wenigstens sehr spirituell zu werden, fand ich anstrengend und oft anmaßend, um nicht zu sagen abstoßend; ebenso Angebote wie »Ich bin spirituell schon viel weiter als du und deshalb werde ich dich führen«. Das mochte ich überhaupt nicht, ich zog mich bald wieder zurück.

Der Zen-Meister Alexander Poraj sagte einmal in einem Seminar am Benediktushof, dass die Öffnungen des Geistes überall geschehen könnten: bei der Meditation ebenso wie beim Rasieren oder an der Bushaltestelle. Sie *geschähen* uns, wir könnten unseren Geist vorbereiten, diese Öffnungen aber nicht *machen*. Mancher würde 50 Jahre lang meditieren, ohne je eine solche Öffnung des Geistes zu erfahren. Und während vermutlich niemand auf die Idee kommt, das Warten an der Bushaltestelle als *Ursache* für eine mystische Erfahrung zu halten, gibt es immer wieder Anleitungen in Büchern, Vorträgen oder Seminaren, wie man meditieren müsse, um eine solche Erfahrung zu machen. Diesen Anleitungen gegenüber bin ich sehr vorsichtig. Noch größere Vorsicht braucht es bei der Suche nach Menschen oder Büchern, die fundiert und seriös Unterstützung für die Einordnung und Verarbeitung einer möglicherweise erschütternden Erfahrung anbieten[9], und zwar in einer Haltung der Demut, wie sie Mikael Lundmark beschrieben hat.

Manche Menschen fühlen sich durch eine mystische Erfahrung auch auserwählt oder besonders. Dieses Gefühl hatte ich nie. Mir sind sie glücklicherweise – besonders die zweite – in Momenten widerfahren, in denen ich sie vielleicht am dringendsten brauchte. Ich war dankbar dafür und bin sicher, dass diese Erfahrungen jedem Menschen zukommen können. Nach meinem Empfinden würde die Annahme, auserwählt zu sein, schon deshalb fehlgehen, weil dies vor allem für die Präsentation nach außen wichtig wäre: »Ich habe diese Erfahrung gemacht, weil ich auserwählt bin, und deswegen muss ich andere Menschen in ihrer spirituellen Entwicklung anleiten.« Derartige Äußerungen gehören für mich in den Bereich des Narzissmus statt in jenen der Spiritualität.

---

9 Gut geeignet scheinen mir die beiden Bücher der Psychologin Tanja Scagnetti-Feurer *Himmel und Erde verbinden. Integration spiritueller Erfahrungen* (2009) sowie *Religiöse Visionen (2004)*. Als ebenso hilfreich habe ich die Bücher *Grenzerfahrung Gott. Spirituelle Erfahrungen in Leid und Krankheit* von der Theologin und Psychoonkologin Monika Renz (2003) und *Das Ich auf dem spirituellen Weg* von Prof. Christian Scharfetter (2008) empfunden. Bei der Suche nach persönlicher Begleitung kann sicher das Team vom Benediktushof in Holzkirchen, des größten spirituellen Zentrums in Europa, mit Empfehlungen kompetenter Begleiter helfen.

Für mich ist das Wesentliche einer mystischen Erfahrung die *innerlich* verwandelnde Kraft. Ihre Nachwirkungen werden sich im Verhalten der Welt gegenüber zeigen, in Mitgefühl oder Demut, in Dankbarkeit oder Hilfsbereitschaft, in einem veränderten Vertrauen in die Welt, in Achtsamkeit oder Güte, in einer Zunahme an persönlicher Integrität, in Offenheit für andere Menschen oder für die Schöpfung insgesamt. Dadurch wird sie natürlich auch nach außen spürbar, aber erst nachgeordnet nach einem inneren Prozess. Würde man auf diesen verzichten, liefe man vermutlich Gefahr, dass das Wertvolle der mystischen Erfahrung nach und nach dem bisher Gewohnten weicht und damit allmählich verloren geht. Am Ende geht es nach meinem Empfinden deshalb nicht um die Frage, ob mir das zugestoßen ist, weil ich auserwählt bin, sondern ob mich die mystische Erfahrung langfristig auf eine Weise verändert hat, die anderen Menschen, der Umwelt, der Natur und auch mir selbst zuträglich ist.

15 (Unerwartete) Schwierigkeiten auf dem Genesungsweg

Aus meiner Zeit in der Pflege auf der Intensivstation und später durch meine Tätigkeit als Ärztin war mir bekannt, dass Heilungsprozesse selbst bei gleichen Erkrankungen sehr unterschiedlich verlaufen und entsprechend unterschiedlich begleitet werden müssen. Meine Aufmerksamkeit galt dabei den sichtbaren und messbaren Veränderungen im körperlichen und seelischen Bereich. Dass es für den Patienten auch bei günstigem Verlauf später auftretende und womöglich ganz anders gelagerte Herausforderungen geben könnte, war mir nicht bewusst. Diese lassen sich oft nicht unmittelbar aus den gesundheitlichen Beschwerden ableiten, sondern betreffen vielmehr die Gestaltung der neuen Gesamtsituation und den emotionalen Umgang mit ihr. Und so hatte ich auch für meinen eigenen Prozess etwas blauäugig angenommen, dass es nach der mühsamen Phase direkt nach der Erkrankung und später nach der Reha insgesamt nur bergauf gehen könnte. Ich war nicht darauf vorbereitet, dass es trotz gesundheitlicher Verbesserungen über lange Zeiten auch *zunehmende* Schwierigkeiten geben kann. Diese Möglichkeit hätte ich früher vermutlich sogar zurückgewiesen. Sie klingt widersprüchlich, fast ein bisschen unsinnig, und doch habe ich es so empfunden.

Je besser ich mich fühlte, umso stärker stand ich zum Beispiel im Spannungsfeld zwischen dem, was ich realistischerweise machen *konnte*, und dem, was ich machen *wollte*. Außerdem musste ich meine Tage plötzlich selbstständig strukturieren, was mir äußerst schwerfiel; nicht zuletzt deshalb, weil ich lange keine Idee hatte, womit ich sie nun füllen könnte.

Der Drahtseilakt zwischen Wollen und Können

Mein Wunsch, endlich wieder mehr am Leben teilzuhaben, und der Drang, diesen Wunsch auch zu realisieren, stimmten nicht immer mit meinen realen Fähigkeiten überein. In Kapitel 11 habe ich beschrieben, mit welcher Dickköpfigkeit ich zum Beispiel versucht hatte, wieder allein einkaufen gehen zu können. Weil ich mich oft viel belastbarer fühlte, als ich es tatsächlich war, überforderte ich mich. Ich musste lernen, mich an den Grenzen, die mich stoppten, gut wahrzunehmen, um herauszufinden, wann ich was auf welche Weise machen kann.

Es kann ein langer und immer wieder frustrierender Prozess sein, eine Balance zu finden zwischen dem Wollen, wieder mehr am Leben teilzuhaben, und dem Können, das zum Beispiel durch eine geringe Belastbarkeit oder fehlende frühere Fähigkeiten noch stark eingeschränkt ist. Gesundheitliche Beschwerden müssen weiterhin kompensiert werden, was eine zusätzliche Anstrengung im Alltag bedeutet.

Nachdem ich aus der stationären Reha entlassen war, waren meine täglichen Aufgaben überschaubar: Ich ging selbstständig zur ambulanten Reha, musste mich wieder allein versorgen und nebenbei meinen Haushalt in Ordnung halten. Für mich war das allerdings hammerharte Arbeit.

Es geschieht nicht selten, dass sich gesundheitliche Probleme nach Beendigung eines stationären Aufenthalts deutlicher zeigen als in der Klinik. Das liegt vermutlich daran, dass eine stationäre Behandlung immer auch einen Schonraum gewährt, das heißt eine Entlastung hinsichtlich der Alltagsanforderungen. Diese Tatsache im Hinterkopf zu behalten, kann helfen, die wieder stärker spürbaren Einschränkungen einzuordnen und die Frustration darüber etwas zu begrenzen.

In dieser Zeit war *jegliche* Tätigkeit eine Herausforderung, weil ich ja weiterhin Probleme mit der Konzentration, dem Gleichgewicht und der Koordination hatte. Um diese zu kompensieren, brauchte ich Kraft, die mir für anderes fehlte. Und obwohl ich durch die Krankschreibung und die spätere Berentung von den Anforderungen einer Berufstätigkeit entlastet war und bin, fühlte und fühle ich mich abends oft viel erschöpfter, als ich es früher nach zehn Stunden Arbeit in der Klinik war.

Bis heute fordert es zum Beispiel meine Aufmerksamkeit, wenn ich auf unebenen Wegen, bei Ermüdung, vielen Außenreizen oder Dunkelheit einigermaßen koordiniert gehen möchte. Meine Bewegungen laufen dann nicht wie früher nebenbei ab, sondern müssen bewusst gesteuert werden. Wie sich das anfühlt, mag für gesunde Menschen schwer vorstellbar sein, aber vielleicht hilft ein Gedankenexperiment: Stellen Sie sich vor, alle Ihre Wege würden aus unebenen, manchmal auch nassen, wackelnden oder glatten Baumstämmen bestehen, über die Sie balancieren müssen, und zwar unabhängig davon, ob Sie es eilig haben, müde sind oder ein Tablett tragen. Vergegenwärtigen Sie sich einen Moment lang das Ausmaß an Aufmerksamkeit und Konzentration, das dafür nötig wäre (auch wenn man mit der Zeit etwas geübter wird). Diese Konzentrationsleistung kommt zu meinen ganz normalen Alltagsaufgaben hinzu, was mich insgesamt schneller erschöpft, wodurch sich die Koordinationsprobleme verstärken, was wiederum mehr Konzentration erfordert, wenn ich dann trotzdem nochmal zum Supermarkt muss und so fort. Manchmal ist es ein Teufelskreis. Und selbst wenn es sich an guten Tagen nur um viele kleine Momente handelt, haben sie sich am Ende des Tages oft zu einem großen Paket aufsummiert.

Je länger man mit bleibenden Einschränkungen konfrontiert ist, desto besser können sie oft kompensiert werden. Trotzdem kann es sowohl für die Betroffenen als auch für die Begleitenden sinnvoll sein, sich von Zeit zu Zeit bewusst zu machen, dass für diese Kompensation Kraft benötigt wird, die zusätzlich zu der jeweils erforderlichen Anstrengung aufzubringen ist. Das kann helfen zu verstehen, warum die Erschöpfung selbst nach Alltagsaktivitäten manchmal so groß ist. Und warum – von außen oder mit den Augen »von vor der Krankheit« betrachtet – manchmal schon Kleinigkeiten erschöpfen. Und es macht deutlich, wie viel die Betroffenen täglich trotz der Einschränkungen leisten, und sei es »nur« bei der Bewältigung des Alltags.

Um so wenig wie möglich in diesen Teufelskreis zu geraten, musste ich Kompensationsstrategien entwickeln. Ich habe zum Beispiel gelernt, bei zu vielen Außenreizen eine Art geistigen Kokon zu bilden, wenn ich allein unterwegs bin. Er lässt mich mein Umfeld nur noch in einem Radius von etwa 1–2 Metern wahrnehmen. Alles andere verblasst, was mich entlastet. Dieser Kokon ermöglicht mir eine größere Selbstständigkeit, ich kann mich durch ihn mit weniger Energieaufwand freier und länger draußen bewegen. Gleichzeitig gefährdet er mich. Kinder auf Laufrädern, Fahrradfahrer oder Autos nehme ich oft erst im letzten Moment wahr. Es bleibt ein täglicher Balanceakt, mit dem Kokon die Grenzen meiner Selbstständigkeit auszudehnen und die daraus resultierende Gefahr trotzdem möglichst gering zu halten.

Zusätzlich habe ich mir angewöhnt, auf eine gewissenhafte Vorbereitung zu achten, bevor ich das Haus verlasse. Ähnlich wie junge Mütter prüfe ich, ob ich alles dabeihabe: Statt Windeln, Fläschchen und Schnuller sind es bei mir Kopfschmerztabletten, für den Notfall ausreichend Geld für ein Taxi und Ohrstöpsel, die mich vor zu viel Umgebungslärm schützen. Und während ich früher spontan entscheiden konnte, was ich machen möchte, bedarf es heute einer genauen Abwägung, ob ich an diesem konkreten Tag für die geplante Unternehmung fit genug bin. Ich muss ausreichend Pausen einplanen und auch bedenken, welche Termine womöglich am nächsten Tag anstehen, denn ich brauche oft noch lange Erholungszeiten, für die der Abend und die Nacht nicht immer ausreichen. Die Notwendigkeit, diese täglichen »Ausflugsvorbereitungen« ernst zu nehmen, erfasste ich erst allmählich. Manchmal sind sie lästig, trotzdem ermöglichen sie mir mehr Freiräume. Ohne sie müsste ich oft zu Hause bleiben.

Meine Vorbereitungen sind ein Beispiel dafür, wie wichtig es ist, für optimale *eigene Bedingungen* zu sorgen, damit man die neu- oder zurückeroberten Fähigkeiten so gut wie möglich nutzen und sie im Tun noch erweitern kann. Viele äußere Bedingungen kann ich nicht beeinflussen, wie etwa die Beschaffenheit der Gehwege, die Anzahl der Menschen im Supermarkt oder die Geschwindigkeit der Fahrradfahrer, auf die ich achten muss. Aber ich kann aufgrund meiner Erfahrungen, wann ich wie gut Unebenheiten oder Glätte kompensieren oder Lärm aushalten kann, meine Aktivitäten darauf abstimmen. Diese Abstimmung bezieht das Wissen um mein aktuelles Können ebenso ein wie meine Tagesform, die Tageszeit, die voraussichtlichen Anforderungen meines Vorhabens und konkrete Hilfsmittel wie Kopfschmerztabletten. Durch meine Vorbereitung verwandeln sich manchmal scheinbar unüberwindbare Barrieren in Grenzen, deren Durchlässigkeit und Weite ich durch meinen Umgang mit ihnen mitbestimmen kann.

Im Laufe der Jahre ist mir das Spannungsfeld zwischen Wollen und Können vertraut geworden, ich kann inzwischen recht gut mit ihm umgehen. Gleichzeitig bleibt es ein Balanceakt: zwischen dem Aspekt, meine Grenzen akzeptieren zu müssen, und jenem, mich nicht in ihnen einrichten zu wollen. Und, nebenbei bemerkt, auch nicht einrichten zu *sollen*, was nicht nur mein Anspruch an mich ist, sondern ebenso und zu Recht von meinem sozialen und therapeutischen Umfeld von mir erwartet wird. Ich übe weiter.

> Die buddhistische Redewendung »Das Gras wächst nicht schneller, wenn man daran zieht« deutet das Maß an Geduld und Zeit an, das notwendig ist, bis nicht nur die grobe Abstimmung zwischen Wollen und Können gelingt, sondern auch die feine. Hilfreich ist dabei, den persönlichen Umgang mit den gegebenen Bedingungen ganz bewusst zu gestalten und kreativ zu sein, wenn etwas nicht sofort gelingt.

Selbst- und fremdgesteuerte Anforderungen

Die Balance zwischen Wollen und aktuellem Können kann ich meistens gut halten, wenn es sich um Alltagsaktivitäten oder geplante Unternehmungen handelt, die ich, wie oben beschrieben, bewusst auf die äußeren Bedingungen abstimmen kann. Zusätzlich gibt es jedoch immer wieder Lebenssituationen, die unerwartet über mich hereinbrechen und diese Balance aus dem Lot bringen, wie zum Beispiel die Erkrankung eines Familienmitglieds. Dann komme ich in ein weiteres Spannungsfeld: Ich möchte unterstützen und helfen, nicht zuletzt, um für die jahrelang empfangene Hilfe etwas zurückgeben zu können. Wenn ich jedoch zu sehr – der Spielraum ist dabei klein – über meine Kräfte gehe, tut mir dies gesundheitlich nicht gut. Doch womöglich sind meine aktuellen Probleme deutlich geringer als die gesundheitlichen Beschwerden des Familienmitglieds. Was mache ich dann? Es gelingt mir nicht immer, mich zu meiner Begrenztheit zu bekennen, sie auszuhalten und nur das zu tun, was mir ohne eigene Gefährdung möglich ist. Andererseits ist es wenig sinnvoll, meinem Bedürfnis, helfen zu wollen, uneingeschränkt zu folgen. Am Ende braucht man dann womöglich Unterstützung für zwei kranke Menschen, weil mich die Pflege nicht nur erschöpft hat, sondern ich aufgrund der Infektanfälligkeit ebenfalls im Bett liege.

> Die eigenen begrenzten Möglichkeiten einzugestehen, vielleicht »nein« zu sagen oder um Hilfe zu bitten, sind kein Eingeständnis von Schwäche, sondern Ausdruck von Selbstfürsorge, Stärke und Mut. Im Angesicht der Not eines geliebten Menschen ist dieses Eingeständnis alles andere als einfach.

Es gibt also Situationen, die von mir *selbstgesteuert* sind, die ich auf meine gesundheitlichen Möglichkeiten abstimmen und entsprechend gestalten kann. Schwierig wird es, wenn eine zusätzliche Beanspruchung auf mich zukommt, wie etwa jene, einem erkrankten Angehörigen zu helfen oder mich um den Wasserschaden zu kümmern, den ein kaputtes Heizungsrohr verursacht hat. Diese Situationen haben einen größeren Anteil an *Außensteuerung*, das heißt, ich kann sie nur begrenzt beeinflussen und schon gar nicht planen, sondern muss relativ schnell einen mir und der Situation gerechten Umgang damit finden. Das ist bei gesunden Menschen nicht anders. Aber für mich sind das Situationen, in denen ich meine Einschränkungen am stärksten spüre. Es fällt mir erheblich schwerer als früher, mich in kurzer Zeit um- und auf etwas Neues einzustellen, meine Kräfte anders zu verteilen, Entscheidungen zu treffen, der Situation entsprechend zu handeln und gleichzeitig meine Gesundheit so im Blick zu behalten, dass es mir weiterhin gut geht. Besonders schwierig ist es für mich, wenn etwas schnell gehen soll oder muss, das erschöpft mich mehr als alles andere und ich komme schnell an meine Belastungsgrenzen.

Wenn kranke Menschen in manchen Situationen erheblich belastbarer wirken als in anderen, kann dies – neben normalen Schwankungen der Tagesform – daran liegen, dass es sich mal um selbstgesteuerte, mal um fremdgesteuerte Anforderungen handelt. Letztere können durch Schwierigkeiten bei der Umstellfähigkeit oder durch ein höheres, von außen vorgegebenes Tempo die gesundheitlichen Einschränkungen stärker sichtbar werden lassen. Es braucht Achtsamkeit und vielleicht auch eine gewisse Übung, um den Anforderungen von außen ebenso gerecht zu werden wie den eigenen Grenzen.

Manchmal übergehe ich meine Grenzen allerdings auch bewusst. Einmal begleitete ich eine Freundin in die Notaufnahme eines Krankenhauses, weil sie starke Bauchschmerzen hatte. Bevor sie stationär aufgenommen wurde, mussten wir einige Stunden warten. Am nächsten Tag lag ich mit hohem Fieber und Husten im Bett – für zwei ganze Wochen. Ich hätte es vorher wissen können, dass eine Notaufnahme für jemanden mit meinem Immunsystem kein guter Ort ist, aber ich wusste ebenso, dass diese Freundin zu Hause geblieben wäre – und es möglicherweise nicht überlebt hätte. In diesem Fall habe ich das Risiko bewusst in Kauf genommen, auch wenn es in Bezug auf meine Gesundheit sicher keine gute Idee war. Die Freundin war mir wichtiger.

Wieder mehr Verantwortung übernehmen

Mein Wunsch, für die jahrelang erhaltene Hilfe etwas zurückzugeben, resultiert aus dem Empfinden, nicht nur für mich selbst verantwortlich zu sein. Auch wenn mein Hauptaugenmerk über viele Jahre auf meiner Genesung lag, war mir doch immer bewusst, dass ich Teil einer Gesellschaft bin, die nur dann funktionieren kann, wenn jeder das ihm Mögliche dazu beiträgt. Und so möchte ich wieder mehr für andere Menschen und auch für die Gesellschaft tun, die sich in den Phasen der Krankheit für mich verantwortlich zeig(t)en.

Ist man krank oder muss mit dauerhaften gesundheitlichen Einschränkungen leben, kann man sich in der Regel darauf verlassen, dass man

Unterstützung bekommt. Das beginnt im familiären Umfeld und im Freundeskreis und geht über die medizinische Versorgung bis zu Vergünstigungen für schwerbehinderte Menschen. Nach meinem Empfinden ist es wichtig, sich als Betroffene Gedanken darüber zu machen, wie man trotz seiner Einschränkungen ebenfalls einen Teil dazu beitragen kann, dass die Gesellschaft funktioniert.

Dabei geht es mir nicht um Wiedergutmachung für die empfangene Hilfe. Es tut mir einfach gut, nach der langen Zeit, in der ich in großem Umfang Hilfe in Anspruch nahm, die Erfahrung zu machen: »Ich kann wieder mehr geben, ich kann mich wieder mehr einbringen, ich kann wieder mehr mitgestalten.« Natürlich gestaltet man das gemeinsame Miteinander auch in Zeiten schwerster Krankheit mit. Und so verständlich es ist, dass die Genesung meist im Zentrum der Aufmerksamkeit und Eigenverantwortung steht, gibt es auch dabei Möglichkeiten, die anderen Menschen nicht aus dem Blick zu verlieren.

Ich war zum Beispiel während der intensiven Auseinandersetzung mit den Krankheitsfolgen zweimal für längere Zeit depressiv. Meine Familie hat mit mir gelitten, ich habe sie mit meinem Kummer und der drückenden Hoffnungslosigkeit ebenfalls beeinträchtigt. Nicht nur zu meiner, sondern auch zu ihrer Entlastung habe ich mir Hilfe geholt und damit sowohl für mich als auch für das Gelingen des Familienlebens Verantwortung übernommen. Andere Menschen kümmern sich vielleicht wieder stärker um ihre Kinder, übernehmen wieder mehr Aufgaben in der Familie oder im Freundeskreis. Das ist Gesellschaft im kleinsten Rahmen.

Ein anderes Beispiel: Vor einigen Jahren hörte ich von einem jungen Mann, der im ländlichen Raum lebte und nach einem Unfall trotz schwerer körperlicher Behinderungen und gegen ärztlichen Rat mit seinem alten Auto fuhr. Niemand konnte ihn davon abbringen, was seine Angehörigen allmählich verzweifeln ließ. Es fielen Sätze wie »Er muss doch auch an andere denken!« Mir ging die Geschichte nahe. Sein Verhalten schien mir in erster Linie ein verzweifeltes Aufbegehren, ein Schrei nach Selbstständigkeit zu sein. Vielleicht konnte er den Schmerz oder den Frust nicht ertragen, vielleicht machten ihm seine Einschränkungen so viel Angst, dass er sich selbst beweisen musste, was er trotz allem konnte. Vielleicht ertrug er auch die Abhängigkeit von seiner Familie nicht, wenn er von A nach B kommen wollte. Andererseits könnte das Aufbegehren auch ein Ausdruck von Vitalität und dem Wunsch nach größtmöglicher Normalität und Selbstständigkeit sein. Was immer es war: Sein Verantwortungsgefühl sich selbst und anderen gegenüber spürte der junge Mann in dieser Zeit anscheinend nicht oder nur begrenzt. Dieses hätte seinen Ausdruck wohl eher darin gefunden, die Hinweise der Ärzte ernst zu nehmen und zum Beispiel ein auf seine Bedürfnisse angepasstes Auto zu fahren.

So sehr diese Möglichkeit auf der Hand zu liegen scheint, so schwierig mag sie sich für den Betroffenen darstellen. Der Umbau eines Autos zu einem behindertengerechten Fahrzeug setzt die Akzeptanz voraus, gravierende gesundheitliche Einschränkungen zu *haben*. Die eigene Begrenztheit einzugestehen ist jedoch für niemanden einfach. Und so können unter Umständen mehrere Jahre vergehen, bis – mit oder ohne professionelle Unterstützung – ein verantwortungsvoller Umgang mit sich selbst und gegenüber der Gesellschaft gefunden wird.

Manchmal sind Menschen wegen ihrer gesundheitlichen Einschränkungen so voller Groll, dass es ihnen schwerfällt, (wieder) Rücksicht auf andere zu nehmen und Verantwortung für das gemeinsame Miteinander zu tragen: »Weil mir durch die Welt, durch Gott, durch wen oder was auch immer so großes Unrecht in Form einer Krankheit widerfahren ist und ich dadurch eine Behinderung habe, *will* ich mich jetzt gar nicht einbringen, sondern will eine Entschädigung.« Mir persönlich ist dieses Motiv fremd, aber ich beobachte es gelegentlich im öffentlichen Raum. Vor kurzem erlebte ich an einer Tramhaltestelle eine ältere Dame, die sich mit ihrem Rollator auf rücksichtslose Art den Weg freiboxte. Auf ihr Verhalten angesprochen und auf die Bitte um etwas Rücksichtnahme sagte sie, als *Kranke* müsse sie ja wohl keine Rücksicht mehr nehmen. Im Übrigen hätte sie es eilig.

Im privaten Bereich werden Einschränkungen genauso instrumentalisiert, um sich als krankem Menschen die Mühen eines höflichen Benehmens zu ersparen. Ich möchte Helfende nachdrücklich ermutigen, in diesen Fällen konsequent Grenzen zu setzen und ein solches Verhalten nicht zu tolerieren. Als kranker oder behinderter Mensch mag ich vielleicht das Gefühl haben, vom Schicksal ungerecht behandelt worden zu sein. Das gibt mir jedoch nicht das Recht, die Grenzen anderer zu missachten oder unhöflich zu sein. Auch das gehört zum Thema Verantwortung für sich und andere.

Je besser es einem geht, umso stärker wird die Frage in den Mittelpunkt rücken, wie man auch außerhalb von Familie oder Freundeskreis zum gemeinsamen Miteinander beitragen oder anderen Menschen Gutes tun kann. Vielleicht über eine (neue) Berufstätigkeit, ein Ehrenamt, vielleicht in Form von Nachbarschaftshilfe oder durch das Mitwirken in einem Verein. Sich stärker zu engagieren, hat neben dem Gefühl, nach Jahren der Krankheit wieder mehr mitgestalten zu können, einen weiteren Vorteil: Es hilft bei der Strukturierung des Alltags.

Schwierige Selbststrukturierung

Bis zu meiner Erkrankung war mir immer eine gewisse Struktur von außen vorgegeben worden, sei es durch die Schule, das Studium, die Arbeit in der Klinik oder durch andere Verpflichtungen. Später war es für lange Zeit die ambulante Reha, die meinem Alltag durch den jeweils einzuhaltenden Tagesplan eine Struktur gab. Als die Reha endete, musste ich meine Tage allein gestalten, was für mich eine der schwierigsten Übungen des gesamten Prozesses war. Mir fehlten die Kompetenzen dafür, bislang war ich mit dieser Aufgabe nicht konfrontiert gewesen.

In Bezug auf Arbeitslosigkeit ist es gelegentlich ein Thema in den Medien, wie schwierig es sein kann, seine Tage ohne von außen vorgegebene Strukturen zu gestalten: ohne konkrete Aufgaben, ohne Verbindlichkeiten oder Termine, die täglich oder langfristig eingehalten werden müssen, ohne betrieblich vorgegebene Abläufe, ohne Zusammenarbeit mit anderen, deren Abstimmung gleichermaßen Struktur erfordert und gibt. Dasselbe gilt auch bei andauernder Arbeitsunfähigkeit nach einer Krankheit, nur dass es in diesem Fall durch die gesundheitlichen Probleme oft noch schwerer ist.

Zwar gibt es Erkrankungen, die ihrerseits eine gewisse Struktur vorgeben, zum Beispiel durch die Notwendigkeit regelmäßiger Verbandswechsel oder Termine zur Dialyse. Wenn jedoch weder krankheitsbedingte Rhythmen beachtet noch familiäre Verpflichtungen eingehalten werden müssen, wenn man also weitestgehend frei von äußeren Anforderungen ist, kann die selbstständige Tagesstrukturierung zu einer bisweilen fast unlösbar anmutenden Aufgabe werden. So sehr diese Freiheit zu entlasten scheint, so sehr fordert sie die Eigenverantwortung der Betroffenen und ihre Fähigkeit, dieser Verantwortung nachkommen zu können.

Nach dem Ende der Reha stand ich plötzlich vor folgenden Fragen: Was lässt mich heute aufstehen? Was *möchte* ich heute machen? Was *könnte* ich heute machen? Oft genug war ich völlig ratlos. Aufgrund meiner gesundheitlichen Einschränkungen war ich zu vielem, was ich vorher als gut oder sinnvoll empfunden hatte, gar nicht mehr in der Lage. Auch etliche »Ablenkungsangebote« konnte ich nicht nutzen, weil ich keine Begleitung hatte, zu schnell ermüdete oder mich nicht gut genug konzentrieren konnte. Am schlimmsten war es allerdings in jenen Monaten, in denen mir nicht nur eine Idee fehlte, was ich machen könnte, sondern auch noch die Trauer um die verlorenen Fähigkeiten und zerbrochenen Träume hinzukam. Die daraus resultierende Depression lähmte mich zusätzlich.

Diese Phasen waren die härtesten der gesamten Zeit: Erstens hatte ich aufgrund der Depression keinen Antrieb zu irgendetwas, war zweitens durch die gesundheitlichen Beschwerden eingeschränkt und drittens völlig orientierungs- und ratlos, was ich machen *könnte* (wenn ich denn den Antrieb dazu gehabt hätte). Und so wurde ich immer tiefer in einen Strudel der Erschöpfung hineingezogen, die aus einem inneren Chaos auf der Suche nach Sinn, Überforderung mit der Situation, fehlender Akzeptanz der Einschränkungen und ständig neuen Infekten resultierte.

Zum besseren Verständnis – auch dafür, wie viel Kraft es depressive Menschen kostet, ihre Tage zu gestalten – möchte ich meinen Alltag während der Depressionen kurz skizzieren. Tage, an denen ich Verabredungen mit anderen Menschen hatte, waren die leichteren. Die Termine bei der Krankengymnastik, beim Neuropsychologen oder mit einer Freundin fungierten als Geländer, an dem ich mich festhalten konnte. Es wäre für mich zu beschämend gewesen, mir selbst und anderen einzugestehen, dass es mir so schlecht ging, dass ich nicht hochkam. Das vorweggenommene Schamgefühl trieb mich aus dem Bett und war mir deshalb tatsächlich eine Hilfe.

Deutlich schlimmer waren jene Tage, an denen ich mir nur selbst etwas vorgenommen hatte, weil ich wusste, dass mir Aktivität guttun würde: Ich will spazieren gehen und in der Sonne einen Kaffee trinken. Derartige Vorhaben hatten keine Kraft und so war die Zeit, bevor ich »morgens« aus dem Bett kam, äußerst quälend. Ich erinnere mich an viele Tage, an denen das erst gegen elf, zwölf Uhr gelang. Allerdings kam ich gerade mal bis zum Küchenstuhl und blieb dort hocken. Oft brachte ich es erst nach einer weiteren Stunde fertig, ins Bad zu gehen, um zu duschen. Doch auch im Bad setzte ich mich wieder nur auf den Stuhl, blieb erneut für lange Zeit sitzen und weinte. Ich war an diesen Tagen über Stunden nicht in der Lage, *irgendetwas* zu tun. Das Schlimmste dabei war: Ich wusste, wenn ich nur diese Schwelle überwinden könnte, diese Unfähigkeit, zu duschen oder mir ein Brot zu machen, würde es mir besser gehen. Ich wusste es – und schaffte es trotzdem nicht. Manchmal war ich erst um 16 oder 17 Uhr geduscht und angezogen. Abends weinte ich wieder, weil mir der Tag so vertan schien, weil mir trotz meines Willens nichts gelungen war. In diesen Phasen lernte ich, wie belastend und drückend, auch wie beschämend die bleierne Schwere einer Depression sein kann. Um dem Druck der Depression – zusätzlich zu der ohnehin schwierigen neuen Lebenssituation – zu entkommen und wenigstens die Antriebslosigkeit zu durchbrechen, willigte ich schließlich in eine medikamentöse Unterstützung ein.

Als ich vor meiner Erkrankung in der Psychiatrie arbeitete, erlebte ich viele Patienten, die in einer schweren Depression gefangen waren. Ich wusste, dass ein erheblicher Antriebsmangel zu den Symptomen gehören kann. Aus der Perspektive einer Gesunden war es für mich jedoch weder wirklich nachfühlbar noch nachvollziehbar, zwar etwas machen zu *wollen*, aber es trotzdem nicht tun zu *können*. Ich wusste um diese Tatsache, muss aber durch meine eigenen Erfahrungen sagen, dass dieses Wissen mit der empfundenen Realität von Menschen mit Depressionen nur wenig zu tun hat. Eine schwere Depression ist tatsächlich sehr viel quälender, als man es sich vorstellen kann. Doch auch leichtere Formen erfordern Kraft. Gar nicht selten leiden Patienten nach Schlaganfällen, Herzinfarkten oder Unfällen an depressiven Verstimmungen, die vom Umfeld mitunter als Unlust, Bequemlichkeit, Faulheit oder Selbstaufgabe gedeutet werden. Aufgrund meiner Erfahrungen kann ich nur dazu ermuntern – auch wenn mir bewusst ist, wie schwer das durch die Antriebslosigkeit fallen mag –, professionelle Hilfe welcher Art auch immer in Anspruch zu nehmen, wenn es nach einigen Wochen noch immer nicht gelingt, aus eigener Kraft emotional wieder auf die Beine zu kommen. Sich professionelle Hilfe zu holen, ist kein Zeichen von Schwäche, sondern zeigt ganz im Gegenteil die Stärke, sich selbst und anderen die momentane Erschöpfung oder Hilflosigkeit einzugestehen.

Mithilfe der Medikamente wurde es für mich etwas leichter, die Aufgabe der Selbststrukturierung in Angriff zu nehmen. Diese erwies sich in einer weiteren Hinsicht als schwieriger als vermutet. In den ersten Jahren versuchte ich, meine Tagesstruktur sehr flexibel zu halten, um zum Beispiel darauf reagieren zu können, wenn ich Kopfschmerzen hatte, weil ich schlecht geschlafen hatte, oder wenn ich nach einem Spaziergang sehr erschöpft war. Diese Flexibilität kam meinen Einschränkungen entgegen. Gleichzeitig verhinderte sie die Ruhe und Halt gebende Kraft von Strukturen, Ritualen und Gewohnheiten. Ich habe viele Jahre unterschätzt, wie hilfreich diese sein können.

Und so dauerte es lange, bis ich einen Weg fand, auf meine Einschränkungen Rücksicht zu nehmen und mein Leben gleichzeitig nicht von ihnen bestimmen zu lassen. Ich musste lernen, mein Leben mit den Einschränkungen auf eine gute Weise *bewusst zu gestalten* und nicht nur auf sie zu reagieren. Heute habe ich eine recht geordnete Tagesstruktur, deren beruhigenden Einfluss ich vermisse, wenn ich sie nicht einhalten kann. Ich stehe jeden Tag zur selben Zeit auf, arbeite, wenn ich mich gut genug fühle, zwei Stunden am Manuskript, mache Mittagsschlaf und gehe mindestens eine Stunde spazieren. Die frische Luft, die Bewegung und die anderen Menschen geben mir das Gefühl, lebendig zu sein und wieder am Leben teilzuhaben. Wenn ich durch schlechten Schlaf oder Infekte meine Tage anders gestalten muss, spüre ich die inzwischen gewohnte Tagesstruktur dennoch wie ein beruhigendes Hintergrundbild. Dadurch macht es mir keine Angst mehr, wenn ich einen oder mehrere Tage lang nichts tun kann.

Früher war ich dagegen morgens oft unruhig, wenn ein Tag ohne Termine oder Verabredungen bevorstand. Ich wusste nicht, womit ich die Stunden füllen könnte. Ihre drohende Leere machte mir Angst. Diese Leere resultierte nicht nur aus fehlenden Verpflichtungen, sondern oft noch sehr viel stärker aus dem Gefühl, keine sinnvolle Tätigkeit mehr zu haben. Das, was ich früher an Sinn und Erfüllung in meiner Arbeit als Ärztin gefunden hatte, war weg und etwas Neues noch nicht nachgewachsen. Doch bevor ich zum Thema »Sinn« komme, möchte ich noch auf den Aspekt der Individualität eingehen, mit der Genesungswege gestaltet werden.

Für dich passend, für mich nicht

Auf die bislang beschriebenen Aspekte – Abstimmung zwischen Wollen und Können, wieder Verantwortung übernehmen, Tagesstrukturierung – stoßen viele Menschen auf ihrem jeweiligen Heilungsweg. Wie sie ihnen *begegnen*, ist jedoch absolut individuell. Ich möchte sowohl zum individuellen Gestalten des Weges durch den kranken als auch zum Gewähren dieser Individualität durch die begleitenden Menschen ausdrücklich ermutigen. Dabei mag es gelegentlich Verhaltensweisen geben, die von außen betrachtet als falsch, unangemessen oder zumindest als unpassend oder nicht zielführend angesehen werden. Nach meinem Empfinden kann es ein »richtig« oder »falsch« gar nicht geben, denn wer könnte das beurteilen? Ich würde es eher als verschiedene *Möglichkeiten* bezeichnen, um auf diese schwierige Situation zu reagieren und mit ihr umzugehen. Allerdings ist die naheliegendste Möglichkeit nicht immer auch die passendste.

Oben hatte ich erwähnt, dass ich mich inzwischen viel wohler damit fühle, mir selbst eine mehr oder weniger feste Tagesstruktur zu geben, weil ich in den damit verbundenen Routinen und Ritualen Halt finde. Diese Variante ist für mich sehr viel passender als die zuvor praktizierte, obwohl es naheliegender schien, flexibel auf meinen jeweiligen Tageszustand zu reagieren. Meine jetzige Tagesstruktur lässt mir diese Möglichkeit auch, aber innerhalb ihres Rahmens und nicht so freischwebend wie zuvor. Der von ihr vorgegebene Rahmen hält mich und gibt mir Orientierung.

In diesem konkreten Fall habe ich durch Ausprobieren herausgefunden, was mir am besten hilft, bei anderen Schwierigkeiten habe ich mich in weiten Teilen auch an dem orientiert, was ich über Genesungswege anderer Menschen in Büchern gefunden, in Fernsehreportagen gesehen oder bei Mitpatienten in der Reha beobachtet hatte. Hinzu kamen Ratschläge und Anregungen aus meinem privaten und therapeutischen Umfeld. Zeitweise empfand ich es als äußerst schwierig, in diesem Gewirr aus verschiedensten Ansätzen und in der Vielfalt der Möglichkeiten *meinen* Weg zu finden, meine Entscheidungen zu treffen. Und ebenso, wie es viele meiner Begleiter zum Beispiel nicht nachvollziehen konnten, warum ich mich so intensiv mit dem Thema »Krankheitsverarbeitung« befassen musste oder wollte, beobachtete ich andere Möglichkeiten, wie man mit den Folgen einer schweren Erkrankung umgehen kann, die mir genauso fremd blieben oder zumindest nicht meine waren.

Eine Mitpatientin versuchte, die Leere ihrer Tage damit zu füllen, dass sie nur noch unterwegs und in Aktion war. Ihre Woche war bis oben hin vollgestopft mit Terminen, »weil sonst traurige Gedanken kommen«, wie sie sagte. Eine andere Patientin rief mehrmals am Tag ihren Mann bei der Arbeit an, um zu fragen, ob er nicht früher nach Hause kommen könne, sie wisse mit sich allein nichts anzufangen. Wieder ein anderer Patient begann zu trinken, weil ihm seine Situation ohne den dämpfenden Alkoholrausch unerträglich schien. Ein anderer suchte sich trotz seiner halbseitigen Lähmung ein Ehrenamt, wo er an zwei Tagen in der Woche bei einer Essenausgabe für obdachlose Menschen helfen konnte. Nach seiner Verzweiflung über den Schlaganfall ließ ihn diese Tätigkeit regelrecht aufblühen.

Vermutlich gibt es ebenso viele unterschiedliche Möglichkeiten der Begegnung mit Krankheit, wie es Patienten gibt. Einige davon werden von außen wohl grundsätzlich als wenig hilfreich eingeschätzt (und sind es wahrscheinlich auch nicht), wie zum Beispiel der übermäßige Genuss von Alkohol oder jene Verhaltensweisen, mit denen man sich oder andere gefährdet, wie in dem oben erwähnten Beispiel des jungen Mannes, der nicht auf sein Auto verzichten wollte. Gleichwohl gibt es Menschen, die vielleicht nicht anders reagieren können. Vielleicht haben sie (noch) zu viel Angst, ihre neue Lebenssituation wirklich zur Kenntnis zu nehmen. Vielleicht haben sie es nicht gelernt, ihre Tage allein zu gestalten oder auch bewusst Entscheidungen zu treffen, statt aus dem ersten Impuls heraus zu reagieren. Vielleicht sind sie frustriert oder – ganz im Gegenteil – auf eine Weise kreativ, die man von außen bloß nicht nachvollziehen kann. Und vielleicht haben sie (wie jeder Gesunde) manchmal schlicht keine Lust, das zu tun, was der Gesundheit am zuträglichsten wäre. Mir fehlt diese Lust mitunter auch, manchmal nervt es einfach, als erstes an seine gesundheitlichen Möglichkeiten oder Grenzen denken zu müssen. Doch trotz möglicher Bedenken, die man von außen haben mag, und so schwer es deshalb sein kann: Jedem Menschen muss zugestanden werden, sich für seine Möglichkeit, seinen Weg entscheiden zu dürfen. Das bedeutet jedoch auch, dass ich als begleitender Mensch dasselbe Recht habe und ebenfalls entscheiden darf, ob ich den vom kranken Menschen eingeschlagenen Weg weiterhin begleiten möchte: vielleicht so wie bisher, vielleicht auf andere Weise, vielleicht gar nicht mehr.

Dennoch kann es Situationen geben, in denen man als Freund oder Angehöriger das Gefühl hat, aktiv eingreifen zu *müssen*, weil man es mit sich selbst nicht vereinbaren kann, einfach nur zuzuschauen. Eingreifen meint dabei in erster Linie reden und zuhören, um zu verstehen, warum es für den Kranken wichtig ist, die Dinge so und nicht anders zu tun. Eingreifen meint natürlich auch, seine eigenen Sorgen und Bedenken anzusprechen. Manchmal zeigt sich in diesen Gesprächen hinter der vordergründigen Motivation etwas ganz anderes. Eines Abends erhielt ich zum Beispiel einen Anruf, dass eine gemeinsame Bekannte Kontakt zu einem Zuhälter aufgenommen habe, um für ihn als Prostituierte zu arbeiten. Die junge Frau hatte nach einem Verkehrsunfall eine Lähmung des Armes und Narben im Gesicht zurückbehalten sowie zwei Finger verloren. Als wir uns am nächsten Tag zu dritt trafen, erklärte sie, dass sie sexuelle Bedürfnisse doch gut bedienen könne und es ihr Spaß machen würde. Unsere Sorge, sie könnte schutzlos möglichen Demütigungen oder gar Gewalt ausgesetzt sein, wies sie als überflüssig zurück. Wir ließen nicht locker. Nach einer halben Stunde fing sie an zu weinen und sagte, wir sollten sie doch anschauen. So, wie sie jetzt nach dem Unfall aussähe, hätte sie es doch verdient, von Männern gedemütigt und benutzt zu werden, sie sei doch nicht mehr schön. Außerdem seien sexuelle Dienstleistungen das Einzige, was sie beruflich noch machen könne.

Eben noch empört über ihre Unzugänglichkeit, war ich zutiefst betroffen über das Leid, das sich in diesen Worten ausdrückte. Ich hatte sie erst nach ihrem Unfall kennengelernt und da sie sich immer lebensfroh, tapfer und energisch gezeigt hatte, waren weder ich noch irgendjemand anderes auf die Idee gekommen, dass das Bild, das sie nach außen zeigte, nicht mit ihrem Bild von sich selbst übereinstimmen könnte. Wir saßen lange zusammen. Am Ende gab sie uns das Versprechen, sich nicht zu prostituieren, sondern sich endlich psychotherapeutische Hilfe zu suchen. – Vielleicht ist das ein Extrembeispiel dafür, dass sich Selbstverachtung und Schmerz nicht nur in Depressionen, sondern auch in selbstgefährdendem Verhalten zeigen können. Doch wenn unsere Bekannte nicht von sich aus von ihrem Vorhaben abgelassen hätte, hätten wir sie nicht abhalten können. Es wäre *ihre* Entscheidung gewesen, es wäre ihr Weg gewesen, mit der inneren Not umzugehen.

Unterstützung durch Bücher, Filme und Musik

Auch wenn ich immer meinen eigenen Weg gehen wollte, sog ich wie ein Schwamm Anregungen von anderen Menschen auf, um sie – vielleicht – für mich zu nutzen. Viele Bücher wurden mir dabei wichtig und haben mich über Jahre begleitet. Zu einem regelrechten Arbeitsbuch wurde *Mut und Gnade* von Ken Wilber (1996). Darin beschreibt er die Auseinandersetzung seiner Frau mit einer schweren Krebserkrankung und wie er selbst als Angehöriger damit umgeht. Die Themen, die seine Frau für sich klären wollte, waren meinen eigenen oft ähnlich. Mehr als zwei Jahre lang hatte ich dieses Buch täglich in der Hand, ich habe es befragt, durchgearbeitet, in ihm Trost gefunden, in ihm gesucht und mit ihm gelitten. Ich habe seine Themen zu den meinen in Beziehung gesetzt und mit ihnen gerungen, bis sich *in mir* Antworten auf *meine* Fragen zeigten. Es war ein Buch, dessen Tiefe meine eigenen Tiefen und Untiefen anrührte, das mich begleitete und zum Freund wurde. Als problematisch an diesem Buch empfand ich jedoch den fehlenden Verweis darauf, dass die umfassende Nutzung verschiedenster Therapieangebote und (Privat-)Kliniken ein erhebliches monetäres Kapital voraussetzt, über das die wenigsten verfügen dürften. Ohne diesen Hinweis hat mich die – nach meinem Empfinden demonstrative – Selbstverständlichkeit, mit der diese Angebote in Anspruch genommen wurden, mitunter etwas verärgert.

Im selben Maße, wie mich *Mut und Gnade* berührte, wuchs meine Abwehr gegen eine bestimmte Art von Selbsthilfebüchern, in denen eine konkrete Schrittfolge zum emotionalen Umgang mit Krankheit gegeben wird. Nicht selten von Menschen geschrieben, die ebenfalls krank waren, wird in ihnen der eigene Weg zu einer konkreten Technik oder einem »Programm« ausgebaut, das den sicheren Weg zur (seelischen) Genesung zu weisen versucht. Zusätzlich basierten die vorgestellten Programme – insbesondere jene aus dem Esoterikbereich – oft auf einem geschlossenen geistigen System wie zum Beispiel der Kommunikation mit Engeln oder anderen geistigen Wesen, dem man folgen *muss*, um gesund zu werden. Das mochte ich nicht, denn die Tatsache, dass der beschriebene Weg einem anderen geholfen hat, heißt nicht automatisch, dass er auch mir helfen wird, wenn ich ihn nur genau genug kopiere. Durch die Bestimmtheit ihres Tons empfand ich diese Bücher oft sogar als einschränkend, um nicht zu sagen als starr und lebensfern, denn sie nahmen mir das Gefühl, eigene Entscheidungen treffen und trotzdem auf Heilung hoffen zu dürfen. Gleichwohl ist mir bewusst, dass es andere Menschen möglicherweise gerade als hilfreich empfinden, wenn eine Schrittfolge vorgegeben wird, weil sie die eigene Suche begrenzt oder ersetzt.

Während ich auch mit sachlich gehaltenen Ratgeber-Büchern wegen ihrer knappen Anregungen nur wenig anfangen konnte, halfen mir Romane, autobiografische Texte oder auch Gedichtbände, in denen Menschen in ganz unterschiedlichen Kontexten einen Umgang mit für sie existenziell bedrohlichen Situationen finden müssen. Ich ließ mich von diesen Büchern berühren und anregen, meine Sichtweise auf meinen Prozess zu hinterfragen und neue Zugangsweisen wenigstens zur Kenntnis zu nehmen. Um nur einige zu nennen: Wichtig wurde für mich ein Buch von Viktor Frankl (2003), dem Begründer der Logotherapie, mit dem Titel *… trotzdem Ja zum Leben sagen. Ein Psychologe erlebt das Konzentrationslager.* In ihm berichtet Frankl von seiner Internierung in verschiedenen Konzentrationslagern und von seinem inneren Ringen, selbst dieser Situation einen Sinn abzutrotzen. Oder das Buch *Beim Leben meiner Schwester* von Jodie Picault (2006). In diesem Roman geht es um die Auseinandersetzung einer Familie mit der Frage, wie viel ein Leben wert ist – oder wert sein darf. Auch das Buch von Ida Cermak (1983) *Ich klage nicht. Begegnungen mit der Krankheit in den Selbstzeugnissen schöpferischer Menschen* hatte ich oft in der Hand. In ihm sind Auszüge aus Texten von Heinrich Heine, Karl Jaspers, Novalis, Sigmund Freud, Goethe und vielen anderen versammelt, in denen sie sich zu ihren eigenen Krankheiten und ihrer Sicht auf diese äußern. Ebenso halfen mir die berührenden Gedichte von Pauline C. Frei (Frei &Huber, 2006) in dem Buch *Leiden hängt von der Entscheidung ab. Gedichte und Texte zu Leben, Sterben und Heilwerden*, einen anderen Blick auf meine Einschränkungen zu wagen. Die Autorin leidet an einer schweren und unheilbaren Krankheit, die sie ans Bett fesselt, und schreibt dennoch: »Nichts noch so Schlimmes kann einem Menschen für immer und ewig die eigene Würde und Kraft nehmen, sich zu befreien und frei zu leben.« Und nicht zuletzt half mir – wenn ich mal keine Lust auf schwerwiegende Gedanken zum Thema hatte – das Karikaturenbüchlein *Sag »Fuck it«!* (Parkin & Pollini, 2009), das mit einfachen Zeichnungen und kurzen Sätzen zu mehr Gelassenheit ermutigt.

Auch Filme können helfen. An für mich grauen Tagen ist zum Beispiel der Film *The King's Speech* (Hooper, 2010) eine großartige Hilfe. Er handelt von den inneren und äußeren Kämpfen des britischen Königs Georg VI., der unter starkem Stottern litt und trotzdem als König zur Nation sprechen musste. Wenn ich eine Ermutigung brauche, dass sich das Weiterkämpfen lohnt, ist dieser Film für mich Gold wert.

Neben Büchern und Filmen gab es Musikstücke, die für mich ebenfalls zu Helfern wurden. Die stärkste Kraft hatte dabei das Lied *I will survive* von Gloria Gaynor. Es geht darin zwar um die Trennung von einem Mann, aber im Refrain heißt es:

»Oh, as long as I know how to love, I know I'll stay alive
I've got all my life to live
And I've got all my love to give and I'll survive
I will survive, hey, hey«[10]

An manchen Tagen hörte ich dieses Lied hoch und runter, bis seine Worte zu meinen eigenen wurden.

Ich halte es für wichtig, sich nicht nur von Therapeuten, Freunden oder von der Familie Anregungen zu holen, sondern nach Büchern, Filmen, Bildern, Skulpturen, Musikstücken oder was auch immer Ausschau zu halten, die stützen, stärken, ermutigen, erfreuen oder entspannen. Selbst wenn man schwer krank im Bett liegt, kann man sich auf diese Weise weiterhin der Welt öffnen, an ihr teilhaben und von ihrer Vielfalt profitieren.

Nach einer Lebenszäsur wieder Sinn finden

Es geschieht leider nicht so selten, dass man aufgrund einer schweren Krankheit oder lebensverändernder Unfallfolgen seine Berufsfähigkeit verliert, geliebten Hobbys nicht mehr nachgehen kann, vielleicht ein Ehrenamt oder die Arbeit in einem Verein aufgeben muss. »Ich arbeite nicht mehr, die Kinder sind aus dem Haus, die Frau kommt erst abends aus dem Geschäft – das Leben ist so sinnlos geworden«, sagte mir vor Monaten ein Nachbar, der aufgrund einer Schulterverletzung nicht mehr als Straßenbauer arbeiten kann und wegen seines Alters keine andere Arbeit findet.

Das Leben ist sinnlos geworden ... so und ähnlich klingen die Formulierungen, wenn man nicht mehr weiß, wofür man morgens aufstehen soll. Auch mir ist, wie oben beschrieben, das drückende innere Nichts gut vertraut, das Sätzen wie diesen zugrunde liegt. Ohne meine Berufstätigkeit empfand ich mein Leben als leer. Es kam mir vor, als ob die Erkrankung ihm grundsätzlich den Sinn geraubt hätte. Allerdings ging ich damals noch von einer ganz anderen »Sinn«-Bedeutung aus als heute, die sich vor allem von dem großen Begriff »Sinn des Lebens« ableitete. Oder auch davon, was allgemein als sinnvoll im Sinne von gut, erwünscht oder angebracht angesehen wurde. Und während ich damit ha-

10 Deutsch: Solange ich noch weiß, wie man liebt, werde ich überleben. Ich hab' mein ganzes Leben noch vor mir, ich hab' so viel Liebe zu geben. Ich werde überleben, ich werde überleben.

derte, dass mein Leben keinen Sinn mehr hatte, übersah ich, dass ich jeden Tag viele Dinge tat, die ich *in meiner aktuellen Situation* als wichtig und gut empfand und auf die ich deshalb bewusst achtete: Mittagsschlaf machen, mich aktiv mit meinen Lebensveränderungen auseinandersetzen, einer Freundin zuhören und so fort. Ja, mir waren diese Dinge wichtig und ich versuchte, sie zu realisieren, aber ich brachte das damals noch nicht in Zusammenhang mit der Sinnfrage. Das gelang erst später, als ich die Logotherapie und Existenzanalyse kennenlernte.

Viktor Frankl, der Begründer der Logotherapie und Existenzanalyse, beschrieb den Menschen als ein Wesen,

> »das letztlich und eigentlich auf der Suche nach Sinn ist. […] [W]ovon der Mensch zutiefst und zuletzt durchdrungen ist, ist weder der Wille zur Macht noch ein Wille zur Lust, sondern ein Wille zum Sinn« (1990, S. 10f.).

Sinn ergibt sich für Frankl aus der Verwirklichung von Werten. »Den Sinn des Daseins erfüllen wir – unser Dasein erfüllen wir mit Sinn – allemal dadurch, daß wir Werte verwirklichen« (ebd., S. 322). Werte sind für ihn »Sinnmöglichkeiten« und damit innere Beweggründe, etwas zu tun.

> »Sinn läßt sich aber nur erfüllen, indem wir den in jeder einzelnen Situation schlummernden Sinn, also den ›Situationswert‹ (Max Scheler), erfüllen und verwirklichen, und nur dieser ›Einzelsinn‹ lässt sich entdecken und finden […]« (ebd., S. 21).

In jeder Situation gibt es allerdings gleichzeitig verschiedenste Werte, die man verwirklichen könnte. Zum Beispiel können an einem Sonntag die Werte »Ausflug machen«, »Faulenzen«, »einen Vortrag vorbereiten« und »Wohnung für einen Kindergeburtstag schmücken« gleichzeitig da sein. Um tatsächlich handeln zu können, muss ich sie in eine Rangordnung bringen und denjenigen auswählen, der für mich an diesem konkreten Tag den höchsten Wert darstellt. Alfried Längle, der die Existenzanalyse wesentlich erweitert hat, spezifiziert deshalb den Sinn der Situation als »die wertvollste Möglichkeit vor dem Hintergrund der Wirklichkeit« (Längle, 2016, S. 121). Diese Perspektive verweist nicht nur auf die Hierarchie der Werte in der konkreten Situation, sondern auch darauf, dass Werte nicht frei schwebend verwirklicht werden können, sondern immer an die Wirklichkeit, das heißt an die Bedingungen der konkreten Situation gebunden sind: Auch ein Pianist kann das von ihm als wertvoll empfundene Klavierspiel nicht realisieren, wenn er an einem Ort ist, wo es kein Klavier gibt.

Situationen, in denen wir Werte, das heißt etwas, das uns wichtig ist, verwirklichen, erleben wir als sinnvoll und erfüllend, als gut und stärkend.

Welche Werte das jeweils konkret sind, ist dabei nicht nur situationsgebunden, sondern auch von Mensch zu Mensch verschieden: Während der eine beim Kuchenbacken seine Erfüllung findet, geht es der anderen so, wenn sie am Motorrad schraubt. Beim Physiotherapeuten etwas für den Heilungsprozess zu tun, kann ebenso dazugehören, wie im Stadion ein Fußballspiel zu sehen, einen Garten zu pflegen, für die Kinder da zu sein oder ein Buch zu lesen.

Zu etwas persönlich Wertvollem kann aber auch eine Haltung oder Einstellung werden, die man zu einem bestimmten Lebensereignis wie zum Beispiel zu einer Krankheit einnimmt: Es bedeutet mir etwas, auf diese Weise mit der neuen Lebenssituation umzugehen.

Frankl unterschied drei Wertkategorien, die er als »Hauptstraßen zum Sinn« bezeichnete: »erstens, indem wir etwas tun, eine Tat setzen oder ein Werk schaffen; zweitens, indem wir etwas erleben, sei es Natur oder Kunst« und drittens, dass wir Sinn auch dort finden können,

> »wo wir zum hilflosen Opfer einer hoffnungslosen Situation geworden sind, einer Situation, die wir nicht ändern können, in der wir vielmehr nur noch unsere eigene Einstellung zu ihr ändern können – sie und damit uns selbst, so zwar, dass wir, menschlich gesehen, reifen, wachsen, über uns selbst hinauswachsen [...]« (1990, S. 91).

Wenn etwas *für mich* wertvoll und erfüllend ist, dann ist es das deshalb, weil ich einen inneren Bezug dazu habe, weil es mich berührt und ich mich davon angezogen fühle. Viele Menschen empfinden es zum Beispiel als äußerst erfüllend, sich im Stadion ein Fußballspiel anzuschauen. Das ist es für mich nicht, im Gegenteil. Anderen mag es vielleicht als Zeitverschwendung erscheinen, dass ich gern spazieren gehe. Es ist also sehr persönlich, was für einen selbst wertvoll ist und wie viel Zeit man dafür aufbringen möchte. Manchmal nimmt man dafür sogar sehr viel Anstrengung in Kauf: Vor einigen Wochen traf ich in einer Regionalbahn ein älteres Pärchen, das mich schnell in ein Gespräch verwickelte. Innerhalb weniger Minuten erzählten sie mir, dass sie 87 und er 91 Jahre alt wären. Sie hätte drei Schlaganfälle gehabt und sei fast blind, er habe einen schweren Herzinfarkt hinter sich, würde schlecht hören und hätte große Probleme beim Gehen. Und dann berichteten sie mit einem herzerwärmenden Strahlen, dass sie sich jede Woche mindestens zweimal in die Regionalbahn setzten, nur um nach einer Stunde Fahrzeit in einem bestimmten Café ein Stück Kuchen zu essen. Eben kämen sie von dort und führen nun wieder nach Hause. Mein erster Gedanke war: »Wow, zweimal eine Stunde Fahrzeit für ein Stück Kuchen!?« Aber sie wirkten so durch und durch glücklich über dieses gute Stück Kuchen, das sie gerade gegessen hatten, dass ich dachte, ja, die beiden machen es genau richtig. Manchmal braucht es eben zwei Stunden Fahrzeit für ein besonderes Stück Kuchen.

Diese zwei alten Menschen hatten mir auf beeindruckende Weise bestätigt, was ich an der Deutung Frankls, Sinn als Wertverwirklichung in einer konkreten Situation zu sehen, als äußerst entlastend empfinde: Zum einen, dass sie den Sinn und das uns Erfüllende ins ganz alltägliche Leben hineinholt, statt ihn als großen und eher abstrakten »Sinn des Lebens« mehr wie eine Idee nur darüber schweben zu lassen. Und zum anderen, weil ich früher – woher auch immer – eine Antwort auf die Frage »Was soll denn jetzt der Sinn meines Lebens sein?« erhoffte, die ich nicht bekam, und daran verzweifelte. Und wer hätte auch antworten sollen? Das Leben?

Frankl vollzog eine

> »kopernikanische Wendung [...], eine gedankliche Wendung um 180°, nach der die Frage nicht mehr lauten kann: *›was habe ich vom Leben noch zu erwarten‹* – sondern nur mehr lauten darf: *›was erwartet das Leben von mir?‹* [...] Nicht wir dürfen nach dem Sinn des Lebens fragen – das Leben ist es, das Fragen stellt, Fragen an uns richtet – wir sind die Befragten! Wir sind es, die da zu antworten haben« (Frankl, 1981, S. 88f., Hervorhebung im Original).

Antwort geben kann ich auch bei schwerer Krankheit. Jede Entscheidung oder Wahl, die ich treffe, heißt Antwort geben. Und je mehr ich meine Antworten mit dem abstimme, was für mich bedeutsam ist, umso mehr erfüllende und für mich sinnvolle Momente werde ich erleben. Das kann bei Krankheit bedeuten, sich bewusst Räume für das geliebte Hobby zu schaffen, aber ebenso, die Medikamente regelmäßig einzunehmen oder für eine ausgewogene Ernährung zu sorgen. Jede Situation stellt Fragen an mich und ich muss entscheiden, was meine Antwort auf die vielen Möglichkeiten, mit ihr umzugehen und sie zu gestalten, sein soll. Denn ich kann auf die Fragen des Lebens nicht nicht-antworten – auch sich treiben zu lassen oder sich ausschließlich an Konventionen zu orientieren, ist eine Antwort. Ob sich letztere Art des Antwortens gut und sinnvoll anfühlt, ist davon abhängig, ob ich mich dafür entschieden habe oder ob es eher einem »weil man das macht« oder einer gewissen Trägheit im Umgang mit sich selbst geschuldet ist. Sinn braucht die Entscheidung für etwas und mein entschiedenes Handeln.

Um herauszufinden, welche inneren Beweggründe mich zu diesem oder jenem Handeln verleiten, hilft die Unterscheidung zwischen »Warum mache ich das?« und »Wofür mache ich das?« Zum Beispiel bei der folgenden Frage: Wofür stehe ich morgens auf? Was ist mir an diesem Tag so wichtig, was erlebe ich als sinnvoll, sodass ich morgens gern dafür aufstehe? Der Unterschied zwischen »warum« und »wofür« lässt sich leicht deutlich machen: Ich kann morgens aufstehen und meinen Kindern das Frühstück zubereiten, weil das von mir erwartet wird oder »weil man das so macht«. Das wäre ein Warum. Ich kann aber auch aufstehen, weil es mir wichtig ist, dass meine Kinder einen guten Start in den Tag haben und ich morgens mit ihnen zusammen sein möchte. Das wäre das »Wofür«. Diese Unterscheidung hat mir oft geholfen, für mich zu klären, ob ich etwas mache, weil es mir wichtig ist oder weil es von mir erwartet wird und ich diese Erwartung – warum auch immer – bedienen möchte. Handlungen, die auf einem »Warum« basieren, empfinde ich als deutlich kräftezehrender als jene, die für mich mit einem »Wofür« verbunden sind, sodass die Differenzierung auch meinen Kraftressourcen dienlich ist.

Während der Krankheitsverarbeitung oder am Beginn eines Lebens mit bleibenden Einschränkungen ist es manchmal schwierig, ein »Wofür« zu spüren oder – etwas allgemeiner – das, was weiterhin oder auf neue Weise als bedeutsam und wertvoll empfunden wird. Das fällt insbesondere dann schwer, wenn sich eine Depression wie ein Grauschleier über alles legt und zusätzlich lähmt. Depression und Trauer können leicht verwechselt werden, sie ähneln sich in vielem. Doch ich lernte in den letzten Jahren, wie wichtig die Unterscheidung sein kann: In der Logotherapie und Existenzanalyse wird Depression auch als »erstarrte Trauer« gedeutet. Sich dem zu Betrauernden zuzuwenden, wieder ins Fließen – hier ganz konkret als Weinen – und damit wieder in die Lebendigkeit zu kommen, kann Teil des Heilungsprozesses sein. Durch die Trauer nimmt man aktiv Abschied, man verarbeitet Verluste, man wendet sich dem Verlorenen innerlich zu und bewahrt es in sich. Und manchmal wird man durch den Trauerprozess auch kreativ und findet Wege, wie das verloren Geglaubte vielleicht doch in anderer Form gelebt werden kann. So kann zum Beispiel ein Besuch im Fußballstadion oder in der Oper auch im Rollstuhl oder Touren mit der Motorradgang auch mit einem entsprechend umgebauten Fahrzeug realisiert werden. Auf diese Weise haben Trauerprozesse ihren eigenen Wert.

Sogar Leiden kann als wertvoll empfunden werden, wenn es zum Beispiel in religiöser Hinsicht gedeutet wird. So verbat sich der französische Mathematiker, Literat und Philosoph Blaise Pascal lindernde Maßnahmen, die ihm seine zahlreichen und äußerst quälenden körperlichen Beschwerden erleichtert hätten, weil er durch sein eigenes Leiden Anteil am Leiden Christi habe.

Aber auch ohne religiöse Deutung kann im Leiden ein Sinn gefunden werden, wenn es etwas gibt, *wofür* ich das Leid aushalten will. So können zum Beispiel die Strapazen einer Chemotherapie leichter ertragen werden, wenn ich weiß, dass sich dadurch meine Chance erhöht, die Krebserkrankung zu überleben und weiterhin mein Kind aufwachsen zu sehen.

In jenen Phasen, in denen ich unter der neuen Sinn-Leere meines Lebens litt, hat es mir – abgesehen von den Zeiten der ausgeprägten Depression – geholfen, bewusst auf Momente zu achten, die sich gut anfühlten, wie etwa die frische Luft bei einem Spaziergang. Weil sich das gut anfühlte und mir deshalb etwas bedeutete, gewöhnte ich mir an, jeden Tag eine Stunde hinauszugehen. Ebenso war es wichtig für mich, einen Weg zu finden, wie ich mit den krankheitsbedingten Veränderungen in meinem Leben auf gute Weise umgehen kann. Deshalb las ich viel darüber. Es hat mir auch viel bedeutet, mit meiner Familie und mit Freunden zusammen zu sein, deshalb bat ich um gemeinsame Zeit. Ich versuchte also, dem, was mir guttat oder Freude bereitete, in meinem Leben einen Platz zu geben – und das möglichst jeden Tag.

Neben den täglichen Momenten, die ich als gut empfand und auf die ich zunehmend achtete, stand ich vor der Frage: »Worin kann ich eine Aufgabe finden, die mich *langfristig* wieder erfüllt und die ich bewältigen kann?« Parallel zu meiner Trauer um das Verlorene und in gewisser Weise aus ihr erwuchs nach einigen Jahren allmählich eine Hoffnung: Vielleicht kann ich das, was ich in meinem Krankheitsverarbeitungsprozess gelernt habe, aus der Doppelperspektive als Ärztin und Patientin anderen Menschen zur Verfügung stellen. Noch sehr lange hatte ich trotzdem keine Idee, wie das geschehen könnte und ob ich jemals gesundheitlich wieder in der Lage sein würde, das in einer berufsähnlichen Form zu machen. Doch es war ein Fernziel und eine Hoffnung, die im Laufe der Zeit zu meinem langfristigen »Wofür-ich-morgens-aufstehe« wurde: Was kann ich *heute* dafür tun, dass es vielleicht irgendwann gelingt? Etwas schreiben, ein paar

Seiten lesen, mit anderen Menschen sprechen und meine eigenen Gedanken zum Thema hinterfragen. Unter der Perspektive meines »Wofürs« bekamen diese Tätigkeiten ein ganz anderes Gewicht, sie wurden für mich auf neue Weise bedeutsam.

Mein »Wofür« hat sich für mich nach und nach aus meinem Weg ergeben; andere Patienten mögen da noch ratloser sein, als ich es war. Ihnen mag es helfen, bewusst darauf zu achten, wovon sie sich angesprochen fühlen, woran ihr Blick hängenbleibt, welche Sendungen im Fernsehen oder welche Bücher sie interessieren oder was ihnen allgemein wichtig ist – also weniger darüber nachzudenken, was zu einem Weg werden könnte, sondern erst einmal wahrzunehmen und hinzuspüren, was sie innerlich berührt und wärmt, was Freude macht, wobei man sich wohl fühlt oder welche Aktivitäten man von sich aus sucht. Wenn sich ein, zwei oder drei Themen immer wieder zeigen, kann man anfangen zu überlegen, ob es Möglichkeiten einer aktiven Tätigkeit in diesen Bereichen gäbe, sei es als wöchentliches oder tägliches Ritual, als Hobby, Ehrenamt oder als berufliche Tätigkeit. Oder vielleicht auch nur als regelmäßiger Besuch eines bestimmten Cafés.

In schwersten Krankheitszuständen scheint die Möglichkeit einer sinnvollen Tätigkeit zunehmend wegzubrechen. Zwar berichten viele schwerkranke Menschen davon, dass sie nun die kleinen Dinge sehr viel bewusster erleben und sich an ihnen erfreuen würden. Gleichzeitig hadern sie oft damit, keine Tätigkeit mehr zu haben, mit der sie auch anderen Menschen Gutes tun könnten, während sie so viel umsorgt würden. In dieser Weise äußerte sich mir gegenüber eine schwer an Krebs erkrankte Frau, mit der ich über zwei Jahre viele Gespräche geführt hatte. Im Umgang mit ihrer Situation bewies sie eine Zähigkeit und einen Lebensmut, der nicht nur mich immer wieder tief berührte. Als sie wieder einmal darüber klagte, dass sie noch nicht einmal mehr ihr Zimmer aufräumen könne und nichts Gutes mehr zustande brächte, sagte ich ihr:

> »Stimmt, dein Zimmer sieht ganz schön chaotisch aus. Aber weißt du was? Ein Zimmer aufräumen kann im Grunde jeder. Das, was du uns hier vorlebst, deine Lebensfreude, deine regelrechte Dreistigkeit gegenüber dem Krebs, das kannst nur du. Du zeigst allen Menschen um dich herum, wie man trotz und mit einer schweren Krankheit leben und Spaß haben kann, und wir lernen verdammt viel von dir.«

Sie entgegnete, sie könne es nur auf ihre Weise machen, aber ihr sei nie in den Sinn gekommen, dass andere Menschen davon lernen könnten. Wenn das so sei, sei es umso besser. Noch mehrere Wochen kam sie immer wieder auf dieses Gespräch zurück. Sie sei tief bewegt davon, dass ihr persönlicher Umgang mit dem Krebs auch für andere wertvoll geworden war und sie dadurch anderen Menschen etwas geben konnte. Plötzlich spüre sie wieder einen Sinn in ihrem Leben.

Ich möchte diesen Absatz mit einem Zitat von Viktor Frankl schließen. Er schreibt: »Leben selbst heißt nichts anderes als Befragt-Sein, all unser Sein ist nichts weiter als ein Antworten – ein Ver-Antworten des Lebens« (Frankl, 1981, S. 88). Wenn uns Krankheiten herausfordern, sind wir oft genug erstmal sprachlos, auch dem Leben gegenüber. Wir haben das Gefühl, zumindest temporär gar keine Kraft dafür zu haben. Trotzdem geben wir jeden Tag Antwort und zwar durch unsere ganz persönliche Art und Weise, wie wir mit der Krankheit, dem Leiden und der neuen Lebenssituation umgehen. Wir antworten, unabhängig davon, ob wir es bewusst oder unbewusst tun. Wenn wir es bewusst tun, dann gestalten wir unseren eigenen und für uns stimmigen Umgang mit der jeweiligen Lebenssituation und können so einen Sinn in ihr finden.

Und heute?

Seit dem Beginn meiner Erkrankung sind zwanzig Jahre vergangen. Ich empfinde diese Zeit als eine Art Zweitstudium. Sie konfrontierte mich in umfassender Weise mit der Innenperspektive schwerer Krankheit und lehrte mich Dinge, die im Medizinstudium nicht mal am Rande eine Rolle spielten. Von diesen Dingen handelt dieses Buch.

Gesundheitlich geht es mir relativ gut, solange ich die von der Enzephalitis verbliebenen Einschränkungen beachte. Doch trotz vieler Jahre der Krankheitsverarbeitung kostet es mich Kraft auszuhalten, dass diese Einschränkungen meine Pläne immer wieder durchkreuzen. Damit umzugehen, ebenso wie mit den häufigen Infekten, bleibt mir als Aufgabe. Viel wichtiger scheint mir allerdings, dass ich mein Leben dennoch wieder auf eine Weise gestalten kann, die mir sinnvoll erscheint und die sich gut anfühlt.

Es ist mein großer Wunsch, Menschen zu begleiten, die einen Umgang mit einer (lebensverändernden) Krankheit finden müssen. Ich habe damals einen Gesprächspartner vermisst, der diesen Prozess von innen her kennt und deshalb anders begleiten kann als jemand, der mit den Aspekten der Krankheitsverarbeitung allein aus Büchern, Studien oder Gesprächen mit Patienten vertraut ist. Aus der »erlittenen Kompetenz« ergeben sich oft andere Perspektiven, die von innen kommend das von außen kaum Wahrnehmbare in den Blick nehmen und auf diese Weise anders unterstützen können.

Um diese Begleitung nicht »frei Hand« zu machen, habe ich mich zur existenzanalytischen Beraterin ausbilden lassen. Es war mir wichtig, meine eigenen Erfahrungen auf das solide Fundament einer Ausbildung zu stellen. Viel zu oft sind mir in den letzten Jahren Menschen begegnet, die ausschließlich auf der Basis ihrer Krankheitserfahrungen andere Menschen begleiten wollten und zu stark *ihr* Erleben als Weg für den anderen anboten. Doch um mithilfe der Innenperspektive in guter Weise begleiten zu können, braucht es nach meinem Empfinden eine gewisse Distanz zu sich selbst. Diese Distanz ermöglicht mir die Unterscheidung zwischen meinem Erleben und dem inneren Erleben des anderen Menschen. Sie kann insbesondere vor »Das-kenne-ich-auch«-Geschichten bewahren, bei denen ich als Begleitende bei *mir* und *meinem* Erleben bin und mich von meinem hilfesuchenden Gegenüber innerlich entferne.

Auch für die Begleitung anderer Menschen besteht für mich die Notwendigkeit der Feinabstimmung: Was kann ich wie machen, damit es mir gesundheitlich so gut wie möglich geht? Meine Belastbarkeit ist noch immer deutlich eingeschränkt, die Sehnsucht nach Wiederaufnahme einer Arbeit mit Patienten aber ungebrochen. Im Spannungsfeld aus beidem werde ich versuchen, Wollen und Können in eine gute Balance zu bringen. Daneben gibt es das nicht zu unterschätzende Problem, dass es nach vielen Jahren ohne berufliche Tätigkeit schwer wird, einen Arbeitgeber zu finden, der mir trotz der gesundheitlichen Einschränkungen etwas zutraut – und das ohne Referenzen oder Ähnliches. Einerseits sind die Fragen nach Qualifizierungen verständlich, weil ein Arbeitgeber – und sei es nur für eine geringfügige Beschäftigung – sich an irgendetwas orientieren muss, bevor er einen Mitarbeiter einstellt. Auf der anderen Seite ist es für jemanden, der lange krank war, oft nicht möglich, Derartiges vorzuweisen.

Hier bleibt mir nur das Vertrauen, dass mir auch weiterhin gute Dinge zum richtigen Zeitpunkt zukommen werden. In meiner Küche hängt eine Postkarte: »Am Ende wird alles gut. Wenn es nicht gut wird, ist es noch nicht das Ende. Oscar Wilde«.

Literatur

Anonymous (2015, 5. August). Ich vermisse jetzt schon alles, was ich verpassen werde. *Süddeutsche Zeitung* (online). https://www.sueddeutsche.de/leben/leukaemie-ich-habe-mich-verloren-1.2587540 (05.08.2015).

Beck, D. (1985). *Krankheit als Selbstheilung. Wie körperliche Krankheiten ein Versuch zur seelischen Heilung sein können.* Frankfurt a. M.: Suhrkamp.

Bieri, P. (2015). *Eine Art zu leben. Über die Vielfalt menschlicher Würde.* Frankfurt a. M.: Fischer Taschenbuch Verlag.

Cermak, I. (1983). *Ich klage nicht. Begegnungen mit der Krankheit in Selbstzeugnissen schöpferischer Menschen.* Zürich: Diogenes.

Corbin, J. M. & Strauss, A. L. (2010). *Weiterleben lernen. Verlauf und Bewältigung chronischer Krankheit.* Bern: Verlag Hans Huber.

Dahlke, R. (1996). *Krankheit als Symbol. Ein Handbuch der Psychosomatik. Symptome, Be-Deutung, Einlösung.* München: C. Bertelsmann Verlag.

Dansak, D. A. (1973). On the tertiary gain of illness. *Comprehensive Psychiatry, 14*(6), 523–534.

Dethlefsen, T. & Dahlke, R. (1983). *Krankheit als Weg.* München: C. Bertelsmann Verlag.

Deutsche Behindertenhilfe – Aktion Mensch e. V. & Stiftung Deutsches Hygienemuseum (Hrsg.). (2000). *Der (im-)perfekte Mensch. Vom Recht auf Unvollkommenheit. Begleitbuch zur Ausstellung »Der (im-)perfekte Mensch. Vom Recht auf Unvollkommenheit« im Deutschen Hygiene-Museum vom 20 Dezember 2000 bis 12. August 2001.* Ostfildern-Ruit: Hatje Cantz Verlag.

Dubiel, H. (2006). *Tief im Hirn.* München: Verlag Antje Kunstmann.

Fintz, A. (2002). Scheitern als Anfang – Jaspers' Grenzsituation. Vortrag auf der Konferenz der Internationalen Gesellschaft für Philosophische Praxis. https://www.yumpu.com/de/document/view/39719626/scheitern-als-anfang-jaspers-grenzsituation (27.06.2016).

Frankl, V. E. (1981). *Die Sinnfrage in der Psychotherapie.* München: Piper.

Frankl, V. E. (1990). *Der leidende Mensch. Anthropologische Grundlagen der Psychotherapie.* München: Piper.

Frankl, V. E. (2003). *... trotzdem Ja zum Leben sagen. Ein Psychologe erlebt das Konzentrationslager.* München: dtv.

Frei, P. C. & Huber, M. (Hrsg.). (2006). *Leiden hängt von der Entscheidung ab. Gedichte & Texte zu Leben, Sterben und Heilwerden.* Paderborn: Junfermann.

Freud, S. (1924): Das ökonomische Problem des Masochismus. *Internationale Zeitschrift für Psychoanalyse, 10*(2), 121–133.

Freud, S. (1926). *Die Frage der Laienanalyse. Unterredungen mit einem Unparteiischen.* Leipzig: Internationaler Psychoanalytischer Verlag.

Gide, A. (1961). *Aus den Tagebüchern 1889–1939.* Stuttgart: dva.

Grimm, J. & Grimm, W. (1971). *Deutsches Wörterbuch.* 16 Bände in 32 Teilbänden. Online-Ausgabe. http://woerterbuchnetz.de/DWB/call_wbgui_py_from_form?sigle=DWB&mode=Volltextsuche&hitlist=&patternlist=&lemid=GB08636#XGB08636 (19.02.2019).

Halifax, J. (1983). *Schamanen. Zauberer, Medizinmänner, Heiler.* Frankfurt a. M.: Insel.

Halifax, J. (1984). *Die andere Wirklichkeit der Schamanen.* Bern: Scherz-Verlag.

Herpell, G. (2014). Zweite Halbzeit. *Süddeutsche Zeitung Magazin* (online). https://sz-magazin.sueddeutsche.de/sport/zweite-halbzeit-80460 (13.05.2016).

Hooper, T. (Regisseur). (2010). *The King's Speech* [Film]. Großbritannien: Senator Home Entertainment.

Jaspers, K. (1956). *Philosophie Bd. II: Existenzerhellung.* München: Springer.

Jaspers, K. & Sahner, H. (Hrsg.). (1967). *Schicksal und Wille. Autobiographische Schriften.* München: Piper.

Jung, C. G. (1954). *Von den Wurzeln des Bewusstseins. Studien über den Archetypus.* Zürich: Rascher Verlag.

Jaffé, A. (Hrsg.). (1984). *Erinnerungen, Träume, Gedanken von C. G. Jung.* Sonderausgabe. Olten: Walter-Verlag.

Kaptchuk, T. (2002). The Placebo Effect in Alternative Medicine: Can the Performance of a Healing Ritual Have Clinical Significance? *Annals of Internal Medicine, 136*(11), 817–825. https://doi.org/10.7326/0003-4819-136-11-200206040-00011

Keil, A. (2010). *Müssen, Sollen, Wollen, Können, Dürfen. Leben als Arbeitsauftrag zwischen Leidenschaft und Leiden.* Vortrag am 28.04.2010 im Forum Kirche »Unsere lieben Frauen«. https://www.yumpu.com/de/document/read/7229642/weiterlesenklick-annelie-keil (21.02.2019).

Kick, H. A. (2015). *Grenzsituationen, Krisen, kreative Bewältigung. Prozess-dynamische Perspektiven nach Karl Jaspers.* Heidelberg: Universitätsverlag Winter.

Kunert, H. (2010). Umgang mit behinderten Menschen: Euer Mitleid kotzt mich an! *Heikos.blog.* http://blindpr.com/2010/08/22/umgang-mit-behinderten-menschen-euer-mitleid-kotzt-mich-an/ (18.11.2015).

Längle, A. (2011). *Lernscriptum zur Existenzanalyse (Logotherapie). Dritte Grundmotivation.* Wien: GLE International.

Längle, A. (2016). *Existenzanalyse. Existentielle Zugänge der Psychotherapie.* Wien: facultas.

Link, C. (2015). Trotzdem ist ein hässlicher Name. *Zeit Online – Stufenlos.* https://blog.zeit.de/stufenlos/2015/06/21/trotzdem-ist-ein-haesslicher-name/ (03.02.2017).

Lundmark, M. (2010). When Mrs. B met Jesus during radiotherapy. *Archive for Psychology of Religion, 32,* 27–68.

Maio, G. (2014). *Medizin ohne Maß? Vom Diktat des Machbaren zu einer Ethik der Besonnenheit.* Stuttgart: Trias.

Mandelkow, K. R. & Morawe, B. (Hrsg.). (1973). *Johann Wolfgang Goethe. Briefe Kommentare und Register.* Hamburger Ausgabe in 4 Bänden. Bd. 1. München: C.H. Beck.

Merten, T. (o.J.). Krankheitsgewinn, primärer, sekundärer bzw. tertiärer. In F. Dorsch (Hrsg.), *Lexikon der Psychologie.* Online-Ausgabe. https://portal.hogrefe.com/dorsch/krankheitsgewinn-primaerer-sekundaerer-bzw-tertiaerer-1/ (06.04.2017).

Mountain Dreamer, O. (2000). *Die Einladung.* München: Goldmann Verlag.

Müller-Eckard, H. (1954). *Die Krankheit nicht krank sein zu können.* Stuttgart: Ernst Klett Verlag.

Muthny, F. A. (1997). Coping am Beispiel der Krankheitsverarbeitung: Hohe Erwartungen, tiefe Enttäuschungen und der Morgen danach. In C. Tesch-Römer, C. Salewski & G. Schwarz (Hrsg.), *Psychologie der Bewältigung* (S. 58–66). Weinheim: Beltz – Psychologie Verlags Union.

Parkin, J. C. & Pollini G. (2009). *Sag fuck it! Kleines Buch, große Wirkung.* München: Ariston.

Picoult, J. (2006). *Beim Leben meiner Schwester.* München: Piper.

Pohl, G., Seemann, H., Zojer, N., Ochsner, C., Luhan, C., Schemper, M. & Ludwig, H. (2007). »Laying on of hands« improves well-being in patients with advanced cancer. *Supportive Care in Cancer, 15*(2), 143–151.

Reddemann, L. (2008). *Würde – Annäherung an einen vergessenen Wert in der Psychotherapie.* Stuttgart: Klett-Cotta.

Renz, M. (2003). *Grenzerfahrung Gott. Spirituelle Erfahrungen in Leid und Krankheit.* Freiburg: Herder.

Riede, U.-N. (1995). *Die Macht des Abnormen als Wurzel der Kultur. Der Beitrag des Leidens zum Menschenbild.* Stuttgart: Thieme.

Rösing, I. (2007). *Der verwundete Heiler. Kritische Analyse einer Metapher.* Kröning: Asanger.

Salmina, G. (Regisseur). (2014). *Streif – One Hell of a Ride* [Film]. Österreich: EuroVideo Medien GmbH.

Scagnetti-Feurer, T. (2004). *Religiöse Visionen.* Würzburg: Verlag Königshausen & Neumann.

Scagnetti-Feurer, T. (2009). *Himmel und Erde verbinden: Integration spiritueller Erfahrungen.* Würzburg: Verlag Königshausen & Neumann.

Scharfetter, C. (2000). *Was weiß der Psychiater vom Menschen? Unterwegs in der Psychiatrie: Menschenbild, Krankheitsbegriff und Therapieverständnis.* Bern: Verlag Hans Huber.

Scharfetter, C. (2008). *Das Ich auf dem spirituellen Weg.* Sternenfels: Verlag Wissenschaft und Praxis.

Shem, S. (1998). *House of God.* München: Droemer Knaur.

Schubert, C. (2015). *Psychoneuroimmunologie und Psychotherapie.* Stuttgart: Schattauer.

Sontag, S. (2005). *Krankheit als Metapher, Aids und seine Metaphern.* Frankfurt a. M.: Fischer Taschenbuch Verlag.

Stace, W. T. (1960). *Mysticism and Philosophy.* New York: Palgrave Macmillan.

Steffensky, F. (2003). Ganzheit im Fragment. Heil und Heilung in unserer Zeit. In H. Egner (Hrsg.), *Heilung und Heil. Begegnung – Verantwortung – Interkultureller Dialog* (S. 40–59). Düsseldorf: Walter Verlag.

Taylor, J. B. (2008). *Mit einem Schlag. Wie eine Hirnforscherin durch ihren Schlaganfall neue Dimensionen des Bewusstseins entdeckt.* München: Knaur MensSana.

Uhlmann, B. (2015). Finale Entscheidungen. *Süddeutsche.de.* http://www.sueddeutsche.de/gesundheit/2.220/debatte-um-sterbehilfe-finale-entscheidungen-1.2684869 (12.10.2015).

Wilhelm, I. (2018). *(Un)Sichtbare Wunden. Aktuelle Pflegesituationen unter der Berücksichtigung von Erlebnissen des Zweiten Weltkriegs.* Dissertation. Köln: Universitäts- und Stadtbibliothek Köln.

Wilber, K. (1996). *Mut und Gnade. In einer Krankheit zum Tode bewährt sich eine große Liebe.* München: Goldmann.

Wilber, K. (2007). *Integrale Spiritualität. Spirituelle Intelligenz rettet die Welt.* München: Kösel.

Yalom, I. D. (2002). *Der Panama-Hut oder Was einen guten Therapeuten ausmacht.* München: Goldmann.

Zöllner, T., Calhoun, L. G. & Tedeschi, R. G. (2006). Trauma und persönliches Wachstum. In A. Maercker & R. Rosner (Hrsg.), *Psychotherapie der posttraumatischen Belastungsstörungen: Krankheitsmodelle und Therapiepraxis* (S. 36–42). Stuttgart: Thieme.

Literaturempfehlungen

Peter Bieri (2015). Eine Art zu leben. Über die Vielfalt menschlicher Würde. Frankfurt a. M.: Fischer Verlag, 382 Seiten.
Dem Philosophen Peter Bieri gelingt es in diesem Buch, die vielfältigen Aspekte menschlicher Würde trotz der Komplexität des Themas in verständliche Worte zu fassen. Anhand von Beispielen aus der Literatur wie auch aus dem eigenen Leben lädt Bieri dazu ein, Würde als eine Art zu leben zu verstehen – und als eine Haltung zum Leben, zu sich selbst und zu anderen Menschen.

Juliet M. Corbin & Anselm L. Strauss (2010). Weiterleben lernen. Verlauf und Bewältigung chronischer Krankheit. Bern: Verlag Hans Huber, 332 Seiten.
Nicht nur der von einer Krankheit direkt betroffene Mensch, sondern auch Partnerschaften werden durch die damit verbundene neue Lebenssituation oft erschüttert. Dieses Sachbuch setzt sich ausführlich und einfühlsam mit der facettenreichen Thematik auseinander, kranke Menschen und deren Partner in und durch eine(r) Krankheit zu begleiten.

Helmut Dubiel (2006). Tief im Hirn. München: Verlag Antje Kunstmann, 142 Seiten.
Helmut Dubiel beschreibt in berührenden Worten sein Erleben und seinen Umgang mit einer Parkinsonerkrankung. Er schreibt:

> »Und dennoch: Hätte ich die Wahl zwischen dem Leben in Körper und Bewusstsein einer anderen (gesunden) Person und der Fortsetzung meines Lebens in mir selbst, ich würde keine Sekunde zögern, mich für mich selbst zu entscheiden« (S. 9).

Eva-Maria Glofke-Schulz (2008). Perspektiven der Behinderungsverarbeitung und Identitätsentwicklung im Lichte einer tiefenpsychologisch und ressourcenorientierten Sichtweise – dargestellt am Beispiel Sehschädigung. Gießen: Psychosozial-Verlag, 347 Seiten.
Zu einer lohnenswerten Lektüre macht die Dissertation von Frau Dr. Glofke-Schulz die Tatsache, dass diese fundierte wissenschaftliche Betrachtung vor dem Hintergrund der eigenen Erkrankung der Autorin angesiedelt ist. Durch die Kenntnis der Innenperspektive setzt sie andere Schwerpunkte und spricht Aspekte an, die von außen in ihrer Bedeutung selten erfasst werden.

Verena Kast (2017). Auf dem Weg zu sich selbst. Werden, wer ich wirklich sein kann. Ostfildern: Patmos, 119 Seiten.
Die Psychologieprofessorin Verena Kast ermutigt in diesem kleinen Büchlein mit zahlreichen Anregungen, das Abenteuer der lebenslangen Selbstwerdung einzugehen. Das handliche Format und der klare Aufbau macht es zu einem Begleiter, der sogar in kurzen Pausen des Alltags Impulse zum vertieften Nachdenken und besonders auch Nachspüren setzen kann.

Annelie Keil (2012). Auf brüchigem Boden Land gewinnen. Biographische Antworten auf Krankheit und Krisen. München: Kösel-Verlag, 253 Seiten.

> »Dieses Buch ist eine Reise durch biografische Landschaften. Es will zum Erzählen von Geschichten anregen, neugierig auf das eigene Leben nicht nur dann machen, wenn es Erfolg versprochen hat, sondern auch dann, wenn es aus dem Ruder zu laufen scheint. Erinnerungsarbeit, Spurensuche und Spurensicherung sind erforderlich, wenn der Boden trägt oder brüchig wird und wir wie Sherlock Holmes mehr darauf achten sollten, was nebensächlich und unverdächtig erscheint oder nur an den Bruchstellen des Lebens sichtbarer wird« (S. 22).

Ina Rösing (2007). Der verwundete Heiler. Kritische Analyse einer Metapher. Kröning: Asanger Verlag, 280 Seiten.
Die Kulturanthropologin Ina Rösing setzt sich in diesem überaus spannenden Buch detailreich mit den zahlreichen Annahmen und Implikationen auseinander, die sich um die (mögliche) Heilkraft eines verwundeten Heilers ranken.

Pierre Stutz (2003). Verwundet bin ich und aufgehoben. Für eine Spiritualität der Unvollkommenheit. München: Kösel, 199 Seiten.
Ein sehr persönliches Buch über den Umgang mit Krisen und Verwundetsein vor dem Hintergrund und in Bezug auf eine von Mystikern und Mystikerinnen inspirierten Lebensgestaltung. Pierre Stutz lädt mit seinen Gedanken und Gedichten dazu ein, die jeweils am Kapitelende angefügten »Mystischen Vertiefungen« und Meditationstexte für die eigene Auseinandersetzung mit Leid und Krisen zu nutzen.

Jill B. Taylor (2008). Mit einem Schlag. Wie eine Hirnforscherin durch ihren Schlaganfall neue Dimensionen des Bewusstseins entdeckt. München: Knaur MensSana, 234 Seiten.
Jill B. Taylor ist eine renommierte Hirnforscherin, als im Alter von 37 Jahren eine Arterie in ihrem Gehirn platzt. Sie schreibt:

> »Vor dem Schlaganfall glaubte ich, ich sei ein Produkt meines Gehirns und hätte nur wenig selbst dazu zu sagen, wie ich fühlte oder was ich dachte. Die Hirnblutung hat mir die Augen darüber geöffnet, welche Entscheidungsmöglichkeiten ich tatsächlich habe« (S. 157).

Irving D. Yalom (2010). Existentielle Psychotherapie. Bergisch-Gladbach: EHP, 610 Seiten.
Ein Standardwerk der Humanistischen Psychotherapie.

> »Eine erhöhte Sensibilität für existenzielle Fragen *hat großen Einfluss auf das Wesen der Beziehung von Therapeut und Patient und berührt jede einzelne Therapiesitzung.* Denn Therapeut und Patient sind mit denselben Lebenstatsachen konfrontiert und müssen beide die Angst bewältigen, die aus den vier existenziellen Fragen [Tod, Freiheit, Isolation und Sinnlosigkeit, Ergänzung E. P.] entsteht, die in diesem Buch beschrieben werden« (S. 14, Hervorhebung im Original).

Glossar

Arzt/Ärztin im Praktikum
Bis zum Jahr 2004 mussten angehende Ärzte nach Abschluss des Studiums ein anderthalbjähriges Praktikum absolvieren. In dieser Zeit war man zwar schon als Ärztin tätig, hatte jedoch noch nicht die vollständige Berufserlaubnis (Approbation) und erhielt zudem einen oft kritisierten »Hungerlohn«.

Ataxie
Bewegungsstörung, die koordinierte und vor allem zielgerichtete Bewegungen erschwert.

Coping
Vom Englischen *to cope with* = bewältigen, überwinden.

Gilles-de-la-Tourette-Syndrom (kurz: Tourette-Syndrom)
Neuropsychiatrische Erkrankung. Sie geht mit Tics, das heißt unwillkürlichen, raschen, meist plötzlich einschießenden und manchmal heftigen Bewegungen, die einzeln oder serienartig auftreten können, einher. Ungewolltes Herausschleudern von obszönen Worten kann ebenso auftreten wie nicht steuerbare (kommentierende) Ausrufe oder Geräusche.

Idiotie
(von gr. ἰδιώτης *idiotes,* »der abgesondert in seiner Eigenwelt Lebende«)
Veraltete, nicht mehr gebräuchliche Bezeichnung für unterschiedliche Grade geistiger Behinderung.

Insuffizienz
Unfähigkeit, Schwäche, Unzulänglichkeit.

Kachektisch
Abgemagert, ausgezehrt.

Karma
Spirituelles Konzept aus dem Buddhismus, Hinduismus und Jainismus, nach dem jede Tat und jeder Gedanke Folgen haben. Dieses Konzept ist an die Annahme mehrerer aufeinanderfolgender Leben eines Menschen (Wiedergeburt) gebunden. In manchen komplementären Heilverfahren werden Verfehlungen in einem früheren Leben als Krankheitsursache in diesem Leben betrachtet.

Leukämie
(von altgriechisch λευκός, leukós, »weiß« sowie αἷμα, haima, »Blut«)
Bösartige Erkrankung des Blut- bzw. Lymphsystems. Die vermehrte Bildung unreifer weißer Blutkörperchen gab der Erkrankung ihren Namen. Leukämien lassen sich in verschiedene Formen einteilen und gehören im weiteren Sinne zu den Krebserkrankungen.

Leukozyten
Weiße Blutkörperchen.

Metastasen
Absiedelungen von bösartigem Tumorgewebe an einem vom Primärtumor entfernten Ort. Die Verschleppung der Krebszellen erfolgt in der Regel über den Blut- oder Lymphweg.

Mystische Erfahrungen
Nach dem amerikanischen Philosophen Walter T. Stace (1960) weisen mystische Erfahrungen folgende Merkmale auf: Es sind unverfügbare Erfahrungen, sie können nicht willentlich ausgelöst werden. Es besteht ein Zustand der Ergriffenheit (Ekstase) oder Versunkenheit (Trance); es tritt ein Erleben einer Transzendenz von Raum und Zeit auf, also einer Aufhebung des Gefühls für Raum und Zeit; es kommt zu einem Erleben einer Ich-Auflösung und damit verbunden eines Einheitserlebens, das heißt, einer Transzendenz der Subjekt-Objekt-Relation. Weiterhin treten häufig Gefühle von Glückseligkeit, umfassender Liebe und Geborgenheit sowie ein Gefühl der Heiligkeit des Moments mit Ehrfurcht und Staunen auf. Häufig besteht das Gefühl, dass diese Erfahrung die eigentlich objektive Empfindung von Wirklichkeit und eine Gewissheit der erweiterten, »wirklicheren« Wahrnehmung ist. Mystische

Erfahrungen sind sprachlich kaum fassbar, was als weiteres Merkmal solcher Erfahrungen gilt.

Neurophysiologie
In der klinischen Neurophysiologie werden die Funktionen von Gehirn und Nerven untersucht wie z. B. die Geschwindigkeit, mit der ein Reiz über den Nerven zu einem Muskel geleitet wird. Auch die Größe und Art und Weise der Muskelantwort kann gemessen werden. Ebenso können Gehirnströme (EEG) gemessen werden oder auch die Zeit, in der ein Lichtreiz über das Auge und danach über den Sehnerv eine Antwort im Sehzentrum des Gehirns auslöst. Die Ergebnisse der verschiedenen Untersuchungen ermöglichen häufig eine Diagnose und Hinweise für die Therapie.

Perseiden
Ein jährlich in der ersten Augusthälfte wiederkehrender Meteorstrom, der in den Tagen um den 12. August ein deutliches Maximum an Sternschnuppen aufweist.

Synästhesie
Kopplung zweier oder mehrerer physisch getrennter Bereiche der Wahrnehmung, etwa Farbe und Temperatur (beispielsweise die Verbindung »grün ist warm«) oder auch Farben und Berührungsreize (»schwarz ist klebrig«).

Danke.

Viele Menschen haben meine Krankheitserfahrung begleitet. Ihnen allen danke ich von Herzen. Ohne ihre Unterstützung, Hilfe und Ermunterung wäre mein Weg ein anderer gewesen. Bei einigen von ihnen möchte ich mich besonders bedanken, denn ohne sie wäre dieses Buch nicht entstanden.

Mein größter Dank gilt meinem Co-Autor Torsten Passie. Seine Idee, Interviews mit mir zu führen und mir damit eine innere und äußere Orientierung in dem noch ungeordneten Wissen über die vielfältigen Aspekte der inneren Begegnung mit Krankheit zu geben, hat dieses Buch möglich gemacht. In unzähligen Gesprächen, die wir auch im weiteren Verlauf zu den verschiedenen Themen des Manuskripts führten, hat Torsten Passie mich ermutigt, neben der fachlichen Auseinandersetzung noch offene Fragen in meinem Krankheitsverarbeitungsprozess zu klären und mich darin weiterzuentwickeln. Sein Engagement, sein Zuspruch und seine Unterstützung waren eine unschätzbare Hilfe in den letzten Jahren.

Ein ebenso großer Dank geht an unsere Lektorin Christiane Landgrebe. Ohne ihre Hilfe wäre das Manuskript nach einem ersten gescheiterten Umarbeitungsversuch beinahe aufgegeben worden. Durch ihre behutsame und humorvolle Unterstützung und ihr Vertrauen in meine Fähigkeit, schreiben zu können, wagte ich einen weiteren Versuch, sodass wir das Buch in gemeinsamer Arbeit retten konnten.

Danken möchte ich weiterhin unserer Literaturagentin Aenne Glienke, die uns mit großer Geduld und Offenheit für unsere Vorschläge unterstützt hat, sowie unserer Lektorin Julia Stein vom Psychosozial-Verlag für die gute Zusammenarbeit.

Von Herzen danken möchte ich meinen Schwestern Constanze und Theresia Petrow, die immer unterstützend an meiner Seite sind. Unser Zusammensein hat mich manche Not überhaupt erst ertragen lassen.

Stellvertretend für viele andere möchte ich meinen großartigen Freundinnen Marja Schelten und Claudia Lange danken. Ohne ihre schier grenzenlose Geduld und Hilfsbereitschaft wäre mein Weg deutlich härter gewesen. Danke für die vielen Momente, in denen Ihr mich gehalten habt, sodass wir nicht nur das Schreckliche gemeinsam durchgestanden haben, sondern manchmal auch über meine unkoordinierten Bewegungen lachen konnten.

Widmen möchte ich das Buch meinem Vater Zwetan Petrow. Leider konnte er nur noch eine Vorversion des Manuskripts lesen. Mein Vater hat mich durch die Jahre der Krankheit nicht nur mit seiner Güte und Herzlichkeit begleitet, sondern aus seinem Wunsch heraus, mir nach dem Verlust meiner Berufsfähigkeit eine neue Perspektive zu eröffnen, die Ausbildung zur existenzanalytischen Beraterin ermöglicht. Seine liebevolle und ermutigende Unterstützung bedeutet mir mehr, als ich in Worte fassen kann.

Elisabeth Petrow